神経蘇生研修指導者ガイドブック

Instruction Guidebook for Neuroresuscitation Simulation Trainings

監修：一般社団法人 日本救急医学会，一般社団法人 日本神経救急学会，
　　　一般社団法人 日本臨床救急医学会，特定非営利活動法人 日本脳神経外科救急学会，
　　　一般社団法人 日本救急看護学会

編集：『神経蘇生研修指導者ガイドブック』編集委員会

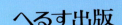

序　文

神経蘇生は，わが国が国際的に提唱しているオリジナルの概念である。

日本は脳卒中大国といわれ，脳卒中の関連学会はもとより脳卒中救急という概念が幅広く受け入れられている。また，かつては交通戦争により頭部外傷が社会問題になったことより，神経外傷への取り組みの歴史も長く，脳神経外科の主要な分野の一翼を担っている。

これらの歴史的背景をもとに，日本救急医学会による現在の初期臨床研修医を対象とした蘇生研修の取りまとめの作業により，ICLS（Immediate Cardiac Life Support）が開発された際に，当時の日本救急医学会理事会より神経系の蘇生研修の開発が指示された。それを受け，2006 年に ISLS（Immediate Stroke Life Support）として第 34 回日本救急医学会総会（前川剛志会長）においてコースの概要紹介と指導者養成を行ったのがわが国の神経蘇生のスタートである。ISLS は，この時点では日本救急医学会と日本神経救急学会が親学会となっている。同時に，救急隊員向けの研修 PSLS（Prehospital Stroke Life Support）が日本臨床救急医学会により開発され，今でもしばしば ISLS/PSLS として普及している。

その後，本領域の研修のニーズは高く，2008 年には救急隊員による意識障害の評価と対応を主眼とした PCEC（Prehospital Coma Evaluation and Care）が誕生した。同時期に，脳神経外科領域での救急医療を扱う日本脳神経外科救急学会より，脳神経外科領域の研修コース開発の提案があり，PNLS（Primary Neurosurgical Liffe Support）として取りまとめを行った。日本蘇生協議会による『蘇生ガイドライン 2010』の作成作業には，先行する ISLS，PSLS，PCEC，PNLS の機運が反映される形となり，「神経蘇生」を独立した章として作成するに至った。2012 年には，PCEC の発想を救急外来の標準化に応用し ACEC（Advanced Coma Evaluation and Care）が開発された。2015 年の日本蘇生協議会による『蘇生ガイドライン 2015』においては，「脳神経蘇生」としてさらに充実が図られている。

これらのなかで，指導者養成（いわゆるワークショップ）は，ISLS と PNLS において定期的に開催されており，需要が高い。それぞれより，指導者養成のためのテキスト刊行の希望があったが，発行部数，さらにはどちらも共通したガイドラインが存在することより，関連諸学会と図り，神経蘇生に共通した指導者ガイドブックとして本書の製作に至った。

神経蘇生がわが国オリジナルの概念であることより，本書も諸外国に類を見ないものであることはいうまでもない。製作にあたっては，最新の成人学習理論や教授方法などを取り入れ，神経に限らず蘇生研修全般に有益な構成を意図した。

本書が，「神経蘇生」研修群のさらなる発展に寄与することを祈念する。

『神経蘇生研修指導者ガイドブック』編集委員会委員長
奥寺　敬

iii

執 筆 者 一 覧

監 修

一般社団法人　日本救急医学会

一般社団法人　日本神経救急学会

一般社団法人　日本臨床救急医学会

一般社団法人　日本救急看護学会

特定非営利活動法人　日本脳神経外科救急学会

編 集

『神経蘇生研修指導者ガイドブック』編集委員会

『神経蘇生研修指導者ガイドブック』編集幹事

有賀　　徹	独立行政法人労働者健康安全機構
奥寺　　敬	富山大学医学部医学科救急・災害医学講座
坂本　哲也	帝京大学医学部救急医学講座
嶋津　岳士	大阪大学医学部附属病院高度救命救急センター
鈴木　明文	地方独立行政法人秋田県立病院機構
平田　幸一	獨協医科大学病院神経外科
松月みどり	東京医療保健大学和歌山看護学部
横田　裕行	日本医科大学大学院医学研究科救急医学講座

（五十音順）

『神経蘇生研修指導者ガイドブック』編集委員会

浅香えみ子	獨協医科大学埼玉医療センター看護部
安心院康彦	国際医療福祉大学熱海病院救急部
荒木　　尚	埼玉医科大学総合医療センター高度救命救急センター
池田　尚人	昭和大学江東豊洲病院脳血管センター・脳神経外科
岩瀬　正顕	関西医科大学総合医療センター脳神経外科
◎奥寺　　敬	富山大学医学部医学科救急・災害医学講座
川原千香子	愛知医科大学医学部シミュレーションセンター
小畑　仁司	大阪府三島救命救急センター
佐々木正弘	秋田県立脳血管研究センター脳卒中診療部
奈良唯唯子	川崎市立川崎病院看護部
橋本真由美	神奈川工科大学看護学部看護学科
本多　　満	東邦大学医療センター大森病院救命救急センター
三宅　康史	帝京大学医学部附属病院高度救命救急センター
山本由加里	富山大学附属病院看護部
若杉　雅浩	富山大学医学部医学科救急・災害医学講座

◎＝編集委員長

（五十音順）

執筆者一覧

浅香えみ子	獨協医科大学埼玉医療センター看護部
安心院康彦	国際医療福祉大学熱海病院救急部
伊井みず穂	富山大学医学部看護学科成人看護学
池田　尚人	昭和大学江東豊洲病院脳血管センター・脳神経外科
岩瀬　正顕	関西医科大学総合医療センター脳神経外科
江川　悟史	TMG あさか医療センター神経集中治療部
遠藤　拓朗	秋田県立脳血管研究センター脳卒中診療部
大森　教成	三重大学医学部附属病院救命救急センター
奥寺　敬	富山大学医学部医学科救急・災害医学講座
川原千香子	愛知医科大学医学部シミュレーションセンター
黒田　泰弘	香川大学医学部附属病院救命救急センター
小畑　仁司	大阪府三島救命救急センター
佐々木正弘	秋田県立脳血管研究センター脳卒中診療部
佐々木靖彦	秋田市消防本部
佐藤　良和	秋田市消防本部
清水　立矢	群馬大学医学部脳神経外科
鈴木　明文	地方独立行政法人秋田県立病院機構
谷崎　義生	公益財団法人脳血管研究所美原記念病院救急部・脳神経外科
豊田　泉	岐阜県総合医療センター救命救急センター
中島　重良	琉球大学医学部附属病院救急部
中村　光伸	前橋赤十字病院高度救命救急センター集中治療科・救急科
奈良唯唯子	川崎市立川崎病院看護部
新田　一也	秋田県立脳血管研究センター
橋本真由美	神奈川工科大学看護学部看護学科
藤田　浩二	和歌山県立医科大学医学部脳神経外科
本多　満	東邦大学医療センター大森病院救命救急センター
水谷　敦史	浜松医療センター救命救急センター救急科・脳神経外科
三宅　康史	帝京大学医学部附属病院高度救命救急センター
山本由加里	富山大学附属病院看護部
若杉　雅浩	富山大学医学部医学科救急・災害医学講座

（五十音順）

Author's List

"Instruction Guidebook for Neuroresuscitation Simulation Trainings" Editorial board

Japanese Association for Acute Medicine

Japan Society of Neurological Emergencies & Critical Care

Japanese Society for Emergency Medicine

Japanese Association for Emergency Nursing

The Japan Society of Neurosurgical Emergency

HONORED EDITORS

Tohru Aruga
Japan Organization of Occupational Health and Safety

Kouichi Hirata
Department of Neurology, Dokkyo University, School of Medicine

Midori Matsuzuki
Faculty of Wakayama Nursing Studies, Tokyo Healthcare University

Hiroshi Okudera
Department of Emergency and Disaster Medicine University of Toyama National University Corporation

Tetsuya Sakamoto
Department of Emergency Medicine, Teikyo University School of Medicine

Takeshi Shimazu
Department of Traumatology and Acute Critical Medicine Osaka University Graduate school of Medicine

Akifumi Suzuki
Akita Prefectural Hospital Organization

Hiroyuki Yokota
Department of Emergency and Critical Care Medicine, Nippon Medical School

EDITORS

Yasuhiko Ajimi
International University of Health and Welfare Atami Hospital

Takashi Araki
Department of Emergency and Critical Care Medicine, Saitama Medical Center, Saitama Medical University

Emiko Asaka
Department of Nursing, Dokkyo Medical University Saitama Medical Center

Mayumi Hashimoto
Department of Nursing, Kanagawa Institute of Technology

Mitsuru Honda
Department of Critical Care Center, Toho University Medical Center Omori Hospital

Hisato Ikeda
Department of Neurosurgery, Neurovascular Disease Center, Showa University Koto Toyosu Hospital

Masaaki Iwase
Department of Neurosurgery, Kansai Medical University

Chikako Kawahara
Aichi Medical University Clinical Simulation Center

Hitoshi Kobata
Osaka Mishima Emergency Critical Care Center

Yasufumi Miyake
Trauma and Resuscitation Center, Teikyo University Hospital

Iiko Nara
Kawasaki Municipal Hospital

Hiroshi Okudera
Department of Emergency and Disaster Medicine, University of Toyama

Masahiro Sasaki
Department of Stroke Science, Research Institute for Brain and Blood Vessels-Akita

Masahiro Wakasugi
Department of Emergency and Disaster Medicine, University of Toyama

Yukari Yamamoto
Division of Nursing, Toyama University Hospital

CONTRIBUTORS

Yasuhiko Ajimi
International University of Health and Welfare Atami Hospital

Emiko Asaka
Department of Nursing, Dokkyo Medical University Saitama Medical Center

Satoshi Egawa
TMG Asaka Medical Center

Takuro Endo
Department of Stroke Science, Research Institute for Brain and Blood Vessels-Akita

Koji Fujita
Department of Neurological Surgery, Wakayama Medical University

Mayumi Hashimoto
Department of Nursing, Kanagawa Institute of Technology

Mitsuru Honda
Department of Critical Care Center, Toho University Medical Center Omori Hospital

Mizuho Ii
Department of Nursing, University of Toyama

Hisato Ikeda
Department of Neurosurgery, Neurovascular Disease Center, Showa University Koto Toyosu Hospital

Masaaki Iwase
Department of Neurosurgery, Kansai Medical University

Chikako Kawahara
Aichi Medical University Clinical Simulation Center

Hitoshi Kobata
Osaka Mishima Emergency Critical Care Center

Yasuhiro Kuroda
Department of Emergency, Disaster, and Critical Care Medicine, Faculty of Medicine, Kagawa University

Yasufumi Miyake
Trauma and Resuscitation Center, Teikyo University Hospital

Atsushi Mizutani
Emergency Medical Care Center, Hamamatsu Medical Center/Department of Neurosurgery, Hamamatsu Medical Center

Shigeyoshi Nakajima
Depertment of Emergency Medicine, Graduate School of Medicine University of the Ryukyus

Mitsunobu Nakamura
Advanced Medical Emergency Department and Critical Care Center, Japan Red Cross Maebasi Hospital

Iiko Nara
Kawasaki Municipal Hospital

Kazuya Nitta
Research Institute for Brain and Blood Vessels-Akita

Yukinari Ohmori
Emergency Critical Care Center in Mie University Hospital

Hiroshi Okudera
Department of Emergency and Disaster Medicine, University of Toyama

Masahiro Sasaki
Department of Stroke Science, Research Institute for Brain and Blood Vessels-Akita

Yasuhiko Sasaki
Akita city Fire Department

Yoshikazu Sato
Akita city Fire Department

Tatsuya Shimizu
Department of Neurosurgery, Gunma University Graduate School of Medicine

Akifumi Suzuki
Akita Prefectural Hospital Organization

Yoshio Tanizaki
Department of Neurosurgery, Mihara Memorial Hospital

Izumi Toyoda
Gifu Prefectural General Medical Center

Masahiro Wakasugi
Department of Emergency and Disaster Medicine, University of Toyama

Yukari Yamamoto
Division of Nursing, Toyama University Hospital

神経蘇生研修指導者ガイドブック

目　次

Ⅰ　神経蘇生研修の基礎　　1

1　神経蘇生とは ————————— 奥寺　　敬, 若杉　雅浩 ················· 2

2　研修とは ————————————— 浅香えみ子 ······························ 5

　A　インストラクショナルデザイン（ID）　　5

　B　対象者について　　12

　C　経験学習　　18

3　神経蘇生研修における指導者の役割 ——— 奥寺　　敬 ······················· 26

　Column 1　ソサエティ 5.0 と臨床シミュレーション研修

　　　　　　　　　　　　　　　　　　奥寺　　敬, 伊井みず穂 ················· 28

Ⅱ　トレーニングコース紹介　　31

1　ISLS ————————————————— 若杉　雅浩 ·························· 32

2　PSLS ——————————— 佐々木正弘, 鈴木　明文 ····················· 35

3　PCEC ————————————————— 若杉　雅浩 ························ 39

4　ACEC ————————————————— 安心院康彦 ························ 42

5　PEMEC ————————————————— 池田　尚人 ······················ 48

6　PNLS ————————————————— 岩瀬　正顕 ························ 52

7　ENLS ————————————————— 小畑　仁司 ························ 56

8　神経集中治療ハンズオンセミナー ——— 江川　悟史, 黒田　泰弘 ············· 60

9　トレーニングコース開催の実際　　65

　A　東京 ISLS ————————————— 三宅　康史 ····················· 65

　B　群馬 ISLS ——— 谷崎　義生, 中村　光伸, 中島　重良, 清水　立矢···· 69

　C　和歌山 ISLS ————————————— 藤田　浩二 ··················· 75

　D　秋田 PSLS ——— 佐々木靖彦, 佐藤　良和, 鈴木　明文 ··············· 79

　Column 2　複数コースモジュールの活用；神経蘇生研修群の概念

　　　　　　　　　　　　　　　　　　佐々木正弘, 奥寺　　敬 ················· 81

Ⅲ　ワークショップの実際　　83

1　指導者養成ワークショップ ——————— 川原千香子 ······················ 84

2　多職種によるワークショップ ——————— 本多　　満 ···················· 88

xii

3 群馬 ISLS ワークショップ ―――――― 谷崎　義生，中村　光伸，中島　重良，清水　立矢 ⋯⋯ 90

4 ISLS 三重（ISLS 中部）ワークショップ ――― 大森　教成 ⋯⋯⋯⋯⋯⋯⋯⋯⋯⋯⋯⋯⋯⋯⋯ 92

5 秋田 ISLS ワークショップと e-learning ――― 佐々木正弘，鈴木　明文 ⋯⋯⋯⋯⋯⋯⋯⋯⋯ 94

6 ISLS 浜松ワークショップ ―――――――― 水谷　敦史 ⋯⋯⋯⋯⋯⋯⋯⋯⋯⋯⋯⋯⋯⋯⋯ 96

7 ACEC ワークショップ ―――――――――― 安心院康彦 ⋯⋯⋯⋯⋯⋯⋯⋯⋯⋯⋯⋯⋯⋯⋯ 99

8 秋田 NRLS ワークショップ ―――――――― 遠藤　拓朗，佐々木正弘，奥寺　敬，鈴木　明文 ⋯⋯ 101

Ⅳ 研修対象（対象によって方法を変える） 103

1 医学部学生 ―――――――――――――― 川原千香子 ⋯⋯⋯⋯⋯⋯⋯⋯⋯⋯⋯⋯⋯⋯⋯ 104

2 看護学生 ―――――――――――――――― 橋本真由美 ⋯⋯⋯⋯⋯⋯⋯⋯⋯⋯⋯⋯⋯⋯⋯ 107

3 臨床研修医 ―――――――――――――― 若杉　雅浩 ⋯⋯⋯⋯⋯⋯⋯⋯⋯⋯⋯⋯⋯⋯⋯ 109

4 専攻医以降 ―――――――――――――― 豊田　泉 ⋯⋯⋯⋯⋯⋯⋯⋯⋯⋯⋯⋯⋯⋯⋯⋯ 111

5 看護師 ――――――――――――――――― 奈良唯唯子 ⋯⋯⋯⋯⋯⋯⋯⋯⋯⋯⋯⋯⋯⋯⋯ 113

6 多職種 ――――――――――――――――― 奈良唯唯子 ⋯⋯⋯⋯⋯⋯⋯⋯⋯⋯⋯⋯⋯⋯⋯ 115

7 地域包括ケアスタッフ ――――――――― 浅香えみ子 ⋯⋯⋯⋯⋯⋯⋯⋯⋯⋯⋯⋯⋯⋯⋯ 117

8 救急救命士・救急隊員 ――――――――― 池田　尚人 ⋯⋯⋯⋯⋯⋯⋯⋯⋯⋯⋯⋯⋯⋯⋯ 121

Ⅴ 指導方法（状況に応じた方法の選択と組み合わせ） 123

1 ブリーフィング・デブリーフィング ―――― 浅香えみ子 ⋯⋯⋯⋯⋯⋯⋯⋯⋯⋯⋯⋯⋯⋯⋯ 124

2 評価とフィードバック ――――――――― 浅香えみ子 ⋯⋯⋯⋯⋯⋯⋯⋯⋯⋯⋯⋯⋯⋯⋯ 128

3 ファシリテーション ―――――――――― 浅香えみ子 ⋯⋯⋯⋯⋯⋯⋯⋯⋯⋯⋯⋯⋯⋯⋯ 131

4 コーチング ―――――――――――――― 浅香えみ子 ⋯⋯⋯⋯⋯⋯⋯⋯⋯⋯⋯⋯⋯⋯⋯ 134

5 ケースマップの作り方と使い方 ――――― 安心院康彦 ⋯⋯⋯⋯⋯⋯⋯⋯⋯⋯⋯⋯⋯⋯⋯ 137

Column 3 インストラクターコンピテンシー ―― 浅香えみ子 ⋯⋯⋯⋯⋯⋯⋯⋯⋯⋯⋯⋯⋯⋯⋯ 151

Ⅵ 運　営 157

1 シミュレーションセンター ――――――― 川原千香子 ⋯⋯⋯⋯⋯⋯⋯⋯⋯⋯⋯⋯⋯⋯⋯ 158

2 シミュレーションセンターの課題 ―――― 川原千香子 ⋯⋯⋯⋯⋯⋯⋯⋯⋯⋯⋯⋯⋯⋯⋯ 163

Column 4 ワークショップ ―――――――― 川原千香子 ⋯⋯⋯⋯⋯⋯⋯⋯⋯⋯⋯⋯⋯⋯⋯ 166

Column 5 コース運営にかかわる諸経費 ―――― 川原千香子 ⋯⋯⋯⋯⋯⋯⋯⋯⋯⋯⋯⋯⋯⋯⋯ 168

Appendix 171

Appendix 1 神経研修に必要な分類 ――――――― 安心院康彦，佐々木正弘 ⋯⋯⋯⋯⋯⋯⋯⋯⋯ 172

Appendix 2 代表的なシナリオ例 ―――――――― 安心院康彦，佐々木正弘 ⋯⋯⋯⋯⋯⋯⋯⋯⋯ 181

Contents

I Basis of neuroresuscitation simulation trainings 1

1 What is neuroresuscitation? 2
  Hiroshi Okudera / Masahiro Wakasugi

2 What is training course? 5
  Emiko Asaka

3 Instructor's role in neuroresuscitation training 26
  Hiroshi Okudera

Column 1 Society 5.0 and clinical simulation training 28
  Hiroshi Okudera / Mizuho Ii

II Current status of training courses in Japan 31

1 Immediate Stroke Life Support 32
  Masahiro Wakasugi

2 Prehospital Stroke Life Support 35
  Masahiro Sasaki / Akifumi Suzuki

3 Prehospital Coma Evaluation and Care 39
  Masahiro Wakasugi

4 Advanced Coma Evaluation and Care 42
  Yasuhiko Ajimi

5 Prehospital Emergency Medical Evaluation and Care 48
  Hisato Ikeda

6 Primary Neurosurgical Life Support 52
  Masaaki Iwase

7 Emergency Neurological Life Support 56
  Hitoshi Kobata

8 Neurocritical Care Hands-on Seminar 60
  Satoshi Egawa / Yasuhiro Kuroda

9 Examples training course 65
  Yasufumi Miyake / Yoshio Tanizaki / Mitsunobu Nakamura / Shigeyoshi Nakajima / Tatsuya Shimizu / Koji Fujita / Yasuhiko Sasaki / Yoshikazu Sato / Akifumi Suzuki

Column 2 Common elements in neuroresuscitation simulation trainings 81
  Masahiro Sasaki / Hiroshi Okudera

III Workshop as training the trainer 83

1 Workshop as training the trainer 84
  Chikako Kawahara

2 Workshop for multi-occupational training 88
  Mitsuru Honda

3 Gunma ISLS workshop 90
  Yoshio Tanizaki / Mitsunobu Nakamura / Shigeyoshi Nakajima / Tatsuya Shimizu

4 ISLS Mie workshop 92
  Yukinari Ohmori

5 Akita ISLS workshop with e-learning system 94
  Masahiro Sasaki / Akifumi Suzuki

6 ISLS Hamamatsu workshop 96
  Atsushi Mizutani

7 ACEC workshop 99
  Yasuhiko Ajimi

8 Akita NRLS workshop 101
  Takuro Endo / Masahiro Sasaki / Hiroshi Okudera / Akifumi Suzuki

IV How to teach according to object 103

1 Medical student 104
Chikako Kawahara

2 Nursing student 107
Mayumi Hashimoto

3 Resident 109
Masahiro Wakasugi

4 Phisician 111
Izumi Toyoda

5 Nurse 113
Iiko Nara

6 Medical staff 115
Iiko Nara

7 ICCS（Integrated Community Care System）
staff 117
Emiko Asaka

8 EMT, ambulance crew 121
Hisato Ikeda

V Teaching method 123

1 Briefing, debriefing 124
Emiko Asaka

2 Evaluation and feedback 128
Emiko Asaka

3 Facilitation 131
Emiko Asaka

4 Coaching 134
Emiko Asaka

5 How to make and use case map 137
Yasuhiko Ajimi

Column 3 Instructor competency 151
Emiko Asaka

VI Operation 157

1 Simulation center 158
Chikako Kawahara

2 Issue of the simulation center 163
Chikako Kawahara

Column 4 Workshop as training the trainer
166
Chikako Kawahara

Column 5 Course management 168
Chikako Kawahara

Appendix 171

Appendix1 Classification and scale for
neuroresuscitation training 172
Yasuhiko Ajimi / Masahiro Sasaki

Appendix2 Scenario examples 181
Yasuhiko Ajimi / Masahiro Sasaki

I

神経蘇生研修の基礎
Basis of neuroresuscitation simulation trainings

本章の目的

・「神経蘇生研修」について解説する。
・インストラクショナルデザイン（ID）を活用した研修について解説する。
・指導者の役割を考える。

神経蘇生研修の基礎 **I**
Basis of neuroresuscitation simulation trainings

1 神経蘇生とは
What is neuroresuscitation?

1 蘇生ガイドライン

　現在，国際的に普及している蘇生の理論的根拠は，国際蘇生連絡委員会（International Liaison Committee on Resuscitation；ILCOR）が公開する CoSTR（Consensus on Resuscitation Science and Treatment Recommendations）である。これに基づき，米国ではアメリカ心臓協会（American Heart Association；AHA）が AHA ガイドラインを公表しており，ヨーロッパではヨーロッパ蘇生協議会（European Resuscitation Council；ERC）がガイドラインを公表している。ちなみに ILCOR という委員会名は，1996 年に Walter Kloeck（南アフリカ）が考案したもので，略号が「病める心臓」を意味する ill cor となるように委員会名を定めた[1]（これは acronym の一種で bacronym という語呂合わせの方法である）。

　すなわち，ILCOR が作成する CoSTR は，心疾患への対処を扱っており，ERC のガイドラインは心疾患を対象としている。同様に，ERC の研修である Immediate Life Support（ILS）は神経系疾患を対象としない。日本救急医学会の Immediate Cardiac Life Support（ICLS）は，1 日コースである ILS をモデルとして開発されたもので，同様に神経系を対象としていない。

　一方で AHA は，アメリカ脳卒中協会（American Stroke Association；ASA）と密接に連携しており，AHA としての CoSTR，およびガイドラインには，急性脳卒中（acute stroke）を対象範囲としている。

2 神経蘇生研修の策定

　日本国内では，2004 年より施行された医師臨床研修制度において救急医療研修が必修となったことから，日本救急医学会により初期研修医を対象とした蘇生研修コンテンツの開発に着手，AHA および ERC の研修コースを調査検討し，ICLS を策定，この際に，AHA 固有の神経系のコンテンツを日本版として脳卒中の急性期対応を主とした「ISLS（Immediate Stroke Life Support）」を策定した。

　ISLS は，日本救急医学会と日本神経救急学会の合同で開発され，筆者（奥寺）がプロジェクトを担当した。ISLS の開発は，当時より国際的なシミュレーション研修の手法を採用[2]し，国際版 ISLS[3] も公開しており，海外でコースも開催されている[4]。ISLS は主に海外でのディスカッションの際に造語として「neuroresuscitation」としたところ好評であったことより日本語で「神経蘇生」とした。同時期に日本臨床救急医学会では救急隊員を対象とした「PSLS（Prehospital Stroke Life Support）」を策定した。これらの脳卒中を対象とした ISLS/PSLS の概念を広げる形で，救急隊員向けの意識障害研修「PCEC（Prehospital Coma Evaluation and Care 2008）」，救急外来における意識障害研修「ACEC（Advanced Coma Evaluation and Care 2011）」が開発され普及しつつある。また，同時期に日本脳神経外科救急学会より脳神経外科バージョンの開発を依頼され「PNLS（Primary Neurosurgical Life Support）」が開発された[5]。

　現在では，ISLS/PSLS/PCEC/ACEC/PNLS は一群の「神経蘇生研修群」（図 **I**-1-1）として扱われており，海外からはこれらの組み合わせがリクエストされることがある。

　日本蘇生協議会が，アジア蘇生協議会として ILCOR への加盟を果たし，日本としての固有の蘇生ガイドラインである「JRC（日本蘇生協議会）蘇生ガイドライン 2010」[6]を策定するにあたって，AHA の急性脳卒中よりさらに進んだ，「神経蘇生（neuro-

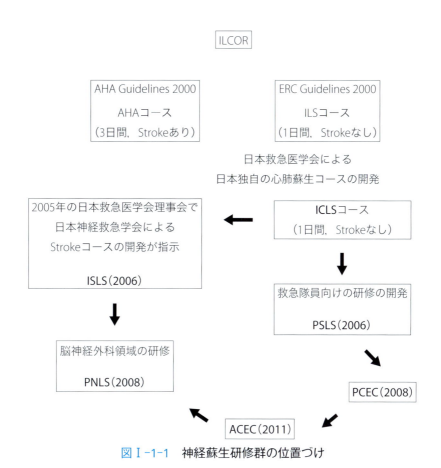

図Ⅰ-1-1 神経蘇生研修群の位置づけ

resuscitation)」を提案し採択され，作業部会を置いた．神経蘇生は，日本蘇生協議会の作業部会として世界に先駆けて提唱しているコンセプトである．

2015年のCoSTRの改定により，日本の「JRC蘇生ガイドライン」も改訂され，神経蘇生は脳神経蘇生となり，新たに失神，頭部外傷，spinal emergencyなどが加わった[7]．

これら神経蘇生研修群のなかで，ISLSとPNLSは指導者養成ワークショップの開催要望が多く，実際に開催されている．ここにおいて，指導者養成のテキスト作成の要望が多数あるため，それぞれの研修コンテンツの委員会と親学会に相当する学会と協議し，本領域を包括する指導者ガイドブックを制作することとなった．これに先立ち，地域包括ケアへの展開を前提として，現行の5つの神経蘇生研修の内容をtechnical skillとnontechnical skillなどで分析したところ，75％が共通の要素であり，包括する指導者養成が可能であることを確認した[8]．この分析結果を，『神経蘇生研修指導者ガイドブック』の構成に反映させ，新たなスタイルの指導者養成のあり方を提示するのが本書の刊行の意図である．神経蘇生研修群の英文表記は，頻用されるLife Supportとの類似を避ける意味で，Neuroresuscitation Simulation Trainings（NRST）の表記とした（図Ⅰ-1-2）．

3 おわりに

神経蘇生研修の概念は，2006年のISLS策定に始まり，12年目を迎えており，地域包括ケアへの対応を踏まえたコンテンツ整理から，今や2016年から提唱されている人間中心の社会を構築するSociety 5.0への展開が予想される．これらの時代において，社会の中心である人間の重要な要素である神経系の蘇生という概念はますます重要になるものと確信する．

文献
1) Founding Members of the International Liaison Committee on Resuscitation：The International Liaison Committee on Resuscitation (ILCOR)；Past and present. Resuscitation 67：157-161, 2005.

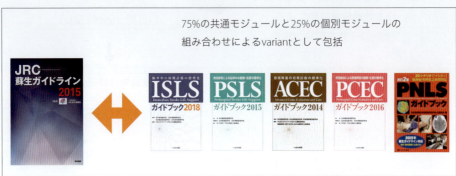

図Ⅰ-1-2　神経蘇生研修群

2) Okudera H, Wakasugi M, Asahi T, et al：Development of simulation-based stroke assessment and training course system for emergency room staffs：ISLS（Immediate Stroke Life Support）Course.（WIP-P）8th Annual International Meeting on Simulation in Healthcare, Marriott San Diego Hotel & Marina, San Diego, California, U. S. A., 14 Jan., 2008.
3) Okudera H, Wakasugi M, Hashimoto M, et al：Integrated multi-modality simulation curriculum. Immediate Stroke Life Support. J Clin Sim Res 2＋3：38-42, 2013.
4) Berg B, Okudera H, Ajimi Y, et al：Immediate Stroke Life Support（ISLS）：A mixed modality international simulation curriculum.（Workshop），12th International Meeting on Simulation in Healthcare（IMSH2012），Hilton Bayfront Hotel, 28 January, San Diego, California, U. S. A.
5) Hashimoto M, Okudera H, Wakasugi M, et al：Development of primary neurosurgical life support course for neurosurgeons in Japan.（Work in Progress）11th Annual International Meeting on Simulation in Healthcare, New Orleans Hilton Hotel Riverside, New Orleans, 21-26 January, U. S. A., 2011.
6) 日本蘇生協議会・日本救急医療財団監：JRC 蘇生ガイドライン 2010．へるす出版，東京，2011．
7) 第 6 章 脳神経蘇生（NR）．一般社団法人 日本蘇生協議会監：JRC 蘇生ガイドライン 2015．医学書院，東京，2016．
8) Okudera H, Wakasugi M, Takahashi M, et al：Developing Concept of Neuro-resuscitation Simulation Training for the Era of Integrated Community Care in Japan. SESAM 2017：23rd Annual Meeting of The Society in Europe for Simulation applied to Medicine. 14-16 June, Centre Universitaire des Saints-Peres, Paris, France, 2017.

神経蘇生研修の基礎 **I**
Basis of neuroresuscitation simulation trainings

2 研修とは
What is training course?

A インストラクショナルデザイン（ID）

1 ポイント

・研修を効果的・効率的・魅力的に計画するインストラクショナルデザイン（instructional design；ID）の活用。
・目的設定-評価設定-学習内容設定の作業手順を確実に行う。

2 研修の役割と目的

　世の中にはさまざまな「研修」が溢れており，多様な目的で「研修」が使われている。本書では，「研修」を，「医療者が医療機関においてその専門性を発揮し，社会や所属する組織の期待に応えられるようになることを目的とした人材育成の機会」と定義する。

　ここで強調するのは，神経蘇生研修指導者が行う研修は単に受講者個人の学習満足度を上げるものではなく，その学習成果に則って役割発揮が期待される医療実践の場において行動できる人材を育成することを目的とすることである。すなわち，神経蘇生研修指導者の役割はトレーニングコースを行うことではなく，医療実践の場での役割・行動を学べる研修を企画することである。

　このように研修を定義する理由は，今まで行われてきた研修が必ずしも医療の成果につながっていないためである。例えば，蘇生技術習得を目的としたトレーニングコース受講後は，受講者満足度は高いもののその技術が臨床で実践されることは少ない。また，組織内（院内）研修が多数行われているが，

その成果は確認されていないことが多い。

　指導者は，研修に期待される目的を理解し，その企画・運営に携わる役割がある。

3 研修に期待する効果性，効率性，魅力性

1）効果性，効率性，魅力性とは

　研修の実施には，その企画開始から終了までに多くの資源が投入されている。この資源は有限であり，組織内研修では，組織の経営状況によって使用可能な資源は変動するものであり，資源投入に対しては明確な成果が期待される。資源とは，人，物，場，時間，資金であり，研修企画を提供する立場と受講する立場の両者にかかわるすべてが投入された資源である。成果とは，研修目標の達成による人材育成がもたらす組織効果である。

　投入した資源に対する組織効果の度合いが研修の効率性である。実際には1つの研修が組織効果を生むわけではないので，多くの場合は効率性を研修目標の達成度に対して評価する。

　効率性は，効果性を高めることと資源を低減することで向上する。効果性を上げるための教授設計に関する議論は教育学の分野で長く扱われている。その手段は，学習する人の行動に着目した行動主義心理学に根差したものや，学習者の認知に着目した構成主義心理学をもとにしたものがある。いずれも，現在の医療者教育のなかで実践されている。これらを組み合わせ，より効果の得られる教授方法を選択することで，相対的な研修の効率性は向上する。資源の低減については，単純に半分にして実施するよ

I 神経蘇生研修の基礎

表 I-2-A-1　ID によるアプローチの特徴

ID を含むシステムアプローチ方略	現行の教授方略
目的・目標が仕事や現実の職責などの教育以外の外的な参照物とつながりをもっている	目標・目的が教科書や伝統的教育内容，あるいはインストラクターの知識から決められている
教授方略はその効果についての実証的な裏づけに基づいている	教授方略は伝統，インストラクターの技術，あるいは思弁に基づいている
学習目標と評価基準は，研修開始時に決定・通知されており，何を研修成果として期待されているかを学習者が知っている。テストに驚きはない	学習者は何が研修成果として求められているかを想像しなければならず，テスト問題をみて驚く場合がある
高いレベルの研修結果が大多数，もしくは全員の受講者に求められる	研修成果は受講者によって異なり，正規分布となることが予想されている
もし高い学習成果が得られない場合は，研修プログラムが改善される必要があるとみなされる	もし高い学習成果が得られない場合は，受講者（またはインストラクター）がより頑張る必要があるとみなされる

〔文献 2）より引用・改変〕

うなことはできないが，限定された資源のなかで研修目標を達成するように設計することが求められる。

構成主義心理学のもととなる認知主義心理学においては，学習の動機という学習者の主観に視点が当てられた。学習者が何をよしと考えるのか，すなわち学習への魅力が学習の促進因子として明らかにされた。このことは，学習の成果を引き寄せるまさに効率性を高める要素として現在も重要視されている。

学習の主体である学習者にとって研修構造が効果的・効率的・魅力的であることは，学習成果を得るうえで重要な視点であるとともに，研修の成果に期待を寄せる地域や組織にとっても外せない要件となる。研修企画を含む教授設計をする場合にはその効果性・効率性・魅力性を説明できなければならない。

2）効果性・効率性・魅力性を高める方略

効果性・効率性・魅力性は相互補完の関係にあり，いずれかの向上が他者を引き上げる。一方その逆もあり，いずれかが減弱すると他も低減することになる。このことは，全体の向上を目指すなかで，強みを強化することや，弱点を補完していく方法の可能性を示唆する。いずれにあっても，研修企画の全過程においてこの3要素の向上を意識する必要がある。

さまざまな教授設計方法があるなかで，いずれの方法も学習成果を高めることを目標にしている。効果性・効率性・魅力性の視点を強調した設計方法の考え方にインストラクショナルデザイン（ID）がある。具体的な方略は後述する。

4　インストラクショナルデザイン（ID）とは

1）定　義

インストラクショナルデザイン（ID）とは，研修の効果と効率と魅力を高めるためのシステム的なアプローチに関する方法論であり，研修が受講者と所属組織のニーズを満たすことを目指したものである。研修が何のために行われるものかを確認し，何が達成されれば「効果的」な研修といえるかを明確にする。受講者の特徴や与えられた研修環境やリソースのなかでもっとも効果的で魅力的な研修方法を選択し，実行・評価する。研修の効果を職場に戻ってからの行動変容も含めてとらえ，研修方法の改善に資する。この一連のID プロセスを効率よく実施するためのノウハウがID 技法として集大成されている[1]。

2）特　徴

ID による研修設計方法を用いることでどのような違いがあるかを表 I-2-A-1 に示す。ID を含むシステムアプローチでは，多様な素材が用いられ，成果が保証された手段によって多くの学習成果が期待できるようになることがわかる。

この背景には，これらの学習者の特性に違いがある。現行の教授方略には，教師の教えをしっかりと聴く姿勢が必要であり，ID では自ら学びを取りに行く姿勢が求められる。すなわち，現行では教師中心

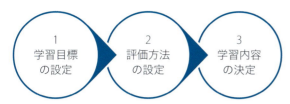

図Ⅰ-2-A-1　メーガー3つの質問が示す教授設計構造と手順

の教授方略が取られ，IDでは学習者中心の方略が取られていることになる。

5　IDの原理・原則

1）研修構造；メーガー3つの質問

米国の教育工学研究者ロバート・メーガー（Robert F. Mager）は，教授設計のもっとも基本となる考え方を3つの質問で表している[3]。IDは確実な目標達成を目的としてさまざまなモデルを創造し，多くの研修企画に活用されている。取り扱う内容に相違があっても，その構造は同じである。そしてその構造はIDが学習目標達成の成果を保証する機能をもたらしている。

3つの質問は以下の通り。

①Where am I going?（どこへ行くのか？）
②How do I know when I get there?（たどりついたかどうかをどうやって知るのか？）
③How do I get there?（どうやってそこへ行くのか？）

①は学習目標設定，②は評価方法設定，③は学習内容の決定を意味している。この内容と項目の順番にIDの特徴が網羅されている（図Ⅰ-2-A-1）。

この要素を抜けなく，さらに順番通りに行えば，IDされた研修ができあがることになる。また，既存の研修にこの要素が不足していれば追加すべきである。しかし，実際は追加することが非常に難しい。なぜなら，学習目標と学習内容が決定している企画に評価方法を設定する場合，目標達成度に合わせた評価指標を設定したとしても，学習内容がそれと対応していなければ妥当な評価指標とならない。教えていないことを評価することができないからである。学習目標と学習内容に整合性がありかつ，その結果を評価するものが正当なものであることが，研修の効果性・効率性・魅力性を保証する。

これを実現するためには，目標→評価→内容の順に設計することをメーガー3つの質問が導いている。

2）学習内容；メリルID第一原理

効果的，効率的，魅力的な教授設計に必要な要素をまとめたメリルID第一原理がある。

メリル（M. D. Merrill）が提唱する「IDの第一原理」（The First Principle of Instruction）は，構成主義心理学を基盤において開発された多くのIDモデルに共通する方略をまとめたものである。効果的な学習を支援する教授設計に必要な要素を5つにまとめている[4)5]。

IDの第一原理は以下の通りである。

①問　題：現実に起こりそうな問題に挑戦する（problem）
②活性化：すでに知っている知識を動員する（activation）
③例　示：例示がある（tell meでなく show me）
④応　用：応用するチャンスがある（let me）
⑤統　合：現場で活用し，振り返るチャンスがある（integration）

IDの第一原理は，学習者の日常から（日常で）学ぶことを伝えている。自分の時間を投資して学ぶ意義は，自己利益という動機づけが基盤をなしている。学習者自身の経験と体験した可能性の及ぶ範囲，すなわち学習者の日常で想定できる範囲で計画された内容でないと学習が成立しないということを指導者は考慮する必要がある。

実際の経験や想定できる体験からの学びは，成人学習理論が成人の特性としてあげている内容に相当している。既存の研修では，実践応用までを含めることが難しいと判断し，知識・技術取得と実践応用を分割した企画が多い。このような場合は，知識・技術の学習を実践のどの部分に活用されるかを学習者が認識できるようにすることが必要である。あくまでも，実践活用可能な問題解決力の習得を目指す。

IDの第一原理を教授設計に活かす具体例を表Ⅰ-2-A-2にあげる。

表Ⅰ-2-A-2　ID 第一原理の例示

原　理	具体例
①問　題：現実に起こりそうな問題に挑戦する（problem）	臨床で体験した問題解決，今より重症な患者への対応 日常業務で条件が1つだけ変わった場合の対応
②活性化：すでに知っている知識を動員する（activation）	今までの経験を活用する，新しい課題を過去の経験に関連づける，既習の知識・技術を活用する
③例　示：例示がある（tell me でなく show me）	概念による説明でなく，実例をみせる，2つを対比してその違いの気づきを与える，聞かせずにみせる
④応　用：応用するチャンスがある（let me）	学んだことを活用する問題を与える，複数の問題を与える
⑤統　合：現場で活用し，振り返るチャンスがある（integration）	学んだことを実践（日常）の場で活用することを勧める，学んだことの実践を振り返ることを勧める，または機会を作る

3）完全習得；キャロル時間モデル

　与えられた課題を達成する際，その達成度には個人差が生じる。この現象は，研修の場合も同様である。学習目標への確実な到達を目指すにあたり，このような個人差に対する対応は当然生じるが，その具体的手段が取られていない場合が多い。なぜならば，問題は個人差であり，個人による対応がもっとも効率がよいという指導者側の考えがあるからである。実際には研修で目標達成できずに終了した受講者の多くは未達のままである。研修を受講しても，できるように・わかるようにならなかったという体験は，学習に対する興味を失わせる原因となっている。

　そこで，ID としての対応は，学習者のすべてに学習目標を達成させるために，達成できない原因を学習者の能力ではなく，学習者個人の学習特性と考える。つまり，"学習目標に到達できなかった理由は，その学習者が習得するために必要な時間がなかった"と考える。人は誰でも，自分に必要な学習時間を使えば完全に習得することができる。学習の達成度は費やされた時間によって決まるという考え方がキャロル（J. B. Carroll）の学校学習モデル（時間モデル）である[6)7)]。ブルーム（B. S. Bloom）らの完全習得学習（マスタリーラーニング）の理論的根拠となっている。

　このことを式で表すと以下の通りである。

$$学習率 = \frac{学習に費やされた時間（time spent）}{学習に必要な時間（time needed）}$$

　学習に費やされた時間は，「課題に対して設定されている時間」と「学習継続意欲」が構成要素であり，学習に必要な時間は，「課題に対する適正・相

表Ⅰ-2-A-3　学習環境要素

環境要素	例
空　間	学習が生まれる場，職場，作業する場
ツール	学習や業務に使う道具
活　動	空間において行われる行動，活動
共同体	ともに活動する仲間，学習者を取り巻く人的ネットワーク

性」，「学習内容の質」，「学習内容の理解度」で構成される。これを上記の式に代入すると以下のようになる。

$$学習率 = \frac{「課題に対して設定されている時間」と「学習継続意欲」}{「課題に対する適正・相性」と「学習内容の質」と「学習内容の理解度」}$$

　学習者全員の学習目標達成を目指すには，個人差への対応をこの学習必要時間という考え方によって，個人の能力を未達の原因として支援策を失わずに，いかに必要な時間を減らし，使える時間を増加させるかという支援策が可能になる。個別性を超えた学習の効果性・効率性・魅力性を可能にする教授方略である[6)7)]。

6　学習環境

　学習を進める過程で学習者自身のなかで生じる変化（すなわち学習）は，学習者を囲むさまざまな要素が影響している。それによって学習が促進もしくは阻害されるため，教授設計をする際には，これらの要素を加味していくことになる。

　要素は以下の4つに分類される（表Ⅰ-2-A-3）。

　①空　間

②ツール

③活　動

④共同体

　学習者を取り巻くこれらの要素は常に学習者に影響を及ぼしている。促進要素として機能していればそれが維持，強化されるようにし，学習者特性の弱い部分を補完するように活用する。一方，阻害要素になっていれば，極力その改善を図り，影響度を緩和する。

　指導者がいつもと同じ環境であると感じた場合であっても，環境は学習者との相互関係によりその影響力を変えるものであるから，学習の過程においては常に形成的評価を必要とする。

1）Off-JT

　臨床実践の文脈から離れて学習をする場合の学習環境は，その学習課題によってかかわり方が変わる。空間がどこであれ，医療者が研修を受ける目的は，組織の期待と個人の学習ニーズによっているため，臨床実践での行動につながる学習環境が求められる。

　学習の過程で，学習者の内部に蓄積された学びを行動として表出する空間は臨床であることを研修計画に組み込んでおく必要がある。その際に学習環境の変化のなかでいかに行動化につなげるかの学習をOff-JT（off-the-job training）ではカバーしておく必要がある。

　医療者を対象にしたOff-JTは患者安全の視点から非常に多く行われている。学習環境をデザインする必要性はこのようなトレーニングコースも同様であり，トレーニングコースを開催しやすい学習環境ではなく，学びを臨床場面で行動化することを促進する学習環境デザインが求められる。

2）OJT

　臨床場面において，業務遂行のなかで学ぶOJTはその効果にさまざまな意見があるが，外すことはできない手法である。患者が存在する診療空間が学習環境となる。さらに，ツールは実用される診療器具であり，実際の診療が行われる空間において，医療の専門家として診療をする多種の共同体が存在す

る。このようななかで，課題に沿った学習行動を起こすことになる。

　このような学習環境において学習をいかに成立させるかを検討する。Off-JTとOJTは別のものとなり，継続性が欠如することが往々に存在する。学習環境は教授設計上の一要素であり，これらが学習の促進要素になるように設計する。

7　教授事象（情報処理モデル）

　学習目標達成への過程に影響するさまざまな要素を踏まえ，さらに学習者の情報処理機能として現れる学習行動を通して学習目標を達成させていく。

　研修の展開は，学習者の情報処理展開に沿って設計する。具体的な展開を表I-2-A-4に示し，その際の情報処理の構造図を図I-2-A-2に示す。研修の「導入」では，新しい学びを始める前の準備態勢づくりを行う。心（頭）の準備として，関連知識を使える状態に整える。「展開」では，新しく学ぶ課題を新たな情報として定着させる。理解した行動を実践し，その結果を情報として記憶することを繰り返す。「まとめ」では，「展開」で増えた情報を吟味して長期記憶に保管する。

　研修の内容や進行方法を計画する際に，何をどのタイミングで行うことによって，学習者のなかに蓄積されていくかを想定して，研修内容を決定する。教授事象の区分を目安に学習者の情報処理状況を確認しつつ進行すると支援しやすい。

8　IDの活用

　IDのいくつかの特徴を生かし，効果性・効率性・魅力性のある学びを創造するために，すべての手続きをしなければならないわけではない。すでにある要素は活用し，なければ手順に沿って作業をする。

　この作業を進めるうえでIDモデルを知っておくと進めやすい。

Ⅰ 神経蘇生研修の基礎

表Ⅰ-2-A-4 ガニェ9教授事象と情報処置機能に合わせた研修構成

研修進行	情報処理	教授事象	内容
導入	感覚器による刺激の受容	第1事象	学習者の注意を獲得する。情報の受け入れ態勢を作る
	感覚器登録による情報の登録	第2事象	授業の目標を知らせる。頭を活性化し，重要な情報に集中させる
	短期記憶への貯蔵のための選択的知覚	第3事象	前提条件を思い出させる。今までに学んだ関連事項を思い出す
展開	短期記憶のなかで情報を維持するためのリハーサル	第4事象	新しい事項を提示する。何を学ぶかを具体的に知らせる
	長期記憶への貯蔵のための意味的符号化	第5事象	学習の指針を与える。意味のある形で頭に入れる
	長期記憶から短期記憶への検索・回収	第6事象	練習の機会を作る。頭から取り出す練習をする
	効果器への反応生成	第7事象	フィードバックを与える。学習状況をつかみ，弱点を克服する
まとめ	学習環境でのパフォーマンス	第8事象	学習の成果を評価する。成果を確かめ，学習結果を味わう
	実行方略を介してのプロセス制御	第9事象	保持と転移を高める。長持ちさせ，応用がきくようにする

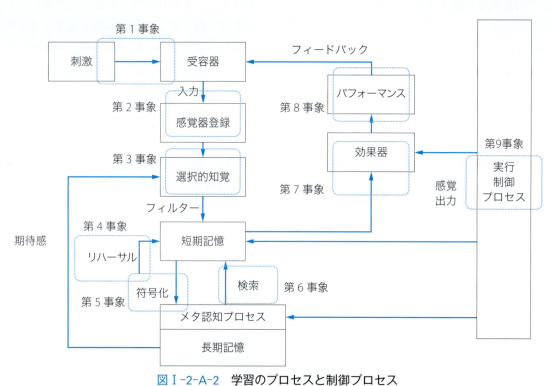

図Ⅰ-2-A-2 学習のプロセスと制御プロセス

〔文献8）より引用・改変〕

1）ADDIE モデル

多くの ID モデルに共通する部分で構成されたシンプルなモデルである。図Ⅰ-2-A-3 に示すように分析―設計―開発―実施―評価の構造によるシステムモデルとして多くの場面で活用されている。モデルの詳細解説は ID の専門書に譲り，主な構成内容のみを示す。

①分析：Analyze

・ニーズ分析：インストラクションが解決策になる学習ニーズを決定する。

・課題分析：知識，技術，態度にかかわる学習課題を分類する。

・学習者分析：学習者がもつ特性，知識，技術，価値観，動機の有無，程度を調べる。

・環境分析：リソースの条件や制約を調べる。

②設計：Design

・学習目標を行動目標に変換する。

・時間割り振りを決める。

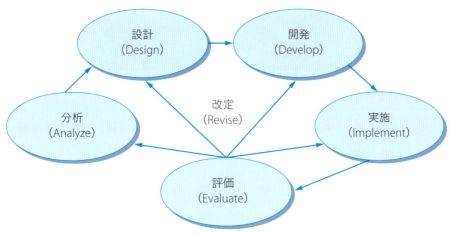

図 I-2-A-3　ADDIE モデル

- 単元（研修）を系列化する。
- 単元（研修）の目標を決める。
- 単元（研修）の学習活動を決める。
- 評価指標を決める。

③ **開発：Develop**
- 教材を試作し試用する。
- 教材と活動を改善，精緻化，作成をする。
- 指導者の研修を行い付属教材を作成する。

④ **実施：Implement**
- 企画を実施する。
- 支援を提供する。

⑤ **評価：Evaluate**
- 総合評価：学習成果を評価する。
- 形成的評価：教材や教授設計のプロセスを評価し改定する。

文　献

1) （財）日本情報処理開発協会　中央情報教育研究所：「IT インストラクタスキル標準作成・審査検討委員会」報告書（鈴木克明分担執筆　1.4.インストラクタによる研修についての ID の動向）．2002.
2) 鈴木克明：サイエンティフィック・システム研究会研究教育環境分科会 2005 年度第 1 回会合資料教育の効果・効率・魅力を高めるインストラクショナルデザイン．http://www.gsis.kumamoto-u.ac.jp/ksuzuki/resume/addresses/a50902.pdf.（accessed 2018-8-18）
3) ロバート・F. メイジャー著，産業行動研究所訳：教育目標と最終行動；行動の変化はどのようにして確認されるか．産業行動研究所，東京，1970.
4) Merrill, MD：First principles of instructions. Educational Technology Research and Development 50, 43-59, 2002.
5) 鈴木克明，根本淳子：教育設計についての 3 つの第一原理の誕生をめぐって．教育システム情報学会誌 28：168-176，2011.
6) Carroll JB：The Carroll Model；A 25-Year Retrospective and Prospective View. Educational Researcher 18：26-31，1989.
7) 鈴木克明監，市川尚，根本淳子編著：インストラクショナルデザインの道具箱 101．北大路書房，京都，2016，pp86-87.
8) ロバート・M. ガニェ，キャサリン・C. ゴラス，ジョン・M. ケラー，他著，鈴木克明，岩崎信監訳：インストラクショナルデザインの原理．北大路書房，京都，2007，pp10-12.
9) 鈴木克明：放送利用からの授業デザイナー入門；若い先生へのメッセージ．日本放送教育協会，1995.
10) 個人差への対応を整理する枠組み．http://www.gsis.kumamoto-u.ac.jp/ksuzuki/resume/books/1995rtv/rtv01.html#1（accessed 2018-8-18）

神経蘇生研修の基礎 **I**
Basis of neuroresuscitation simulation trainings

B 対象者について

1 ポイント

・学習者の特性を踏まえ，興味・関心・自信をもた
せ成果を高める。
・成人学習者の特性を考慮し，目的と課題，そして
評価に整合性のある研修企画とする。

2 対象者について

　目的，目標を共有し，それを成し得るために研修
に参加する人を研修の対象者とする。指導者（教授
者）は，所定のインストラクションをもって対象者
にその達成を保証する。確実に学習成果を上げるた
めには，十分な研修の企画が必要である。そのなか
でも，対象者の特性は学習成果に大きく影響するこ
とに留意する。
　よく準備された研修では，終了時の学習者の達成
度にばらつきはない。しかし，実際には研修企画に
おける対象者特性は，学習者特性として扱われる。
学習成果は個人の内的変化として現れるため，学習
者特性を前提とした研修企画が必要である。学習者
特性は，学習者の能力，学習スタイルの好み，興味
や関心によって構成される。能力は学習目標に対す
る学習課題設定に影響し，学習スタイルや興味，関
心は学習方法の設定に影響する。学習者の現能力を
研修開始時の状態として，学習目標達成を保証する
研修内容を企画するが，研修開始時の能力が研修受
講者全員が同じではない場合に，目標達成が保証で
きなくなったり，研修方法を変更する必要が出てく
る。

3 学習者中心の考え方

　学習者中心の考え方の対極に位置するのは指導者
中心の考え方である。学習者中心による教授設計に
よる成果は学ばれたものであり，指導者中心では教
えられたものが成果になる。両者の違いは，学習者
自身の内的な変化が保証される前者と，保証はない
後者である。近年は確実な成果につながる学習者中
心の考え方を推奨する傾向にある。
　学習者中心の環境は，学習者の学びの支援者とし
て指導者の役割が存在する。学習者は指導者を含め
自らの学びに必要な教材，支援，学習仲間，学習方
法などを選択し，自らの学習を自分自身で作りあげ
ていく。ただし，この過程は学習者のみでは成し得
るものではなく，学習していること，学習する方法，
学習している条件，学習の成立，将来につながる学
習などについてチェックが受けられる体制が必要で
ある。学習者がもつ学習行動を主題とする教授設計
によって，学習者中心の考え方が方法論として具現
化する。
　状況に応じて対応する学習者中心の考え方は，対
象が子どもでも大人でも同様である。学習者中心の
考え方による教授法には行動主義による pedagogy
の教授法と状況認知主義の andragogy の教授法があ
る。前者を子どもの教育，後者を大人の学習と説明
されることがある。間違いではないが，子どもで
あっても andragogy の学びを，大人であっても peda-
gogy な教育を必要とする場合がある。すなわち対象
が誰であっても学習者中心の考え方による教授法が
必要であるといえる。
　学習者中心の考え方による教授法は，個々の学習
に合った個別の支援を提供する意味であることか
ら，多様なニーズに対応する手段が必要になる。例
えば知識を得る課題に対する支援に対しても，わか
りやすい資料，どこでもアクセスできる教材，行動
をしながらの質疑，他者とのディスカッション等々
の多様なニーズへの対応が求められる。それらに
は，場所や内容を限定した講義のみ，トレーニング
コースのみでは対応ができない。学習目標に向けて
必要な支援策を提供する人，方法，場所，時間の限

定を超えて提供することになる。

4 成人学習の考え方

　成人教育は，学校をすでに終えて社会人の仲間入りをした人たちの教育のことをいい，成人教育に対比されるのは学校教育である。学校を終えているということは，他者に教えられなくとも自立して学習ができることを意味していることから，成人学習と称することが妥当と考えられる。成人の特性を形づくる要素に自らの経験や知識が多くを占めている。これらによって成人たる人には価値観，信念といった軸ができあがっていく。ゆえに周囲からの影響にぶれることなく進むことができる一方で，頑固になり新しいことを受け入れ難くなる傾向がある。このような成人の特性は，当然学習行動に影響する。成人の特性には学習を促進するものと阻害するものとがあり，学習支援策としては，この特性を学習の効率化に生かしたい。そこで，成人の学習特性を踏まえた成人学習の 5 つの原則が存在する。

1）成人の学習特性

①人間は成熟するにつれて，その自己概念が依存的なものから，自己決定的（self-directing）なものに変化する。

②人間は成長に従って多くの経験をもつ。この経験こそが，学習のための貴重な資源となる。

③成人の学習へのレディネスは，社会的な発達課題，社会的役割を遂行しようとするところから生じる。

④成人への学習の方向づけは，問題解決中心，課題達成中心の学習内容編成がより望ましい。

⑤成人の学習への動機づけは，自尊心，自己実現などがより重要になる。

2）成人学習の 5 つの原則

（1）活用の原則

　成人学習者は「いつかそのうち役立つから」という説明に納得しない。日々の実践のなかですぐに使える，役に立つスキルや理論武装を求めている。学習者の現実の職場や生活空間の状況を的確に把握し，学習内容との接点を設けることが有効である。

（2）協力の原則

　権威主義的に学習を強要しても，成人は服従しない。学習者の尊厳とプライドに敬意を払うとともに，指導者と学習者の協力のもとに学習活動を進めていくことが大切である。具体的には，学習目標の設定や学習計画の策定にあたって，成人学習者の自主性を重んじることが重要である。

（3）工夫の原則

　問題解決のための正解は 1 つに限らない。ブレイン・ストーミングなどを使って，学習者の創意工夫，自由な発想を引き出すことで，新たな発見や革新が促される。1 人で抱えていては解決しなかった問題が，共有し衆知を集めることで解決に導かれることも多い。

（4）経験の原則

　一人ひとりの成人学習者がもっている豊かな経験を交流しあうことが，指導者とほかの学習者にとってきわめて有益である。そのために，いろいろな人の立場に立って複眼的に考察する機会を増やすとともに，自分自身の経験を絶対的なものと思うことなく，相対化して見直す習慣を育てる必要がある。

（5）肯定の原則

　指導者もまた 1 人の学習者である。頭ごなしの否定や批判は，学習者の自尊心を傷つけ，学習意欲の低下を招く。自分の意見とは異なる見解や提案に対して，いったんは肯定的に受け止める度量が，成人学習の指導者には不可欠の条件である。

　成人学習のなかでも実践的関心に基づく考えはマルカム・ノールズ（Malcolm S. Knowles）による学習ニーズやこれまでの経験を尊重し，経験を学習資源とする学習者中心の考え方が一般的に理解されている。このような実利的で経験的な学びの構造をさまざまな教授設計のなかに取り込んでいくことになるが，その際には ID の分析作業においてその特性を示す情報を踏まえていく。

表Ⅰ-2-B-1　ARCSモデル

ARCSの項目	内容
注意（Attention）	「おもしろそうだ，何かありそうだ」という学習者の興味・関心によって学習者の注意を向けさせることができる
関連性（Relevance）	学習課題が何であるかを知り，自分自身との関連性を見出しやりがい（意義）があると思えることで動機づけされる
自信（Confidence）	学びの成功体験によって課題達成や学習に自信をもつことができ，学習を深めたり継続する力になる
満足感（Satisfaction）	学習を振り返り，努力が実を結び「やってよかった」と思えれば，次の学習意欲を生むことになる

5　学習動機づけの意味

　動機づけ（モチベーション；motivation）とは，人が目的や目標に向かって行動を起こして達成までそれを持続させる，心理的過程を表す心理学用語である。

　動機づけにつながる要因は主に，人の内部に沸き上がる欲求が要因となって行動を起こす動因と，外部からの要因によって行動を起こす誘因がある。

　内発的動機づけとは，物事に興味や関心をもつことで意欲が沸き起こり，達成感や満足感，充実感を得たいという，人の内面的な要因によって動機づけられることである。人の内面で自発的に沸き起こる要因によって行動を起こし，持続することが特徴である。外発的動機づけとは，強制や懲罰，評価，報酬などが要因となって動機づけられることである。職場環境や上司など自己外から受ける要因がきっかけで行動を起こす特徴がある。

　ハーズバーグ（F. Herzberg）の動機づけ・衛生理論によると，目的に対して満足感をもたらす要因と，不満感をもたらす要因があり，満足要因を増やして不満要因を減らすことが，目的行動に対する満足感を高めることにつながるといわれている。満足度が高まると，生産性を向上させる効果がある。

　学習領域の動機づけにはジョン・ケラー（John M. Keller）が1983年に提唱したARCSモデルがある[2]。学習意欲の問題と対策を，注意（Attention）・関連性（Relevance）・自信（Confidence）・満足感（Satisfaction）の4要因に整理した枠組みと，各要因に対応した動機づけ方略，ならびに動機づけ設計の手順を提案したシステムモデルである（表Ⅰ-2-B-1）。

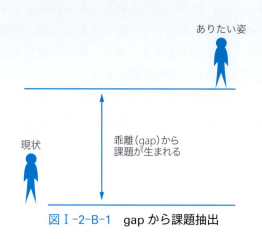

図Ⅰ-2-B-1　gapから課題抽出

　このような学習の動機づけを研修やコース設計，運営のなかに組み込むことで，学びに楽しさや心地よさを感じ，魅力的な学びの場を作ることが可能になる。個々の受講者が何に注意を向け，関連性をイメージするのか，自信につながる体験を経験させる方策はどのようなものか，学びが次の学びを生むという自立した学習スタイルを習得させるためにどのような学びが有効であろうか，という視点をもって学習者の特性に合った対応をすることになる。

6　学習課題の設定

　研修目標に到達するために必要な課題を，学習課題という。研修目標が示す期待される行動，ありたい姿に対し，現状との間にある乖離（gap）が目標達成するために取り組むべき課題として存在する（図Ⅰ-2-B-1）。そのなかには，学習者である人の能力が課題となる内容のほか，業務システムやハード面の課題も存在している。そのなかで研修として扱う内容は人の能力が課題となるものである。実践の問

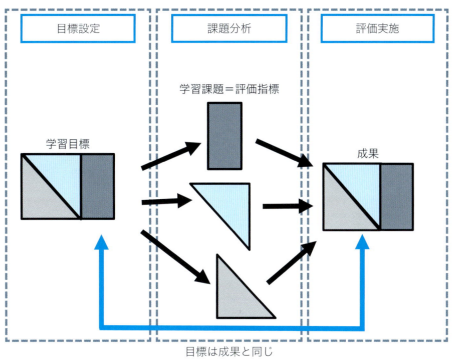

図 I-2-B-2　学習目標・学習課題・評価指標の関係

表 I-2-B-2　学習課題の種類と特性

課題の表題	課題の特性
言語情報	指定されたものを記憶する/覚える
知的技能	覚えたことを新しい事例に適用する/使う
運動技能	自分が思った通り/学習した通りに身体を動かす
態　度	人が行動する際，その行動を選ぶに至る気持ちを変化させる/変化する

題をすべて人の能力で対応しようとして学習課題を負荷すると学習の成果は上がらない．指導者は学習課題を正確に判別する必要がある．

　学習課題は人の行動を構成する4要素で表現され，言語情報，知的技能，運動技能，態度（正確には5要素，認知的方略が含まれる）に区分される．人が問題解決行動を起こすにはこの4つの要素が必須であり，実践力の習得を目指す学習においては目標とする行動をこの4つの課題として設定することになる（表 I-2-B-2）．

　4つの課題要素の関連性は，「知っていることを思い出し，目の前の問題解決につながる方策を考える．その方策を活用するタイミングがみえたら実践して問題を解決する」ことである．これを課題に区分すると以下のようになる．

・知っていることを思い出し：言語情報，知的技能
・目の前の問題解決につながる：知的技能
・活用するタイミングがみえたら：知的技能，態度
・実践して：運動技能

　いずれが欠けても，問題解決行動を行うことができない．すなわち，これら学習課題として示された行動は，目的とする行動を実践するうえでの必須要素といえる．

　学習課題は学習目標を過不足なく分割したものであり，すなわち学習目標＝学習課題＋学習課題＋…＋学習課題ということである．すなわち，学習目標の達成度（いわゆる評価）は学習課題の達成度ということになる．学習者の研修前の既習の状態や研修終了後の達成度評価はこの学習課題の達成度を評価することになる．学習目標，学習課題および評価指標の関係を図 I-2-B-2 に示す．

7　評　価

　研修企画における評価には2つの種類がある．1つ目は，研修を受講した結果として学習者がどこまで目標を達成したかを評価するものである．この評

価は「学習課題の設定」の項で解説したように，学習課題の習得度を確認することで評価が可能である。学習課題の表現を変えることで，そのまま評価指標として活用できる。

2つ目の評価は，研修自体の評価である。学習者が求める能力を習得するために適当な研修であったかを評価する。研修企画の過程である，分析・設計・開発・実施が適切に行われていたかを学習者の目標達成度を受けて評価する。この過程は，指導者にとって重要なものである。学習者が目標達成できない場合は，研修企画に問題があり，改善点があることを意味する。すなわち，結果を受けて，研修内容を改善することになる。これが形成的評価といわれるものである。

これら2つの側面の評価を活用して，学習者を確実に目標達成させていくのである。

1）形成的評価

求める能力を習得するために指導者が企画し，受講者が学習した結果として能力を習得することが求められる。この目的が1回に達成される場合とそうではない場合がある。未達成の場合には，改善点を探し，その改善を目標達成に向けて再実施する。

分析の過程では，学習ニーズ分析，学習者分析，学習環境分析，学習課題分析を通して研修を設計するが，それぞれの不足があると効果の上がる研修にはならない。学習ニーズとして，組織は大きな期待をもっていても，研修対象者にその必要性が感じられていなかった場合には，どのような素晴らしい指導者が対応しても成果は上がらない。研修対象者が求めているものを改めて確認し，そのニーズと組織の期待を再度すり合わせた目標を設定していく。このように，目標達成できなった原因を設計過程全体から見出し改善をしていくことを形成的評価という。

この評価方法は，教授設計のみならず，あらゆる問題解決システムに活用されている。

2）入口評価

研修目標に対して学習課題があり，そして研修を受ける準備が整っている状態を確認するための評価を入口評価という。

研修受講者を所定の研修終了後には設定した目標に到達させるのが，教授設計の狙いである。ここで，目標と研修時間が一定の場合に，研修開始時の準備状態が高い人は確実に目標達成ができるが，準備不足の場合は，目標達成は困難である。すべての受講者の目標を達成させるうえで，準備不足の人に多くの時間をかけられない場合は，準備不足の人を研修に参加をさせてはいけないことになる。

1つの研修には，参加した受講者を必ず目標に到達させる責任がある。その責任を果たすうえで，研修受講者を一定の準備状態に整えておく必要がある。これを前提条件を整えるという。その準備状態を確認する手段として入口評価を行う。提供する研修内容はどのくらいの知識・技術をもっていることで，有効に受講ができ，目標達成が可能であるかを判断し，入口に要求するレベルを設定し，受講者の能力を評価する。その結果不十分であれば，求めるレベルになるように研修受講前学習を伝える。

この入口テストで，研修目標レベルに到達している場合は，研修受講の必要性がないので，受講を許可しない。

3）出口評価

出口とは研修修了時のことをいい，その時点の達成度評価を出口評価という。出口は設定した目標に到達していることを確認する。すなわち，学習課題の達成度を確認する作業である。

4）入口・出口評価

入口・出口評価のいずれも，人の行動として可視化されるもので確認をすることが重要である。目にみえることは，評価の妥当性・公平性を保証することと，不足内容の再学習を行いやすくし，学習効果を上げることにつながる。IDでは学習課題と行動を表現することで，可視化された評価指標を提供する（表Ⅰ-2-B-3）。

5）入口・出口評価の活用

入口〜出口までが，1つのインストラクションである。評価に始まり，評価で完了する構造は学習にあいまいさを残さず，TOTEモデルは，評価のタイ

表 I-2-B-3 学習課題と評価指標

学習課題項目	言語情報	知的技能	運動技能	態 度
成果の性質	指定されたものを覚える再生的学習	規則を事例に適用する力問題解決に活用する知識	筋肉を使って体を動かす/コントロールする力	ある物事や状況を選ぼう/避けようとする気持ち
学習成果の分類を示す行為動詞	記述する説明する	区別する，確認する，分類する，例証する，生成する	実行する	選択する
成果の評価方法	あらかじめ提示された情報の再認または再生全項目を対象とするか項目の無作為抽出を行う	事例に適用させる：暗記したものではなく，知識を活用していることを確認する	実演させる：リストを活用し，正確さ，速さ，スムーズさをチェック	行動の観察，行動の理由や目的・意義を確認する。一般論でなく個人的な選択行動を扱う

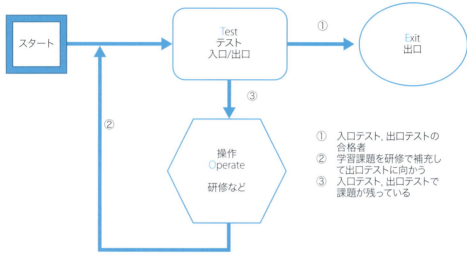

図 I-2-B-3　TOTE モデル/入口・出口テスト

ミングを明確に示している（図 I-2-B-3）。この図から，入口テストと出口テストは同じものでよいことがわかる。

文　献
1) デイナ・ゲイン・ロビンソン，ジェームス・C・ロビンソン著，鹿野尚登訳：パフォーマンス・コンサルティング II：人事・人材開発担当の実践テキスト．ヒューマンバリュー，東京，2010.
2) ジョン・M. ケラー著，鈴木克明訳：学習意欲をデザインする；ARCS モデルによるインストラクショナルデザイン．北大路書房，京都，2010.
3) 三輪建二：成人学習論の動向．現代のエスプリ 466：2006，47-56.
4) 特定非営利活動法人 学習学協会：成人学習の 5 原則．http://www.wafoo.ne.jp/learnology.org/5gensoku.html（accessed 2018-7-30）

神経蘇生研修の基礎 I
Basis of neuroresuscitation simulation trainings

C 経験学習

1 ポイント

・経験と学習に活かす要素は，省察，概念化を通し新たな取り組みをすること。
・学習者にとって意味のある経験ほど，大きな学習成果につながる。

表 I -2-C-1 コルブの経験学習モデルの4つの中核要素

具体的経験 （concrete experience）	自身の状況下で，具体的な経験をする
省察的観察 （reflective observation）	自身の経験を多様な観点から振り返る
抽象的概念化 （abstract conceptualization）	他の状況でも応用できるよう，一般化，概念化する
能動的実験 （active experimentation）	新しい状況下で実際に試してみる

2 経験学習の概要

　自らの経験から学びを得ることを経験学習といい，この学習のプロセスを構造化したものが経験学習モデルである。経験学習を理論構成で表したものは経験学習理論であり，コルブ（D. A. Kolb）によって提唱された。この理論背景には，レヴィン（K. Lewin）やピアジェ（J. Piaget）といった経験主義者の研究成果が存在している。人は学習の70%を経験から得るといわれており，日々の営みに意味を置く成人学習者を対象とした学習を考えるうえでは，日常の行動すなわち経験を活用した学習設計の意義は大きい。

　経験学習が多く扱われている理由には，①生涯学習への期待があること，②実践のなかで学ぶことができることに社会の期待が向けられていること，③人生のなかで経験的に学びを得てきた事実があり成果に疑問がないこと，の3つがあげられる。

1）コルブの経験学習理論

　コルブの経験学習理論をモデル化した図式は多く引用されている。コルブのモデルはプロセスとサイクルの2つの特徴的構造がある。

（1）プロセス

　人が体験する具体的な経験は，いくつかの過程（プロセス）を経て，新たな知識や技術などを創造する。この「プロセス」は学習を成立させる基本構造として重視される。「プロセス」における中核要素は表 I -2-C-1 にあげた4つであり，この「プロセス」で学習成果が期待される。学習支援の際には，これらの要素が実行できるようにかかわることになる。

（2）サイクル

　経験学習の4つの中核要素は，「プロセス」として位置しているとともに，これらは，1つの過程として終結するものではなく「サイクル」の形状をとり，学習が継続的に続くことを表している。

　すべての知識は学び直されるといわれ，学習の成果はその後に続く経験学習によって再び変容していくことで学びの向上をもたらす（図 I -2-C-1）。さらに，このサイクルは二次元から三次元の構造を示し，スパイラスアップする構造を示す。学習の成果が同一レベルでの営みではなく，4つの中核要素をサイクルしながらその成果レベルが上がることを示している（図 I -2-C-2）。このことが，成人学習者に経験学習を活用する意義を高めている。すなわち，人が日々の生活のなかで得る経験がその人の学習機会を生涯にわたって提供することから，生涯発達のプロセスとしての活用性も説かれており，生涯学習やブラッシュアップが求められる領域の学習支援を検討するうえで重要視されている。

（3）経験学習理論を用いた学習支援

　コルブの経験学習モデルを用いて学習支援方略を考えるためには，プロセスの4つの中核要素について構造背景を含め理解する必要がある。

①具体的経験

　経験学習プロセスは経験から始まる。経験に近い

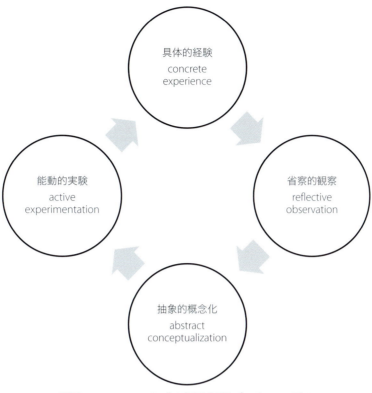

図 I-2-C-1 コルブの経験学習プロセスモデル
〔文献 1)より引用・改変〕

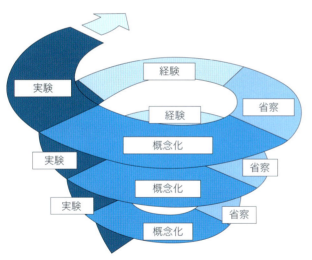

図 I-2-C-2 コルブの学習スパイラスサイクル

言葉に体験があるが，ともに「実際に何かを見聞きしたり，行動する・した」ことを意味する。体験には，自分自身の行動としての意味があり，経験には，体験がもつ意味とそれによって得た知識や技術さらに思考なども含まれる。すなわち，経験は目的に向かう行動とそれに関連して生じた思考の総体である。経験学習理論では，この自らの行動と行動により得たものを学習の出発点に置いており，経験は学習の質を左右する重要な要素である。

i．自分の経験

経験学習をスタートさせる具体的経験は，自分の経験であることが重要である。自分の経験とは，見聞きしたり行動する際に自分自身のなかに目的があるものをいう。自分の目的という自己価値，意味づけは，学習が個人の内部変化に対応するうえで重要な役割を果たす。行動に自分のこととしての意味を作り，能動的学習である経験学習の基盤を作ることができる。

また，行動に目的をもつことの意味は，経験学習プロセスの次のステップである省察を可能にすることにある。省察では，行動を振り返る作業が行われるが，この際に目的が振り返りの方向性を与えることになる。振り返りによって経験は学習行動，材料に変換されるが，行動をどのような側面から見返すのか，評価するのかの方向性は目的が示してくれる。

日常は行動や思考の連続であるが，それらのすべてに意図的な目的を意識してはいない。多くは無意識化した行動になっている。他者からみえる行動が，経験学習につながる経験をしていると思われて

I 神経蘇生研修の基礎

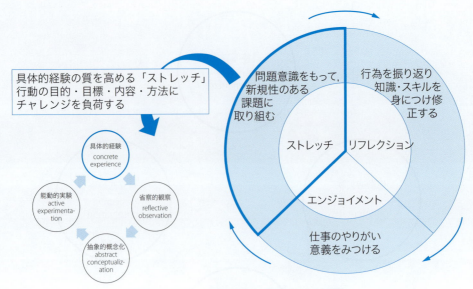

図 I-2-C-3　経験学習の質を高める経験
〔文献2)より作成〕

表 I-2-C-2　学習経験レベル

経験レベル	経験学習への活用性	特徴
no experience（経験なし）	－	経験を構成する自らの意思，考え，楽しさなどはなく，経験として成立していない
mindless routine（無意識のルーティン）	－	強制による行動であり自分の意思による経験に至らない
scattered/incomplete activity（不完全な活動）	－	実践に没頭しようとするが，意味を見出すには至らない。記憶に残らない体験
pleasant routine（快適なルーティン）	±	成果期待は弱いが楽しさを感じられる経験
challenging endeavors（挑戦的な努力）	＋	成功・失敗によらず，継続した挑戦的な経験
aesthetic experience（美的経験）	＋＋	自らの人生に大きな影響を与えるレベルの経験であり，自己成長の追い風になる経験

〔文献3)より引用・改変〕

も，学習者自身が目的を意識化していない場合は，学習行動に活かすことができない。

ⅱ．効果的な経験

学習者の目的意識が高い行動ほど経験学習に有効な経験となる。目的に向かうために，多くの体験や思考が働くほど学習量が増加する可能性が高くなる。このような経験は，慣れた環境や作業による行動では得にくい。経験のない新たな作業や現状より高いレベルでの行動を行うことで，体験や思考を発展させることができる。経験学習の効果をさらに高めるためには，新たな経験の機会を作る必要がある。このような経験に向けた行動を松尾は「ストレッチ」（手が届くギリギリのレベルの目標を設定し，行動する）と表し，経験学習を促進する要素の1つにあげている（図 I-2-C-3)[2]。また P. Parrish & B. G. Wilson は経験のレベルを学習への関与レベルとして表している（表 I-2-C-2)[3]。これによると多くの経験は学習への効果が期待できない。少なくとも挑戦的な努力レベルの経験でなければ経験的学習は行えない。学習成果を期待できる経験には，行動する本人の意思，価値観，信念が基礎にあり，継続性が確保される必要がある。

②省察的観察

「具体的経験」に続くプロセスは，「省察的観察」である。自らが目的をもって「実際に何かを見聞きしたり，行動する・した」結果を省みて考えをめぐらす作業である。実践の場から離れ，自らの経験や出来事に意味づけるものである。「省察」の同義語に

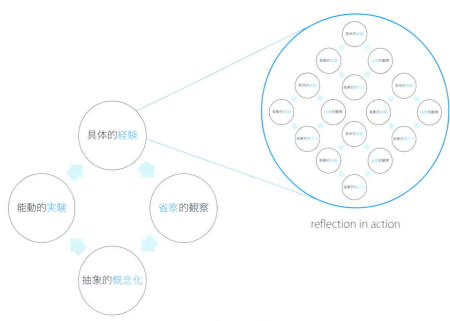

図Ⅰ-2-C-4　経験学習プロセス「具体的経験」の構造

「内省」や「リフレクション」などがある。具体的経験を学習の材料にしていく過程であり，日常の経験を学習行動に変換する学習過程において重要な作業である。

省察的観察の対象である具体的経験を「ある状況下・出来事のもとにおける，個人の行動」とする場合と「ある個人が存在している前提・状況，あるいは，ある個人が存在している前提・状況・文脈に作動している権力や社会的関係」とする場合とがある。両者の違いは，個人の体験のみを対象とするか，その実践背景を含めるかの違いである。これは，省察の深さと幅の違いとして現れる。学びは後者に多く期待できるが，どちらがよい悪いというものではなく，目的に応じて適応する。

ⅰ．reflection in action と reflection on action

省察と同義語のリフレクションについてショーン（Donald A. Schön）は，「行為の中の省察（reflection in action）」と「行為についての省察（reflection on action）」の存在を説いている[4]。それぞれ省察を行うタイミングが異なり，前者は実践をしながら省察し，後者は実践が完了したのちに省察するというものである。reflection in action は実践する主体のなかで繰り返し，かつ継続的に行われており，実践の終了時にはそのすべてが記憶されているとは限らず，多くは忘却されている。ただし，実践中に行われている reflection はその実践が目的達成に向かうように活用されている。reflection on action は業務の終業後や研修などの際に行われ，時間や資材の準備を行えるため，省察の成果は出しやすい。reflection on action の質は，reflection in action の質に影響される。省察的観察の対象は行動であり，その行動は reflection in action の影響を受けた成果であるため，reflection in action がないところに reflection on action の充実は期待できない。行動に reflection in action が内包されることから，具体的経験は省察を含む経験学習プロセスの集合体として想定できる（図Ⅰ-2-C-4）。

具体的経験は日常の実践のなかで行われているが，そのすべての行動が省察されているわけではない。具体的経験を促進させる，すなわち reflection in action を高めるには，行動に目的をもつことが必要である。目的を形成する意思，価値観，信念を基に行動された場合のみ，経験学習モデルの省察的観察は有効に機能する。

ⅱ．省察の視点

経験を省察するにあたっては，行動の原因追及や反省をすることを意図しない。省察を進めるには，目的に向かい行った行動の結果の意味や自分の行動に影響する要素に視点をおく。

クリス・アージリス（Chris Argyris）はダブルループ学習のなかで省察の視点を表している[5]（図Ⅰ-2-

I 神経蘇生研修の基礎

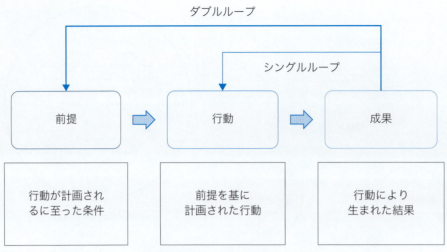

図I-2-C-5　目標に対する結果（成果）のフィードバック

	自分	
	知っている	知らない
他人 知っている	自分も他人もわかっていること（解放の領域）	他人だけわかっていること（盲点の領域）
他人 知らない	自分だけわかっていること（隠された領域）	自分も他人もわからないこと（未知の領域）

図I-2-C-6　ジョハリの窓

C-5）。日常の振り返りには行動レベルのもの（シングルループ）と行動に至った背景や考え，価値観，信念など（ダブルループ）があり，振り返る対象により省察のレベルが変わることを明らかにしている。目的に応じて，何をどこまで振り返るかを設定する。

　省察の視点を広げる手段として「ジョハリの窓」[6]の活用がある（図I-2-C-6）。個人のみで広げられる省察の視点には限りがある。その限界を超えるために他者の視点を活用する方法である。人の限界を超えて行動の前提を振り返ろうとするときには自己開示を進め，自分以外の他者の視点を受け入れることが有用である。

③抽象的概念化

　省察的観察により具体的経験を学習プロセスに変換した後，これらを学びの成果として整理する作業が抽象的概念化である。目的に向かう具体的経験の成果をさまざまな視点で振り返り，そこからみえてきたことを今後の行動に活かせるマイルール，マイセオリーとして構築する作業である。省察的観察の成果を自らのルールのなかに取り込んでいくためには，省察の結果に共通する事柄，過去の概念と共通する事柄，一定の条件下に共通する事柄といったように，一定の共通性を見出し整理していく。

　抽象的概念化で構築すべきものは，研究活動領域の概念ではなく，経験学習プロセスのなかで学習者が活用可能な思考に整理することである。ミンツバーグ（H. Mintzberg）は「すぐれた理論は，自分の経験を理解するのに役立つ」と述べており[7]，この作業過程に何らかの理論を活用することは有用である。

④能動的実験

　経験をもとに作られたマイセオリーを実際の実践に活用する準備をする過程が能動的実験である。

　抽象的概念化されたルールは，文字通り抽象的な内容であるため，実践活用のためには準備が必要になる。過去の事実（経験）から抽出されたルールが活用可能であるかを判断することも必要である。一般にはその検証を慎重に行うよりも，大きな間違いを起こさないことの確認が取れた時点で行動することが推奨されている。ただし，医療分野などの成果に対し高い完成度を求められる領域においては慎重な判断が必要になる。

【学びを実践に応用する】

　さまざまな学習形態が開発されているなかで，課

表Ⅰ-2-C-3　学習経験に影響する個人特性

個人要素	内　容
意図 （intent）	個人が持ち込む学習目的や興味にとどまらず，態度・価値・期待・信念・嗜好・自らが置かれていると思う立場の認識などを含む広範なもの。インストラクターやインストラクショナルデザイナーが持ち込む意図と絡んで経験の質を左右するが，学習者が自らの意図を意識した場合には経験の質が高まる可能性が増す
プレゼンス （presence）	心身ともに「そこにいること being-there」で状況の理解につながる関与が始まる。他者を助ける共感を伴い積極的に貢献しようとする「ともにいること being-with」で対話や異なる視座からの学びを可能にする。さらにあるがままの自分の思いや感情をさらけ出して「らしくあること being-one's-self」ができると，自分には学ぶ必要があるという現状を素直に認めて学びの契機となる
開放性 （openness）	個人としての信念やこだわりは守りつつも，それが変化していくことを拒まないという気持ち。開放性とは弱さではなく強さを示すものであり，状況にのめり込んでいくためには必須の要素となる。与えられるままに受け入れるという意味ではない
信頼感 （trust）	よい結果が生まれることを信頼し，疑念を保留し，辛抱強く，直近の報酬がなくても関与し続けられること。何らかの解決策が必要とされる困難な状況に置かれても，好転する可能性を信頼し，期待感を持って精神的・感情的にコミットできること。そして，期待通りの結果が得られなかったときには寛容の心で接し，状況が修復できることをも信頼すること

〔文献8）より作成〕

題となるのは学びを実践に活用することである。教室で学んだ知識や技術を実践に活用すること，演習室で体験した模擬体験や実践の経験から得たマイセオリーを実践に活用することなど，すべては実践活用の段階での課題が大きく存在している。

さまざまな研究によれば，習得した知識や技術を状況のなかにある出来事に適応させることが課題であることが明らかにされている。どのような学習スタイルであってもこの課題が大きく存在しているが，コルブの経験学習モデルでは，能動的実験がその課題にしっかりと対応している。ここで期待されるのは，変化する実践環境と状況に応じた実践を複数パターンにまで落とし込めるまでの準備である。

3　効果的に経験するとは

すべての経験が経験学習につながるものではない。多くの経験は学習に転換されることなく忘却されている。そのなかで，経験を学習に転換できる機会を増やすための方策が必要である。

経験が学習に転換されるのは省察の過程である。いかに経験を省察行動に進展できるかが課題になる。経験の省察は，省察的観察の項で解説したように，reflection in action と reflection on action の行動で実行される。経験がこの行動につながりやすいほど効果が高まり，reflection が喚起されやすい経験を作ることになる。

学習者の「考え，価値観，信念」のもとに生じた「ある状況下・出来事のもとにおける，個人の行動」または「ある個人が存在している前提・状況，あるいは，ある個人が存在している前提・状況・文脈に作動している権力や社会的関係」が reflection されることから，学習者自身および環境の2つが整った経験が求められる。

1）学習者自身

学習経験に影響する個人特性を P. Parrish & B. G. Wilson が著したものを鈴木が訳した内容を表Ⅰ-2-C-3 にまとめた[8]。このような思考や行動特性があると，学習経験を有効に機能させることができる。反対にこれらが不足すると経験の質が低下することになる。

2）環　境

経験は「ある個人が存在している前提・状況，あるいは，ある個人が存在している前提・状況・文脈に作動している権力や社会的関係」として形作られている。すなわち，行動をする際の環境とのやり取りが経験となっていくものであり，経験の内容は，どのような環境とかかわるかによって影響を受けるということである。

環境要素は空間（物理的な場，関係性としての場）・ツール（行動に用いられる道具）・活動（作業，役割，機能）・共同体（ともに活動する人）の4つに分類される。これらの環境要素は，かかわる個人と

の関係性によって異なる経験を作り出すことになる。そこで，これら環境要素をコントロールし，目的とする経験をできるようにすることで，経験学習を効果的に行うことが可能になる。

4 学び方を学ばせる

人は生涯学び続けるといわれる。何も知らない誕生直後から，さまざまな学びを蓄積して現在に至っている。その過程では，一つひとつを教えられ，習得する方法から，自分で考えて学び習得するように成長してきた。

成人になった後にも，さまざまな学びの幅を広げ続けるなかで，自分自身で学べる手段（＝学び方）を身につける必要がある。この学び方は，学びの過程のなかでのみ学べる。学び方が多様に存在するなかで，自立した学習者となるためには他者に依存する手法ではなく，自らが主体的に学び続けられる手法が必要である。

多様な時代背景のなかで生き抜いていく力を，学びと評価の新たな形として「21世紀型スキル」が示している。そこに意味ある学びの方向性として，4つのカテゴリーと10個のスキルがフレームとして表されている。このなかに，学び方の学習が含まれており，指導者・学習者ともに注視すべき内容である。

1）学び方

習得すべき学び方は，取り組む課題と自分自身が置かれた状況においてもっとも効果的，効率的に学べる方法であり，かつ自分自身が理解できる方法が選択される。どのような学習手段をとったときに，成果が上がったのか，または下がったのかを評価し，もっとも成果が上がる方法を自分の学び方として習得する。この過程は，まさに経験学習過程そのものである。

学び方の経験学習プロセスを示す（表Ⅰ-2-C-4）。

2）学び方の教授法

学びのなかで学び方を学ぶ方法は，自らの行動を教材として行う学習方法である。経験学習では自分

表Ⅰ-2-C-4 経験学習プロセス

具体的経験 (concrete experience)	その人自身の状況下で，学習体験をする
省察的観察 (reflective observation)	自分自身の学習経験を多様な観点から振り返る
抽象的概念化 (abstract conceptualization)	他の学習場面でも応用できるよう，一般化，概念化する
能動的実験 (active experimentation)	新しい学習場面で実際に試してみる

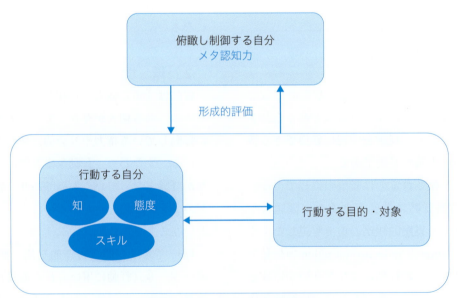

図Ⅰ-2-C-7 学び方を学ぶ行動
行動を俯瞰し形成的評価をする過程で学び方を学ぶ

の経験という行動を教材として学習方法を学ぶことが可能である。

　この作業に必要なのは，自分自身の行動を振り返ることである。これを実施するためには，すなわち省察するためには，メタ認知力を必要とする。自らの思考，行動を客観視し，目的達成に向けた形成的評価を展開する力が必要になる（図Ⅰ-2-C-7）。このメタ認知を活用した形成的評価の経験が学び方の習得経験となる。

　学び方を学ぶためには，行動しながらメタ認知を働かせ，そして認知に基づく形成的評価の行動をするといった経験学習を設計することになる。この手段は，経験学習プロセスの省察的観察と同質のものである。1つの経験は1つの学びを提供するものではなく，目的によって多くの学びを提供することができる。具体的経験をする際に，学び方を学ぶことを意識に置いて行動することにより，学び方を学ぶことができる。

文　献

1）Kolb DA：Experiential Learning：Experience as the Source of Learning and Development. Prentice Hall, New Jersey, 1984.

2）松尾睦：職場が生きる人が育つ「経験学習」入門．ダイヤモンド社，東京，2011，p70.

3）Parrish P, Wilson BG：A Design and Research Framework for Learning Experience. https://members.aect.org/pdf/Proceedings/proceedings08/2008I/08_18.pdf，（access2018-8-20）

4）ドナルド・A. ショーン著，柳沢昌一，三輪建二訳：省察的実践とは何か：プロフェッショナルの行為と思考．鳳書房，東京，2007.

5）クリス・アージリス著，有賀裕子訳：シングル・ループ学習では組織は進化しない「ダブル・ループ学習」とは何か．Harvard business review 32：100-113，2007.

6）Luft J, Ingham H：The Johari Window：A graphic model of awareness in interpersonal relations. Human relations training news 5：6-7, 1961.

7）ヘンリー・ミンツバーグ著，池村千秋訳：MBA が会社を滅ぼす：マネジャーの正しい育て方．日経 BP 社，東京，2006.

8）鈴木克明：学習経験の質を左右する要因についてのモデル．教育システム情報学会誌 24：74-77，2009.

9）P. グリフィン，B. マクゴー，E. ケア編，三宅なほみ監訳：21 世紀型スキル：学びと評価の新たなかたち，北大路書房，京都，2014.

神経蘇生研修の基礎 **I**
Basis of neuroresuscitation simulation trainings

3 神経蘇生研修における指導者の役割
Instructor's role in neuroresuscitation training

神経蘇生研修における指導者の役割は，学習を支援することである。

興味を示す，学習内容中心でなく問題中心であること，をあげている[1]。

1 学習と教育

成人学習（adult leaning）は，教育（education）を修了した成人が，なんらかの向上を目的として自ら学ぶことをいう。教育と学習はしばしば混同されるが，その違いは情報のベクトルにある。教育は，一定の達成目標（カリキュラム）のもとに，教育者が情報を与えるもので，個人の側からみると，外から与えられる受動的なベクトルである。義務教育が典型例で，興味があろうがなかろうがあらかじめ定められたカリキュラムで一律に提供されている。成人教育はしばしば成人学習と混同されるが，定義としては成人の発達段階を踏まえて設計される教育手法である。わかりやすい例として，軍隊組織における教育は所属部隊の種類や経験年数により設計されている。航空宇宙分野や原子力産業など高度に専門性の高い分野も同様であり，医療も同じく対象となる。病院における看護師の現任教育も理解しやすい例である。

一方で学習は，個人が情報を求めて行うもので，個人から外に向かう能動的なベクトルである。成人学習では学習者そのものが主役であり，学びたいと思った者が学習者として本人の思うがままに学ぶ。ここに必要なのは教師ではなく学習支援者（ファシリテーター）である。

成人教育・成人学習の概念を提唱したノールズ（M. S. Knowles）の理論では，成人の学習には小児と異なったいくつかの要素があるとし，自らが学習計画や評価にかかわれること，学習活動の基盤は経験によること，自らの職業や生活に重要と思うことに

2 神経蘇生研修

医療領域の研修は，人体そのもので行うことは不可能であり，シミュレーターが古くより用いられている。心肺蘇生法の研修が代表例で，さまざまなシミュレーターが開発されている。心肺蘇生法は一般市民においては BLS（Basic Life Support），医療者においては ALS（Advanced Life Support）が必須の手技とされ幅広く研修が行われている。

神経蘇生研修は，学習の範囲やニーズが多岐にわたることを特徴とする。脳卒中を例としても，社会における生活習慣改善による予防から始まり，救急搬送，病院における初期診療，診断，専門治療の選択までが研修の範囲となり得る。意識障害としてカテゴリーを広げるとさらに鑑別診断が多岐にわたる。

例として，現行の神経蘇生領域の研修である ISLS，PSLS，ACEC，PCEC，PNLS のガイドブックのページ数を，知識，実技，学習方法，チーム医療の4つのカテゴリーに分類すると図I-3-1のようになる[2]。

各々のガイドブックは，それぞれの編集委員会を構成する学会に所属する執筆者により作成されているために単純な比較は困難であるが，神経蘇生領域における知識の比重の高さが示されている。これらのアンバランスは，今後の各ガイドブックの改訂において改善することになると予想される。

この神経蘇生における知識の比重の多さは，貴重な集合学習の機会である研修コースの運営に影響を与えており，コース指導者は知識を提供するための講義を行う傾向がある。しかし，神経蘇生に関する

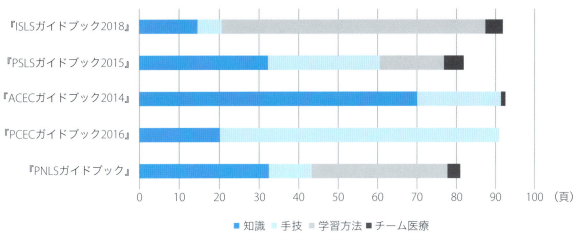

図Ⅰ-3-1　神経蘇生領域の研修ガイドブックの構成

〔文献2）より引用〕

知識の講義は，専門医（脳神経外科や脳神経内科など）により行われるべきであり，神経蘇生研修の指導者の役割ではない．また，コース内で行う必要はない．コースは，成人が貴重な時間を割いて行う集合学習なので，受講者が自ら進んで手技や考え方を学ぶものである．ここにおいて，神経蘇生の指導者は成人学習の支援者であるべきである．その意味で，インストラクターやレクチャラーという役割は専門医にのみ付与されるもので，コース全体は学習支援者（ファシリテーター）により行われるという概念の理解が必要となる．

神経蘇生の学習支援者において重要なのは，

①受講者が何を学ぼうとしているのかを把握する．
②模擬環境を活用して受講者に観察手技の模擬体験を提供する．
③受講者が興味を示すシナリオを活用する．
④シナリオの運用は受講者の職種・経験年数・職場環境を考慮する．
⑤シナリオには必ず双方向性のデブリーフィングを行う．
⑥研修前後に自己評価シートを用いることで学習への動機づけを行う．

となる．

自己評価シートを導入することで，指導側も受講者側も，研修コースの効果を客観的に評価できる[3]．

これらの研修の設計は，インストラクションデザイン（ID）が参考になる（p.5）．

前述したように成人学習にはカリキュラムが存在しない．学習を進めるためにはシナリオが必要である．本書には，指導者養成に視点をおいたシナリオ例（p.181）を掲載しているので活用していただきたい．

文　献

1) マルカム・ノールズ著，堀薫夫・三輪健二訳：成人教育の現代的実践：ペダゴジーからアンドラゴジーへ．鳳書房，東京，2002.
2) Nara I, Okudera H, Wakasugi M：Analysis of textbooks for neuro-resuscitation simulation trainings from the view point of team medicine. J Reg Emerg Disast Med Res, in press.
3) 伊井みず穂，奥寺敬，若杉雅浩，他：初期臨床修におけるICLSコース受講前後意識調査．日本救護救急医学会雑誌4：8，2018.

column 1

ソサエティ 5.0 と臨床シミュレーション研修

Society 5.0 and clinical simulation training

「ソサエティ 5.0」は，日本政府の第 5 期科学技術基本計画（2016 年より）においてわが国が目指すべき新たな社会の形として提唱されている"これからの社会像"である。狩猟社会（Society 1.0），農耕社会（Society 2.0），工業社会（Society 3.0），情報社会（Society 4.0）に続く社会という意味で 5.0 となっている（図 1）。

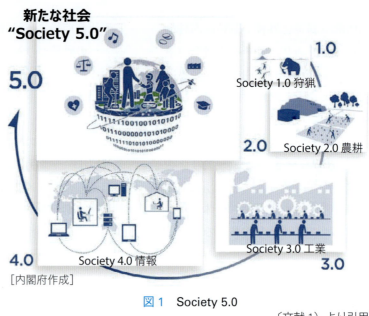

[内閣府作成]

図 1　Society 5.0

〔文献 1）より引用〕

今の情報社会（Society 4.0）の問題点は，知識や情報が共有されず，分野横断的な連携が不十分であると指摘される。その理由として，人が行う能力に限界があるため，溢れる情報から必要な情報をみつけて分析する作業が負担であったり，年齢や障害などによる労働や行動範囲に制約があること，少子高齢化や地方の過疎化などの課題に対してさまざまな制約があることなどとされている。わかりやすい例として，ID・パスワードの管理を考えれば理解しやすいであろう。ソサエティ 5.0 は知識の共有・情報の統合を目指す概念で，AI（人工知能）やドローンなどが代表例とされている。

現在，シミュレーション研修が医療領域で幅広く用いられている背景として，医療にかかわる多職種間の連携不足・情報共有不足などがある。また，医療費の抑制政策により医療機関は総じて資金不足となっており，十分な研修が行き届かない，必要な研修が不足している，などの社会的背景も無視できない。地域包括ケアの展開における課題も同様である。ソサエティ 5.0 はこれらを解決するために人間中心の社会を築くもので，医療・教育などわれわれが直接かかわる部分も多い（図 2）。

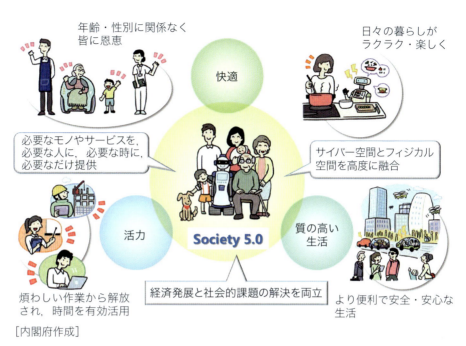

図2 Society 5.0 による人間中心の社会

〔文献1）より引用〕

　このような未来構想において神経蘇生研修はどのように展開するか？　現在の研修内容の多くを占める知識系の情報は容易に共有可能となり，self-learning の環境が整備されるであろう。観察の手技や診療などの技術面も，同様になる可能性がある。医療者が集まる集合研修としての研修コースは，互いの経験値の交換と仮想のシナリオに基づくデブリーフィングが主体となるのではないだろうか？　今後の神経蘇生研修の改定もこのような社会への移行を念頭に入れて進めるべきであろう。

文　献

1) 内閣府：Society 5.0.
　　http://www8.cao.go.jp/cstp/society5_0/index.html（accessed 2018-11-9）

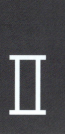

トレーニングコース紹介
Current status of training courses in Japan

本章の目的
・本邦で開催されている神経蘇生に関係するトレーニングコースを紹介し，その特徴・内容を説明する。
・コースを開催するときに参考とする目的で，すでに開催されている代表的なコースを紹介する。

トレーニングコース紹介 Ⅱ
Current status of training courses in Japan

1 ISLS
Immediate Stroke Life Support

1 はじめに

ISLS（Immediate Stroke Life Support）コースは，神経蘇生のなかでも救急受診される疾患として頻度が高く，まさに国民病ともいえる脳卒中の初期診療に必要な技能習得を目的として開発されたトレーニングコースである。従来は積極的な治療が困難であった虚血性脳卒中の治療方法が，近年，長足の進歩を遂げ，脳卒中が疑われる患者に対して，より速やか，かつ適切に観察，処置を行い，専門医による決定的，根本的治療へつなげることが求められるようになってきた。そこで脳卒中の初期対応にあたる医師，看護師などのチームに救急外来での対応について標準化した診療手順を提示することで，専門医への迅速な引き継ぎを可能とすることを目的として ISLS コースが開発された。

2 対象者

ISLS コースは病院の救急部門を中心とした神経蘇生，脳卒中患者の初期対応にかかわる可能性のある医師，看護師および病院前医療にあたる救急隊員（救急救命士を含む）などの医療従事者全般を対象とした off-the-job トレーニングコースである。ICLS コースなど基本的な心肺蘇生技能に関するトレーニングコースを修了していることを前提とし，コース内容は救急部門以外の病院内での神経蘇生，脳卒中患者への対応も包括している。前述の職種以外に，薬剤師，理学療法士，作業療法士，医療系の学生（医学生，看護学生，薬学生など）の受講も可能である。

3 学習目標

脳卒中初期診療における標準的な診療手順（ISLS アルゴリズム，図Ⅱ-1-1）を示すとともに，その診療手順を遂行するために必要な技能を習得する機会を提供するものが ISLS コースであり，受講者の職種に応じて，脳卒中初期診療に必要な手順を理解し習得することが ISLS コースの学習目標である。

脳卒中の初期診療手順を標準化し，決定的な治療へ効果的につなぐうえで必要な以下の4つの項目をISLS コースでは学習課題として取り上げる。

①意識のレベルを的確に判断できること（意識障害の評価）。
②急性神経障害の重症度を客観的指標で判断すること（脳卒中スケール）。
③脳卒中急性期の全身管理を理解すること（呼吸・循環管理）。
④脳卒中症例の病院前・病院内でのチーム・ダイナミクスを理解すること（症例検討）。

4 学習方法

ISLS コースでは，この4つの項目を学ぶための，1時間程度の体験型シミュレーション学習をそれぞれ1モジュールとして，4モジュールを半日で学習するプログラムを標準的なコースカリキュラムとしている（表Ⅱ-1-1）。

以下に各学習課題のための学習モジュールについて，到達目標と，指導項目につき提示する。

1）意識障害の評価
・脳卒中初期診療のアルゴリズムを理解する。

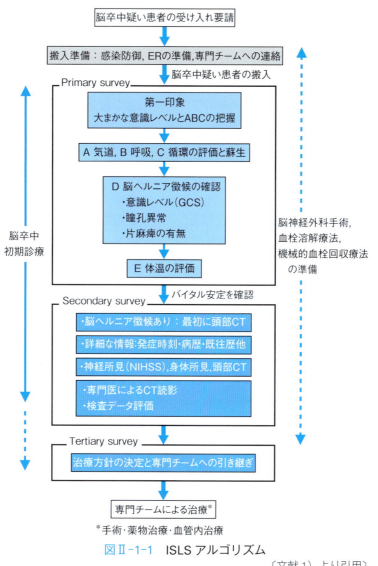

図Ⅱ-1-1 ISLSアルゴリズム

〔文献1〕より引用〕

表Ⅱ-1-1 コースプログラム例

	グループ1	グループ2	グループ3
9:00～9:30	イントロダクションとデモンストレーション		
9:30～10:20	意識障害	脳卒中スケール	呼吸・循環管理
10:30～11:20	脳卒中スケール	呼吸・循環管理	意識障害
11:30～12:20	呼吸・循環管理	意識障害	脳卒中スケール
12:30～13:20	症例検討		
13:20～13:30	修了式		

〔文献1〕より引用〕

・模擬患者またはシミュレータを用いてJCS（Japan Coma Scale），ECS（Emergency Coma Scale），GCS（Glasgow Coma Scale），受講者の背景によってはFOUR scoreを用いて迅速に意識障害の評価をする。

・初期診療アルゴリズムにおける意識レベルの評価のタイミングを確認する。

・模擬患者またはシミュレータを用いてISLSアルゴリズムに従い呼吸・循環の安定を確認してから，意識障害の程度を評価する。

2）脳卒中スケール

・模擬患者で脳卒中の重症度を NIHSS（National Institute of Health Stroke Scale）などを用いて評価する。

・模擬患者を対象に病院前で用いるシンシナティ病院前脳卒中スケール（CPSS），倉敷病院前脳卒中スケール（KPSS）などにより，脳卒中のスクリーニングまたは重症度を評価する。

3）呼吸・循環管理

・脳卒中では原因疾患により呼吸・循環が障害されることがあり，そのことが，また原疾患の増悪を招き悪循環に陥る可能性があることを理解する。

・職種に応じて脳卒中初期診療に必要な呼吸・循環管理とチーム医療の役割を実践する。

・シミュレータを用いて意識障害患者の呼吸・循環の評価を行い，酸素投与の適応，気道確保（エアウエイ・気管挿管など）の適応を理解し実践する。

・循環の評価を行い，輸液の種類，緊急降圧の適応と方法を理解する。

・中枢神経の評価を行い，それに応じた頭部 CT 実施のタイミングを理解する。

・その他，嘔吐・痙攣対応，体温・血糖・頭蓋内圧管理など脳卒中患者に生じ得る全身的異常の評価と対処を理解する。

・チーム医療に必要な役割分担と互いの協力，良好なコミュニケーションを実践する。

4）症例検討

代表的な脳卒中症例に対して，初期対応につき理解しアルゴリズムに基づいた対応を体系的に提示し，受講者の背景や，到達目標に応じて学習方法を設定する。以下に例を示す。

・例 1：代表的な脳卒中症例の CT や MRI 画像を供覧し，質疑を交えながら，各症例について初期診療から決定的治療法までを検討する。

・例 2：代表的な脳卒中症例の初期診療手順についてケースマップを用いた tabletop exercise によるグループ学習を行う。

・例 3：代表的な脳卒中初期対応の動画を供覧し，診療内容やチーム医療に関して多職種間で意見を交換する。

5 評価方法

ISLS コースの標準的なカリキュラムでは，受講者の到達度を筆記・実技の試験で評価することは必ずしも求めていない。各モジュールにおいてインストラクターが期待する行動が確認できれば目標達成と判断する。

文献

1）日本救急医学会，日本神経救急学会，日本臨床救急医学会，日本救急看護学会監，「ISLS ガイドブック 2018」編集委員会編：ISLS ガイドブック 2018；脳卒中の初期診療の標準化．へるす出版，東京，2018.

トレーニングコース紹介 Ⅱ
Current status of training courses in Japan

2 PSLS
Prehospital Stroke Life Support

1 はじめに

2006年6月に日本神経救急学会で開催された第1回ISLSコースを受け，脳卒中病院前救護の体系化・標準化のために日本臨床救急医学会，日本救急医学会，日本神経救急学会が脳卒中病院前救護ガイドライン検討委員会（PSLS委員会）を立ち上げ，同年7月にPSLS（Prehospital Stroke Life Support）が策定された。当時は「PSLSは救急現場における脳卒中の救護に関する教育プログラムを提示したもので，典型的なカリキュラムは提示するものの，それを強要するものではない。また，インストラクターを作らず，地域の救急体制や医療事情に合わせた脳卒中救急医療体制の構築に寄与することを目的としている」としていた。当初，PSLSは脳卒中を含めた意識障害の教育プログラムの一環であったが，2005年rt-PA静注療法が認可されたため，先に策定された経緯がある。『PSLSコースガイドブック』初版は2007年1月に発刊された。

2 対象者

病院前医療にあたる救急隊員（救急救命士を含む）またはその他の病院前のファーストレスポンダーが主な受講対象である。

3 学習目標

脳卒中が疑われる傷病者（とくにrt-PAの適応となる傷病者）に対し，
①病態を推定し，効率的に対応する（症状・判断・

処置）。
②適切な医療機関の選定をする（stroke bypassを含む）。
③的確な（医療機関への）情報提供をする。
④①〜③の現場能力を習得する。
標準的なPSLSのアルゴリズムは図Ⅱ-2-1のようになる。

4 学習方法

1）意識障害の評価
・模擬傷病者または動画を用いてJCS, GCS, ECSによる意識レベルの評価を行う。

2）脳卒中スケール
・模擬傷病者を用いてCPSS, KPSSなどによる脳卒中のスクリーニングまたは重症度評価をする。

3）評価・判断または呼吸・循環管理（PSLSアルゴリズム）
・模擬傷病者の呼吸・循環管理を含め脳卒中病院前救護アルゴリズム（Step 1〜7）に従って，PSLSにかかわる特定行為を含めた「現場20分」の原則で学習を進めていく。
・シナリオ・シミュレーションを通して，脳卒中の救護・診療の流れを理解する。
・この行動評価は他の受講者がチェックシートを用いて評価しフィードバックも行う（図Ⅱ-2-2）。
（1）Step 1　状況評価
模擬現場で状況評価を行う。
（2）Step 2　初期評価
模擬傷病者で初期評価を行う。
模擬傷病者で初期評価（A，B，C）における必要

35

Ⅱ　トレーニングコース紹介

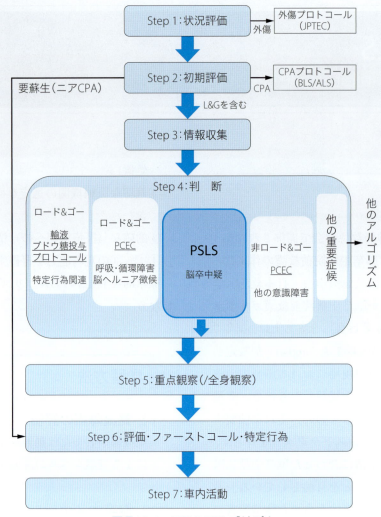

図Ⅱ-2-1　PSLS アルゴリズム

〔文献1）より引用〕

な救急処置を行う。

模擬傷病者で基本的な神経学的評価を行う。

（3）Step 3/4　情報収集/判断

模擬傷病者または模擬現場関係者を用いて，脳卒中の情報収集に必要な知識，技能および的確な判断力の習得を行う。

（4）Step 5a　全身観察

模擬傷病者で全身観察の評価を行う。

（5）Step 5b　重点観察

模擬傷病者で病院前脳卒中スケールの評価を行う（地域によってはStep 2の場合もある）。

（6）Step 6　評価・ファーストコール・特定行為

模擬傷病者でPSLSにかかわる特定行為の適応を判断し，行う。

地域における適切な医療機関の選定を行う。

模擬傷病者の情報提供（ファーストコール）を的確に行う。

（7）Step 7　車内活動

車内活動で模擬傷病者の基本的な観察を行う。

（8）症例提示

すべての受講者がリーダー役になり，ガイドブックなどを利用して基本シナリオを実習する（地域により異なる）。

PSLSのコースデザインは，以上の学習課題を含んでいれば，とくに定まったプログラムはなく，各地域の事情に応じてオプションも含めて容認されている（表Ⅱ-2-1，表Ⅱ-2-2，図Ⅱ-2-3）。

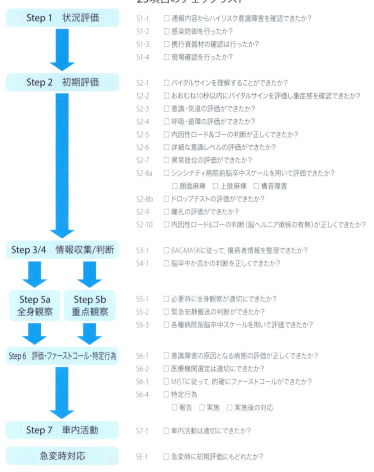

図Ⅱ-2-2 PSLS・PCECトレーニングにおける実技評価のチェックリスト例

〔文献1）より引用〕

表Ⅱ-2-1 PSLS/ISLSコースのプログラム例（半日コース）

時　間	ISLS	PSLS
12：30〜13：00	受　付	
13：00〜13：20	イントロダクション	
13：20〜14：05	意識障害の評価	
14：05〜14：15	休　憩	
14：15〜15：00	脳卒中スケール（NIHSS）	脳卒中スケール（CPSS, KPSS）
15：00〜15：10	休憩	
15：10〜15：55	呼吸循環管理とアルゴリズム	呼吸循環管理とアルゴリズム
15：55〜16：05	休　憩	
16：05〜16：50	コラボレーション	
16：50〜17：00	修了式	

II　トレーニングコース紹介

表II-2-2　PCEC/PSLS コースのプログラム例

時間(分)	トピック	内容
(5)	開会式	
(10)	講義：総論	PCEC の標準化を目指して
(25)	講義：各論	意識障害者に対するアセスメント
(5)	デモ：CPSS/KPSS/ドロップテスト	デモをしながら医師よりポイントを説明
(20)	実技：CPSS/KPSS/ドロップテスト	・2人一組になり実習（リーダー/傷病者） ・受講者は役割に従ってトレーニングする
(5)	デモ：全身詳細観察	デモをしながら医師よりポイントを説明
(20)	実技：全身詳細観察	・2人一組になり実習（リーダー/傷病者） ・受講者は役割に従ってトレーニングする
(20)	休憩	
(5)	PSLS オリエンテーション	シナリオの説明
(15)	PSLS デモ	基本シナリオを実施する（車内活動は省略）
(60)	PSLS 実技演習	受講者4名がそれぞれリーダー役となり，15分×4名の演習を行う
(10)	PSLS 小まとめ	質疑
(20)	休憩	
(5)	PCEC オリエンテーション	シナリオの説明
(15)	PCEC デモ	基本シナリオを実施する（車内活動は省略）
(60)	PCEC 実技演習	受講者4名がそれぞれリーダー役となり，15分×4名の演習を行う
(10)	PCEC 小まとめ	質疑
(20)	総合質疑	
(15)	修了式	

〔文献1）より引用〕

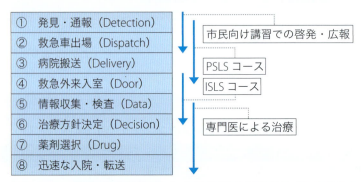

図II-2-3　AHA ガイドラインにおける脳卒中診療の「8つのD」の位置づけ

〔文献1）より引用〕

5　評価方法

チェックリストを用いて4つの学習目標（p.35）を評価する。

文　献
1) 日本臨床救急医学会監，PCEC・PSLS 改訂小委員会編：PSLS ガイドブック 2015；救急隊員による脳卒中の観察・処置の標準化．へるす出版，東京，2015.

3 PCEC
Prehospital Coma Evaluation and Care

トレーニングコース紹介 II
Current status of training courses in Japan

1 はじめに

　PCEC（Prehospital Coma Evaluation and Care）は，病院前救護の現場において頻度，緊急性が高い重要な病態として意識障害に焦点を当て，救急隊員による意識障害患者の観察と処置を標準化する目的で日本臨床救急医学会の主導で開発された。意識障害の原因は多岐にわたるが，原因疾患にかかわらず意識障害による気道，呼吸の問題は二次的な脳障害を助長することとなる。病院前から適切に意識障害患者に対応することで「防ぎ得た死亡と後遺症」を最小限にすること，「防げ，寝たきり！」がPCECの目的である。

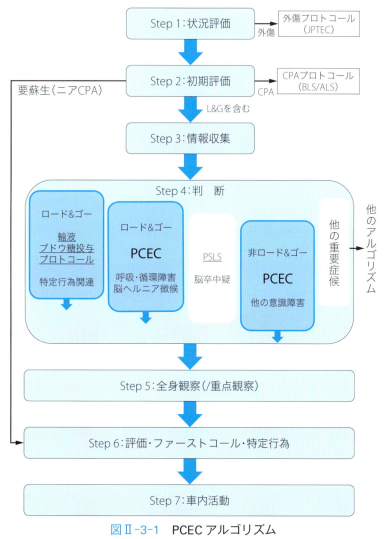

図II-3-1　PCECアルゴリズム
〔文献1）より引用〕

Ⅱ　トレーニングコース紹介

表Ⅱ-3-1　コースデザインの例：(A) 〜 (D) は受講者のグループを示す

①ローテーション方式（3時間30分）

時間	グループ1	グループ2	グループ3	グループ4
15分	イントロダクション総論・各論			
30分	意識障害の評価と意識障害傷病者の模擬傷病者演習			
30分	シナリオ1 (A)	シナリオ2 (B)	シナリオ3 (C)	シナリオ4 (D)
10分	休憩			
30分	(B)	(A)	(D)	(C)
10分	休憩			
30分	(C)	(D)	(A)	(B)
10分	休憩			
30分	(D)	(C)	(B)	(A)
15分	まとめ			

②直列方式（3時間30分）

時間	
15分	イントロダクション総論・各論
30分	意識障害の評価と意識障害傷病者の模擬傷病者演習
30分	基本シナリオ1（A）〜（D）
10分	休憩
30分	基本シナリオ2（A）〜（D）
10分	休憩
30分	基本シナリオ3（A）〜（D）
10分	休憩
30分	基本シナリオ4（A）〜（D）
15分	まとめ

③PCEC & PSLS コース（3時間50分　※休憩30分を加え4時間20分）

時間	
30分	PCEC/PSLS 講義
5分	CPSS/その他
15分	2名一組で実習する（リーダー・傷病者役）
5分	全身詳細観察デモ
15分	2名一組で実習する（リーダー・傷病者役）
5分	PCEC/PSLS デモ-Step 1, 2, 3, 4
30分	4名一組で Step 1, 2, 3, 4（リーダー・傷病者役・コーチ・見取り）
5分	PCEC/PSLS デモ-Step 5, 6
30分	4名一組で Step 5, 6（リーダー・傷病者役・コーチ・見取り）
	シナリオトレーニング
15分	#1 PCEC シナリオ（受講者 A がリーダー）
15分	#2 PCEC シナリオ（受講者 B がリーダー）
15分	#3 PCEC シナリオ（受講者 C がリーダー）
15分	#4 PCEC シナリオ（受講者 D がリーダー）
30分	まとめ

〔文献1〕より引用〕

2　対象者

　病院前医療にあたる救急隊員（救急救命士を含む）またはその他の病院前のファーストレスポンダーが主な受講対象である。

3　学習目標

①病態を推定し，効率的に対応する（症状・判断・処置）
②適切な医療機関の選定をする
③的確な（医療機関への）情報提供をする
④①〜③の現場能力を習得する。

PCEC のアルゴリズムを示す（図Ⅱ-3-1）。

4　学習方法

　PCEC コースについて日本臨床救急医学会は特定のシステムを示してはいないため，実際のコース開催にあたっては地域の実情に応じて内容やコースカリキュラムを設定することが認められている。コースデザインにあたっては，PCEC の骨子と PCEC コースガイドブックの内容に準じて，意識障害の原因にかかわらず必要な生理学的評価や処置と，意識障害の原因となる主な病態への標準的な対応について，座学およびシナリオベースの実習により習得できるよう配慮することが望まれる。本書では例とし

てコースガイドブックにある標準的なコースデザイン例を示す（表Ⅱ-3-1）。

コースでの具体的な個別の学習項目については，PCECアルゴリズムのStepに基づき，下記の11項目について習得することを目標とする。

①意識障害をきたす各種病態と代表的疾患を理解する。

②状況評価を習得する《Step 1》。

③呼吸・循環に関する初期評価を習得する《Step 2》。

④中枢神経系に関する初期評価を習得する《Step 2》。

⑤急性意識障害をきたした傷病者に対する情報収集に必要な知識，技能を取得する《Step 3》。

⑥特定行為の判断と内因性ロード＆ゴー適応の判断を習得する《Step 4》。

⑦全身観察を習得する《Step 5a》。

⑧PCECにかかる特定行為を習得する《Step 6》。

⑨適切な医療行為の選定の基本を習得する《Step 6》。

⑩傷病者の情報提供（ファーストコール）を的確に行う技術を習得する《Step 6》。

⑪車内活動の手技について，基本的な観察方法を習得する《Step 7》。

『PCECガイドブック2016』では意識障害の原因となる代表的疾患について，18のケースシナリオを提示し，模擬患者の観察・処置を通して各種の意識障害の原因となる病態について必要な知識と対処方法を習得することができるよう配慮されている。

5　評価方法

チェックリストを用いて4つの学習目標（前頁）を評価する。

文　献

1）日本臨床救急医学会監，PCEC・PSLS改訂小委員会編：PCECガイドブック2016；救急隊員による意識障害の観察・処置の標準化．へるす出版，東京，2016．

トレーニングコース紹介 II
Current status of training courses in Japan

4 ACEC
Advanced Coma Evaluation and Care

1 はじめに

　ACEC（Advanced Coma Evaluation and Care）コース[1]は，主として『JRC蘇生ガイドライン2010』[2]の第6章「神経蘇生（NR）」および『JRC蘇生ガイドライン2015』の第6章「脳神経蘇生」[3]で示された持続性および一過性の急性意識障害の原因となる疾患や病態の救急初期診療について学習する。したがって，ISLSコースで学ぶ脳卒中を基礎とし，その他の頭蓋内器質的および機能的疾患をはじめ，何らかの急性意識障害を合併した全身性疾患や，失神，てんかんなどによる一過性意識消失発作，さらに心肺蘇生後の意識障害なども学習のテーマとなる。コースではより幅広い知識による迅速な判断と対応を学ぶ。

2 対　象

①医師（臨床研修医以上）
②看護師（救急医療関連の勤務歴が3年以上）

3 学習目標

①急性意識障害の初期診療手順を述べることができる。
②急性意識障害の初期診療で実施する検査の結果を解釈することができる。
③急性意識障害の主な原因疾患について治療方針の概要を述べることができる。

4 学習方法（コースデザイン）

①講義30分
②模擬診療（30分×4）
・ヒューマンシミュレーターまたは模擬患者を用いたチーム医療
・テーマ：てんかん重積状態，出血性卒中による脳ヘルニア，細菌性髄膜炎，重症熱中症など
・各模擬診療において神経所見の取り方，脳波判読，CT，MRI画像の読影，検査結果の解釈を学ぶ
③グループ討論（60分）
・職種別に分かれての討論
　（例）医師：診療手順に関して，看護師：医師到着までの対応，家族対応

5 評　価

　筆記試験（コース前後で各15分）。学習者の評価にはコース前後で以下の内容について筆記試験，ケースマップ，実技などで評価する。

1）知　識
①急性意識障害の初期診療手順
②急性意識障害の主な病態または原因疾患の特徴
③急性意識障害の主な病態または原因疾患の初期治療

2）技　能
①神経所見の取り方
②脳波判読

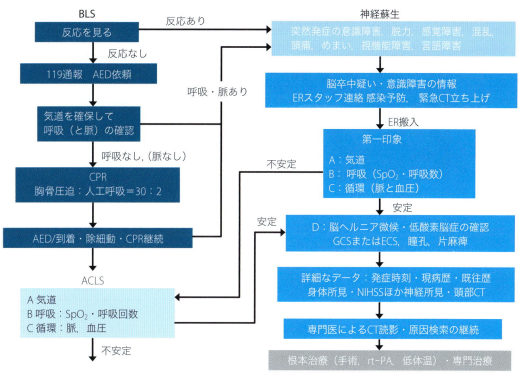

図Ⅱ-4-1　ユニバーサルアルゴリズム

③画像読影
④その他

6　学習内容の詳細

1) ACECのアルゴリズムの基本

　ACECアルゴリズムは，以下に述べるユニバーサルアルゴリズムを背景として，primary survey, secondary survey, tertiary surveyによる線形アルゴリズムにより，ISLSアルゴリズムを拡張した形で形成されている。

(1) ユニバーサルアルゴリズム

　『JRC蘇生ガイドライン2015』[4]において，救命の連鎖は，①心停止の予防，②心停止の早期認識と通報，③一次救命処置（BLSとCPR），④二次救命処置（ALS）と心拍再開後の集中治療，からなる。この連鎖において，傷病者が反応を示したり，正常な呼吸と脈があったら，安定化の一方で意識障害の原因検索を行う。原因検索のなかで呼吸・循環が不安定になればBLS・ALSに戻る。これらの関係（ユニバーサルアルゴリズム）を図Ⅱ-4-1に示す。救命の連鎖において，中枢神経系の蘇生は呼吸・循環の次であるが，実際にはBLS・ALSのアルゴリズムの隣に位置し相互に移行する関係にある。

(2) 線形アルゴリズム

　意識障害の原因は多種多様であることから，診療手順のアルゴリズムは枝分かれで図式化したフローチャートになることが多い。枝分かれの図は分類や考え方を理解するうえで有用であるが，中枢神経系への対応の遅れは生命のみならず，回復困難な中枢神経障害をも生じ得る。そのため，ACECでは，迅速で見落としのない対応を心がけるため，『外傷初期診療ガイドラインJATEC』[5]に倣い，行為に優先順位をつけてアルゴリズムを枝分かれのないもの，つまり線形化を採用している。

2) ACECアルゴリズム

　ACECの診療アルゴリズムを図Ⅱ-4-2に示す。図Ⅱ-4-1の右側が基本となっている。ACECでは，意識を生命機能と中枢神経機能を反映するモニターととらえ，モニターが機能しない原因を，生命を脅かす順に迅速に鑑別し，その原因に対して適切に対処することを目的としている。テレビ画面が意識な

Ⅱ　トレーニングコース紹介

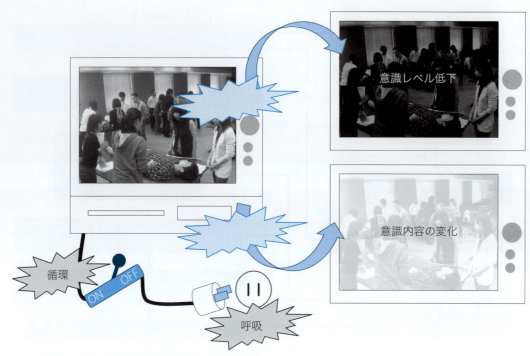

図Ⅱ-4-3　テレビによる急性意識障害の例え

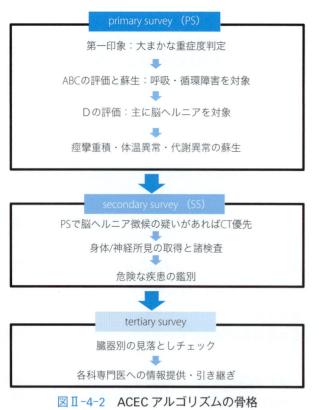

図Ⅱ-4-2　ACECアルゴリズムの骨格

ら，電流は酸素に，電流取り込みのコンセントは呼吸器，送電のケーブルとスイッチは循環器に相当する（図Ⅱ-4-3）[6]。画面の映像が不良なとき，まずスイッチとコンセントを確認するのと同様に，意識障害の初期診療においても，まず気道（A），呼吸（B），循環（C）の評価・安定化を優先する。

ACECアルゴリズムに沿った病態，症候，検査，疾患の詳細を表Ⅱ-4-1にまとめた。以下この表に沿って説明する。

（1）primary survey

意識障害に伴う生理学的異常の評価と蘇生を行う。primary survey（PS）では気道（A），呼吸（B），循環（C）の評価・安定化を優先し，その後に脳ヘルニア徴候を中心とした中枢神経系（D）の評価を行う。脳ヘルニアを疑った場合には気管挿管を行い，後述の病態（E～I）への対応後，secondary survey（SS）の最初に頭部CTを施行する。脳ヘルニア徴候を認めない場合には意識障害の原因となるてんかん発作（E），とくに非痙攣性てんかん発作（NCSE）や，体温異常（F），血糖異常（G），アシドーシス（H），電解質異常（I）などの内因性または外因性疾患を鑑別し，必要に応じて抗痙攣薬投与，血糖，水分，血液pH・電解質・浸透圧の補正，保温・冷却などの初期治療を行う。PSで生理学的に安定したことを確認したらsecondary survey（SS）へ移る。

（2）secondary survey

secondary survey（SS）の主な目的は系統的全身検

表Ⅱ-4-1　ACEC アルゴリズムに沿った病態，症候，検査，疾患の詳細

ACEC				
意識障害に伴う生理学的異常の評価と蘇生				
	蘇生/補正すべき病態		意識障害以外の主な症候	迅速に行う観察・検査	病態・疾患
PS	Airway	気道閉塞	呼吸困難ほか	身体所見 各種モニター 胸部Ｘ線 動脈血ガス分析 簡易血糖値測定 一般血液検査 （特殊検査用採血を含む） 簡易浸透圧計	気道異物，喉頭蓋炎
	Breathing	呼吸不全			肺塞栓症，重症肺炎，喘息重積，一酸化炭素・硫化水素・シアン中毒
	Circulation	ショック	冷汗，皮膚蒼白		各種ショック
	Dysfunction/Deterioration	脳ヘルニア	瞳孔不同，片麻痺，嘔吐		脳出血，脳腫瘍，脳炎，悪性高血圧
	Epilepsy	痙攣重積	痙攣，共同偏視		症候性てんかん，低ナトリウム血症，子癇
	Fever & Freeze	体温異常	熱感，冷感，発汗，乾燥		偶発性低体温，重症熱中症，悪性症候群，発熱
	Glycemic	低血糖，高血糖	発汗，口臭		インスリン過剰投与，高血糖性高浸透圧症候群
	Hydrogen	アシドーシス	口臭，呼吸パターン異常		糖尿病性ケトアシドーシス，アスピリン中毒，CO_2ナルコーシス
	Ionic	電解質異常	痙攣		低ナトリウム血症（SIADH）
系統的全身検索と危険な疾患の鑑別				
	切迫するD			頭部CT	
	AMPLE，BAGMASK を活用して詳細な情報を聴取				
	鑑別すべき病態（Acute & Immediate）		意識障害以外の主な症候	情報に沿った迫加観察・検査	病態・疾患
SS	頭部	Infarction（脳梗塞）	運動麻痺，感覚障害，失語，失調，構音障害，半盲	神経所見（眼底を含む） 身体所見 頭部CT 髄液検査	大脳梗塞
		ICP（慢性頭蓋内圧亢進）			慢性硬膜下血腫，正常圧水頭症
		ICH（脳出血）			高血圧性脳出血，脳動静脈奇形
		Infection（感染症）	頭痛，嘔吐		敗血症，髄膜炎，脳炎，破傷風
		Aneurysm（破裂脳動脈瘤）	発熱，頭痛，嘔吐		くも膜下出血
	胸部	ACS（急性冠症候群）	胸痛，冷汗	身体所見，ECG 超音波断層検査	急性心筋梗塞
		Arrhythmia（重症不整脈）	動悸，息切れ，めまい		アダムス-ストークス症候群
		Alveolar（肺塞栓症，肺炎）	胸痛，呼吸困難	身体所見 超音波断層検査 体部造影CT	深部大腿静脈血栓症，重症肺炎
		Aortic（大動脈病変）	胸腹部痛，腰背部痛		スタンフォードA型解離
	腹部	Ammonia（急性肝性昏睡）	黄疸，口臭		急性肝不全
	全身	Adrenal（副腎クリーゼ）	腹痛，嘔吐		慢性副腎不全急性増悪，ステロイド中止
		Intoxication（中毒）	自律神経症状	尿中薬物迅速検査など	各種薬物中毒，急性アルコール中毒
		Infection（感染症）	発熱，局所の炎症症状	血液検査	敗血症

Ⅱ　トレーニングコース紹介

表Ⅱ-4-1　ACEC アルゴリズムに沿った病態，症候，検査，疾患の詳細（つづき）

見落としのない臓器別原因検索と方向づけ				
検討すべき臓器・分野		意識障害以外の主な症候	必要に応じた迫加検査	病態・疾患
脳（機能的）	一過性意識消失	外傷痕，口腔内損傷，冷汗，健忘	MRI EEG 誘発電位 特殊血液検査 グラム染色検査 尿中・粘液抗原検査 その他	脳振盪，てんかん後，反射性失神，キアリ奇形Ⅰ型
	アルコール	アルコール臭，振戦，幻覚他		酩酊，アルコール離脱
脳（器質的）	感染症	神経所見ほか		ヘルペス脳炎初期
	血管炎・脱髄			全身性エリテマトーデス，中心性橋脱髄
	慢性脳虚血その他			認知症悪化，慢性脳循環不全悪化
肺		呼吸パターンの異常，発熱		慢性閉塞性肺疾患，レジオネラ肺炎
肝		羽ばたき振戦，黄疸，腹水，口臭		慢性肝性脳症，アルコール性ケトアシドーシス
腎		浮腫，乏尿，口臭など		尿毒症，不均衡症候群，腎疾患による常用薬物濃度上昇
内分泌		発汗異常，体温異常，皮膚所見		サイロイドストーム，粘液水腫
栄養		歩行障害，眼振，眼球運動障害		ウェルニッケ脳症，ペラグラ，低リン血症，高（低）カルシウム血症
精神疾患		精神症状		うつ病，統合失調症，緊張病，解離性障害
見落としチェック				AIUEO TIPS

索による，不安定になりやすい危険な疾患・病態の鑑別である。PS で脳ヘルニアを疑った場合には呼吸・循環の安定化を確認し，SS の最初に頭部 CT を施行する。脳ヘルニア所見が認められたら脳神経外科医へ連絡し対応を求める。脳ヘルニア所見を認めない場合には，AMPLE[5]や BAGMASK[7]を利用して情報を収集し，同時に系統的な全身観察を行い，造影 CT，12 誘導心電図などを用いて生命に危険な病態の検索を行う。

（3）tertiary survey

tertiary survey（TS）の主な目的は，詳細な神経学的診察による臨床診断への方向づけを行うことである。PS より生命への危険が，また SS により急変の危険が回避されており，PS または SS で気管挿管，鎮静薬投与などが施行されていなければ，TS を実施する。神経学的な病変部位と病因の診断のため，ここまでに得られた情報から発症様式と臨床経過を整理し，PS と SS で実施した検査結果を再評価するとともに，より詳細な神経学的全身観察および MRI，簡易脳波検査などを行い，臨床診断への方向づけののち専門家へのコンサルトを行う。

（4）AIUEO TIPS

意識障害初期診療の最後に，AIUEO TIPS などを用いて意識障害の原因につき見落としの有無を確認する。

3）蘇生に平行した原因検索

急性意識障害に限らず内因性疾患の初期診療においては，外傷と異なり，モニター，身体所見，X 線写真，超音波検査のみによる蘇生の判断に苦慮する場合が多いため，primary survey の段階から現場の状況や既往歴に関する情報収集や他の諸検査が必要となる。『JRC 蘇生ガイドライン』でも，全身状態の維持を優先し，原因を同時進行で検索することが Class 1 で推奨されている[3]。検査については，呼吸・循環の安定化につながるものが優先される一方で，血液ガス分析，簡易血糖測定，尿中抗原検査，インフルエンザ検査など短時間で結果が得られるものについても PS の段階から適宜考慮する。

4）チーム医療と ACEC の知識構造

急性意識障害患者の初期診療は他と同様に複数のスタッフによるチーム医療である。複数の異なる診

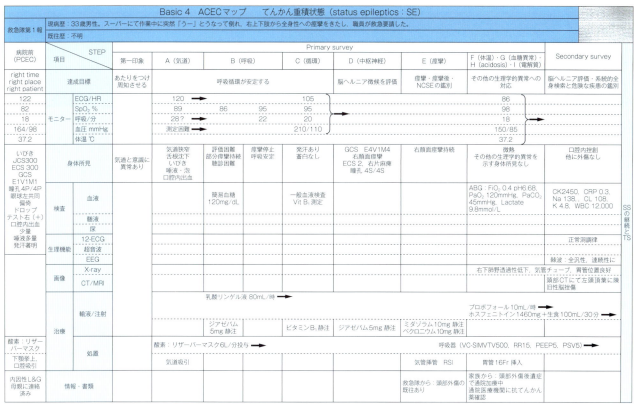

図Ⅱ-4-4　アルゴリズムに従ったACECケースマップ

療行為を，多数のスタッフが同時進行で線形に行っていく行動を示すには，少なくとも図などを用いた二次元による表現が必要になる．図Ⅱ-4-4にACECの線形アルゴリズムの二次元表記となるケースマップ（CM，旧称クリニカルマップ）を示す[6)8)～10)]．CMはACECの診療手順，つまりACECの知識構造[11)12)]を時系列で示している[1)]．急性意識障害患者への対応について，医療スタッフはこの知識構造を共有することが重要である．

文献

1) 安心院康彦：ERにおける意識障害患者の診療；ACECを目指して．救急医学 33：1005-1009，2009．
2) 神経蘇生（NR）．日本蘇生協議会，日本救急医療財団監，JRC蘇生ガイドライン2010．へるす出版，東京，2011，pp284-330．
3) 脳神経蘇生．日本蘇生協議会監，JRC蘇生ガイドライン2015．医学書院，東京，2016，pp345-385．
4) 一次救命処置（BLS）．日本蘇生協議会，日本救急医療財団監，JRC蘇生ガイドライン2010．へるす出版，東京，2011，pp16-43．
5) 初期診療総論．日本外傷学会，日本救急医学会監，日本外傷学会外傷初期診療ガイドライン改訂第5版編集委員会編，外傷初期診療ガイドラインJATEC．改訂第5版，へるす出版，東京，2016，pp1-25．
6) 日本救急医学会，日本神経救急学会，日本臨床救急医学会監，「ACECガイドブック2014」編集委員会，意識障害に関するERにおける標準化小委員会編：ACECガイドブック2014．へるす出版，東京，2014．
7) PCECプロトコール．日本臨床救急学会監，PCEC・PSLS改訂小委員会編，PCECガイドブック2016；救急隊員による意識障害の観察・処置の標準化．へるす出版，東京，2016，pp40-65．
8) 安心院康彦：クリニカルマップとは．救急医学 35：1683-1687，2011．
9) Ajimi Y, Sakamoto T, Tanizaki Y, et al：Utility of clinical map puzzles as group training materials for the initial treatment of stroke. JCSR 2：3-9, 2014.
10) Ajimi Y, Ishikawa H, Takeuchi Y, et al：Use of a clinical map for quantitative evaluation of the structure of medical knowledge applied in an emergency room. JCSR 2：10-15, 2014.
11) システム概念，構造化．齋藤雄志，知識の構造化と知の戦略．専修大学出版局，東京，2008，pp80-81．
12) 小宮山宏：知識構造化の定義．オープンナレッジ，東京，2004，pp66-67．

5 PEMEC
Prehospital Emergency Medical Evaluation and Care

1 はじめに

1）PEMECとは

日本臨床救急医学会が作成したPEMEC（Prehospital Emergency Medical Evaluation and Care）とは，心停止を除く内因性疾患を対象とした病院前救急救命活動の標準化教材である。すなわち心停止・外傷以外である呼吸困難，動悸，腹痛などの一般的な症候に対する初期対応を研修するもので，主な対象は救急救命士および救急隊員である。外傷傷病者に対するJPTEC™（Japan Prehospital Trauma Evaluation and Care），意識障害傷病者に対するPCEC，脳卒中傷病者に対するPSLSといった病院前救護の標準手法が普及しているが，PEMECではそれらでは扱われない症状・症候に対する初期対応を定めている（図Ⅱ-5-1）。さらに「重症度・緊急度判定基準」および「傷病者搬送及び受入れの実施基準」との整合性が図られており「処置拡大行為」の適応が同時に判断できるよう工夫されている。

2）PCEC, PSLS, JPTEC, ICLS（BLS・ACLS）との関係（図Ⅱ-5-2）

病院前救急救命活動（プレホスピタルケア）の対象となる傷病者は，①心停止，②外傷（外因性），③疾患（内因性）の3種類である。傷病者の予後をよりよいものにするためには，これら3種類のプレホスピタルケアの標準化が必要である。①に対するプレホスピタルケアの標準化がはじめに行われ，アメリカ心臓協会（AHA）ガイドラインの普及と併せてAHA主催のトレーニングコースおよび日本蘇生協議会（JRC）ガイドラインに準拠したICLSが全国で普及している。②に対しても標準的な外傷病院前救護としてJPTEC™が全国の消防組織に広く受け入れられている。

日本臨床救急医学会は，rt-PA治療が認可された

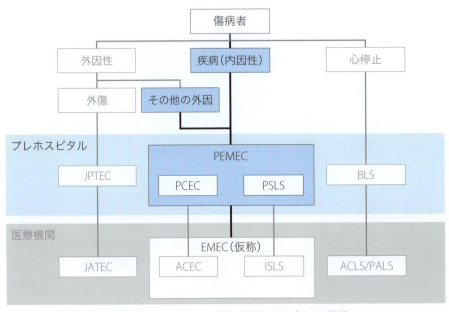

図Ⅱ-5-1　PEMECと他の標準的医療との関係
〔文献1）より引用・改変〕

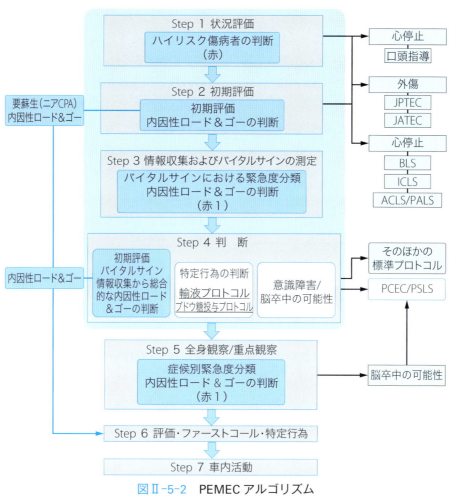

図Ⅱ-5-2　PEMECアルゴリズム

〔文献1）より引用・改変〕

ことを受けて脳卒中病院前救護（PSLS）および意識障害病院前救護（PCEC）を策定した。この2つのアルゴリズムは，JPTEC™の活動手順に準拠している。対象になる疾患の違いにより手順が変わることは効率的でないばかりか混乱を招くため，PEMECもJPTEC™の手順に準拠している。また脳卒中を疑う傷病者あるいは病態・症候が意識障害の場合は，PEMECからPSLS・PCECへ違和感なく移行できるよう工夫されている。この点でアルゴリズムを進めるにあたり「神経蘇生」を考える必要性と意義がある。

2　対象者

救急救命士，救急隊員，さらには病院前に携わる職種すべてが主な対象者となる。

3　学習目標

PEMECの学習目標は，内因性疾患傷病者の「防ぎ得た死亡と後遺症」を回避することである。具体的には，傷病者の病態理解と正確で迅速な緊急度・重症度判定が行われ，その評価により適切な救急処置および医療機関選定が可能となることである。またその対象は，高度な医療を必要とする重症例のみならず普段より頻回に遭遇する中等症とそれ以下の傷病者すべてを包括する。したがってPEMECが対象となる傷病者は，非心停止である内因性傷病者すなわち心停止状態と外傷は除外した疾病傷病者である。

したがって学習目標は以下のとおりである。
①内因性疾患傷病者の症候を理解する。
②症候から緊急性を要する疾患を想定できる。

③問診と診察から病態を正確に把握する。

④急な変化に対応できるよう準備ができる。

⑤把握した病態に対し適切な処置・対応ができる。

⑥内因性疾患傷病者に対し搬送すべき病院選定ができる。

⑦内因性疾患傷病者に対し適切な車内活動ができる。

4 学習方法

1）PEMEC で使用する用語

他のプレホスピタルで使用している用語と矛盾しないよう，PEMEC では以下の用語を使用している。

（1）内因性ロード＆ゴー

PEMEC では，生理学的徴候の異常は生命の危機が迫っている緊急度の高い病態と位置づけ，これを宣言し，必要な救急処置を行い原則としてアルゴリズムを中断して医療機関への搬送を開始する。外因性ロード＆ゴーに対応する用語である。

（2）脳ヘルニア徴候

（3）緊急安静搬送（Hurry but Gently）

内因性ロード＆ゴーには該当しないものの，現場または搬送中にバイタルサインの異常や脳ヘルニアなどの急変を生じやすい病態に対し行う配慮を表現した用語である。

（4）ハイリスク傷病者

通信指令員が救急要請を受信した時点で傷病者が重篤であると疑わせる状態にあることを表現する用語である（気道・呼吸・循環・意識の重篤な異常）。この定義は，PCEC・PSLS におけるハイリスク意識障害の定義を初期対応向けに標準化したものである。

（5）ハイリスク症候

ハイリスク傷病者や内因性ロード＆ゴーには該当しないものの，急変して重篤な状態となる可能性のある現場で認める症状・症候の組み合わせである。

2）PEMEC と緊急度判定体系

緊急度判定体系とは，消防庁が作成したプロトコルであり，傷病者の緊急度を「緊急（赤）」「準緊急（黄）」「低緊急（緑）」「非緊急（白）」の4種類に分類した。PEMEC の Step 1, 3, 5 は，この緊急度判定体系に準拠して作成された。緊急度判定体系は，時間と情報が制限されている現場と搬送先の医療機関での判定に乖離が起こることがあるが，同様な問題が PEMEC で生じる可能性がある。また「赤」と判定した傷病者に対し直ちに車内収容して搬送を開始するか，または現場で特定行為を含む救急処置を行うかの判断は救急救命士に委ねられる。PEMEC の目標は，傷病者の緊急度・重症度の判断だけでなく，必要とする緊急処置の範囲を明らかにすることで内因性疾患傷病者のプレホスピタルケアを標準化することである。

3）PEMEC の実際

内因性疾患傷病者のすべてに共通する項目として重症以上の傷病者に「ハイリスク傷病者（赤）」「内因性ロード＆ゴー」，「バイタルサインにおける緊急度分類」を定義する。また救急現場で遭遇することの多い病態・症候のなかで重症であるものを「症候別緊急度分類（赤1）」と定義しており，活動手順（Step）ごと，あるいは病態・症候ごとに適切な緊急度・重症度判定が行えるように配慮されている。

4）PEMEC のアルゴリズム（図Ⅱ-5-2）

①**Step 1**：状況評価

②**Step 2**：初期評価

③**Step 3**：情報収集およびバイタルサインの測定

④**Step 4**：判断

内因性ロード＆ゴーの判断，具体的な病態の想定，特定行為の指示要請，PSLS/PCEC の適用の必要性

⑤**Step 5**：全身観察/重点観察

⑥**Step 6**：評価・ファーストコール・特定行為

⑦**Step 7**：車内活動

5）PEMEC のコース運営と今後の展開

PEMEC コースに必要な時間は，標準的なもので約8時間である（図Ⅱ-5-3）。使用するシナリオは，16例作成されている。脳神経系疾患に関するものは，頭痛，痙攣，めまい，運動麻痺の4例である。各ブースにはインストラクターと模擬患者が1名ず

シナリオ16　症例
1.　痙攣
2.　頭痛
3.　めまい・ふらつき
4.　しびれ・麻痺
5.　呼吸困難
6.　動悸
7.　胸痛
8.　背部痛
9.　腰痛
10.　血尿・側腹部痛
11.　固形異物誤飲
12.　悪心・嘔吐
13.　腹痛
14.　喀血・吐血
15.　下痢
16.　下血・不正出血

時間		プログラム
9:00〜 9:30	30	受付
9:30〜 9:40	10	オリエンテーション
9:40〜10:30	50	PEMECアルゴリズム
10:30〜10:50	20	デモンストレーション1（下血）
10:50〜11:00	10	休憩
11:00〜11:20	20	デモンストレーション2（喀血）
11:20〜11:40	20	デモンストレーション3（下痢）
11:40〜12:00	20	質疑
12:00〜13:00	60	昼食
13:00〜13:30	30	模擬活動1（痙攣）
13:30〜14:00	30	模擬活動2（頭痛）
14:00〜14:30	30	模擬活動3（呼吸困難）
14:30〜14:40	10	休憩
14:40〜15:10	30	模擬活動4（胸痛）
15:10〜15:40	30	模擬活動5（腹痛）
15:40〜16:10	30	模擬活動6（動悸）
16:10〜16:20	10	休憩
16:20〜16:50	30	ポストテスト
16:50〜17:00	10	クロージング

図Ⅱ-5-3　コースアジェンダ

つ配置され，シナリオを進めるにあたっては，コースの質を保つためにインストラクター用と受講者用の資料が作成されている。またコースの前後で試験が用意されている。

　初年度は，東京と京都でコースを行い，さらに日本臨床救急医学会，日本救急医学会地方会などの学会時に行われた。2年目以降は，各地域で行われている。

する。

文　献
1）日本臨床救急医学会監，日本臨床救急医学会 PMEC 検討小委員会編：PEMEC ガイドブック 2017；救急隊員による疾病の観察・処置の標準化．へるす出版，東京，2017.

5　評価方法

　筆記試験によって7つの学習目標（p.49）を評価

6 PNLS
Primary Neurosurgical Life Support

1 はじめに

脳神経外科は基本診療科として，救急蘇生を習得することは必須であるとともに，脳神経蘇生を理解し，脳ヘルニアに代表される「病める脳」の病態に迅速な対応が求められる。

脳神経外科救急基礎コース（Primary Neurosurgical Life Support；PNLS）は，脳神経外科の救急初期診療を習得するための臨床シミュレーション研修コースとして，日本脳神経外科救急学会監修のもと2008年に開発された。実際のコースは技能の習得に重点を置いたコースである（図Ⅱ-6-1）。

本コースの開催概要を示す（表Ⅱ-6-1）。

2 対象者

PNLSコースは脳神経外科診療・脳神経蘇生に携わるすべてのスタッフを対象にした研修で，脳神経外科施設・救命救急の研修として普及していくことを理想と考えている。

PNLSコースでは，脳神経外科医・スタッフの育成と診療の標準化を目的としており，一般受講者は基礎コースを受講し，専門医を含む上級スタッフは指導者養成ワークショップを経て，認定インストラクター・ファシリテーターとなるように設計されている（図Ⅱ-6-2）。

病院等の脳神経外科のスタッフ（医師，看護師，救急隊員，理学療法士・作業療法士など）を対象とした脳神経系疾患・傷病者への標準的な初期診療システムの学習環境を構築するための研修ツールである。研修内容は初期診療の診療手技であり，特定の治療法や薬剤投与を推奨するものではない。

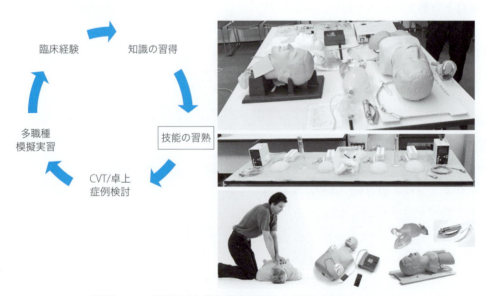

図Ⅱ-6-1　学習の輪「技能の習得」に重点を置いたコース

表Ⅱ-6-1　PNLSコース，インストラクター養成PNLSワークショップ　開催概要

	2009	2010	2011	2012	2013	2014	2015	2016	2017	2018
JNS		○		○	○	○	○	○	○	○
JCNS									○	○
JSNE	○		○	○	○	○	○	○	○	○
JANSC			○	○	○	○	○	○	○	○

JNS：Japan Neurosurgical Society（日本脳神経外科学会）
JCNS：The Japanese Congress of Neurological Surgeons（日本脳神経外科コングレス）
JSNE：The Japan Society of Neurosurgical Emergency（日本脳神経外科救急学会）
JANSC：The Japan Association of Neurosurgical Clinics（日本臨床脳神経外科学会）
日本脳神経外科学会，日本脳神経外科コングレス，日本脳神経外科救急学会，日本臨床脳神経外科学会，併設PNLSコースを継続開催した

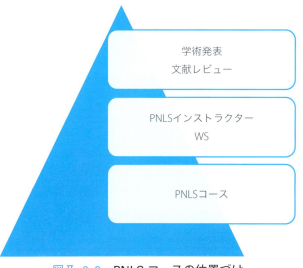

図Ⅱ-6-2　PNLSコースの位置づけ

表Ⅱ-6-2　時間割（代表例）

内　容	時　間
受講者受付	12：45～13：00
キーノートレクチャー（講義）	13：00～13：15
1時間目	13：15～14：00
2時間目	14：00～14：45
3時間目	14：45～15：30
4時間目	15：30～16：15
修了証授与	16：15～17：00

3　学習目標

　PNLSコースは脳外科医，研修医，看護師，救急救命士を主な対象としており，基礎コースでは，それぞれの職種ごとに学習目標を設定している。

1）GIO（全体学習目標）

　脳神経外科救急の初期診療に必要なスキルを標準化し診療の円滑化を図る。

2）SBOs（個別学習目標）

・AEDを用いたBLS（Basic Life Support）を実施できる。
・気道確保とモニタリングに使う機器の操作ができ，操作法を述べることができる。
・脳ヘルニアに伴う神経所見を述べることができる。
・脳神経外科救急における代表的症例の病院前・病院内での診療手順を述べることができる。

【認定インストラクター・認定ファシリテーター】

　認定インストラクターおよび認定ファシリテーターは，原則として脳神経外科専門医・救急科専門医の資格を要する。
　認定インストラクターは，病態を理解し，技能に習熟するとともに，根拠に基づいた最良の治療を伝えられることが求められる。
　認定ファシリテーターは，良好なコミュニケーションを保ち，情報共有に努め，開催コースの質を担保する役割を受けもつ。

4　学習方法

　PNLSコースは学習効率が高い，半日コースとして設計されている（表Ⅱ-6-2）。

表Ⅱ-6-3　時間割（代表例）

モジュール	学習手法	対象疾患
A：BLS・AED	シナリオ学習	CVD＋ACS，DVT＋PE　てんかん，脊髄損傷
B：気道確保	実技講習	気道困難例，外科気道
C：脳ヘルニア	シナリオ学習	脳卒中，脳神経外傷，脳腫瘍
D：頭蓋内圧/症例検討	実技講習/机上学習	頭蓋内圧亢進，症例検討

CVD：cerebrovascular disease
ACS：acute coronary syndrome
DVT：deep vein thrombosis
PE：pulmonary embolism

救急蘇生の基本となる BLS，気道確保，脳ヘルニア，症例検討のモジュールからなり，脳神経蘇生の基礎が学べる（表Ⅱ-6-3）。コースでは技能実習に重点を置く。

気道・呼吸，循環に問題があれば脳損傷の有無と程度にかかわらず二次性脳損傷を生じてしまう。呼吸・循環の安定化を確認して，脳ヘルニア徴候の観察や正確な神経評価によって異常を早期発見し，迅速な初期対応へつなげる。治療はユニバーサルアルゴリズムに準ずる（p.43）。

1）最新の JRC 蘇生ガイドラインに準拠した救急蘇生の習得

最新ガイドラインの要点をまとめて，BLS の基本手技を復習し，AED を使用して実習を行う。

2）A モジュール

シミュレーターを用いて，AED を使用した BLS を実施する。

3）B モジュール

実際に使う機器を用いて，シミュレーターで気管挿管，緊急外科的気道確保を含めた気道・呼吸管理を行う。

4）C モジュール

高機能ヒューマンシミュレーターを用いて，脳ヘルニア症例の初期診療をグループで行う。

5）D モジュール

「切迫する D」に対して，治療方針の決定（Decision making for Neurological Disorder & Stroke）と穿頭術（Drainage/trepanation/ICP）・減圧開頭術（Decompression）の適応と方法・効果を学ぶ。

モジュールは，症例検討の卓上学習，ICP ハンズオンを組み合わせて運営する。

5　評価方法

PNLS コースについては合否を決める評価法は採用していない。知識の習得評価にはCBTなどの導入について検討を要する。

文　献

1) 日本脳神経外科救急学会編：脳神経外科救急基礎コースガイドブック：シナリオでマスター！ 脳外科救命救急. メディカ出版，大阪，2009.
2) 中村丈洋，奥寺敬，岩瀬正顕，他：脳神経外科救急基礎（PNLS：Primary Neurosurgical Life Support）トライアルコース開催報告. Neurosurg Emerg 14：12-17，2009.
3) 岩瀬正顕，島克司，奥寺敬，他：脳神経外科救急基礎（PNLS：Primary Neurosurgical Life Support）インストラクター・ワークショップ開催報告. Neurosurg Emerg 14：110-116，2010.
4) 安西馨，國方美佐，横田佐和子，他：地域脳神経外科病院スタッフを対象にした脳神経外科救急基礎（Primary Neurosurgical Life Support：PNLS）コースの試み. 地域救急災害医療研究 8：9-14，2009.
5) Nakamura T, Ajimi Y, Okudera H, et al：The modules for ISLS/PNLS combined course as International Version：Report of Workshop in 9th International Conference of Cerebrovascular Surgery. Asian J Neurosurg 5：95-100, 2010.
6) Nakamura T, Ajimi Y, Okudera H, et al：Report on the international Primary Neurosurgical Life Support course in the eighth Asian Congress of Neurological Surgeons in Kuala Lumpur, Malaysia. Asian J Neurosurg 6：2-5, 2011.
7) 奥寺敬：脳神経外科救急基礎（PNLS）コース報告 2010. 国内での展開と国際化. 脳神経外科速報 21：572-573，

2011.

8）奥寺敬：医学教育と臨床シミュレーション研修最前線. 医機学 81：209-213，2011.

9）安心院康彦，奥寺敬：PNLS コース入門 1 PNLS ってなに？ BRAIN NURSING 90：194-201，2012.

10）高橋恵，奥寺敬，伊藤勝博，他：PNLS コース入門 2 PNLS コースの実際：第 7 回弘前 PNLS コースより. BRAIN NURSING 90：202-209，2012.

11）Atsumi H, Matsumae M, Okudera H, et al：Introducing simulation training to young medical stuff marks a significant milestone in educational preparation for neurosurgical emergencies. Neurosurg Emerg 18：117-126, 2013.

12）伊藤勝博，奥寺敬，井水秀栄，他：第 13 回 PNLS（primary neurosurgical life support：脳神経外科救急基礎）コース開催報告．Neurosurg Emerg 18：222-226，2013.

トレーニングコース紹介 Ⅱ
Current status of training courses in Japan

7 ENLS
Emergency Neurological Life Support

1 はじめに

　神経救急傷病において，きわめて重要な最初の2～3時間における救急初期診療に関する教育プログラムである。急性期の診療が転帰に大きく影響するにもかかわらず，心停止患者に対するACLS（Advanced Cardiovascular Life Support），外傷患者に対するATLS（Advanced Trauma Life Support）のように，神経救急傷病全般に対する救急初療の標準的アプローチが存在しなかった。そこで，米国Neurocritical Care Society（NCS）が開発したのがENLS（Emergency Neurological Life Support）である[1]。2012年に公開され，同年のNCS年次集会で初めてのライブコースが開催された。現在は米国のみならず世界各国でライブコースが展開されている。必要度の高い14の病態，傷病が選択され，各モジュールは学習目標とチェックリスト，本文テキスト，スライド集，プロトコル集，ビデオ，テスト問題から構成される。2017年5月から各教材の日本語訳がENLSのホームページにアップロードされ，日本語で学習することが可能になった。

2 対象者

　救急初期治療を担当する医師，看護師，薬剤師，救急救命士，学生などさまざまな背景をもつすべての職種が対象である。

3 学習目標

　神経救急傷病に対する最初の2～3時間における

評価，初期治療，専門医への引き継ぎ事項を学習し，患者転帰の改善を図ることが目的である。標準化されたアルゴリズム，早期診療の指針となるチェックリストを中心に学習する。
　学習課題は以下の14項目の病態，傷病である。
　①気道・換気・鎮静
　②非外傷性筋力低下
　③薬物療法
　④昏睡
　⑤頭蓋内圧と脳ヘルニア
　⑥脳出血
　⑦虚血性脳卒中
　⑧くも膜下出血
　⑨髄膜炎/脳炎
　⑩心停止蘇生後の集中治療
　⑪脊髄圧迫
　⑫てんかん重積状態
　⑬頭部外傷
　⑭脊髄外傷
　各課題ごとに学習目標とブロックダイアグラムが示される。

4 学習方法

　受講申し込み後，ENLSのホームページ（http://www.neurocriticalcare.org/enls）にアクセスして通知されたプロモーションコードを入力することにより，すべての教材にアクセスできる。25人以上受講の場合には50%の割引がある。ライブコースでは，担当トレーナーが規定のスライド集（ホームページ上にあるものと同一）を解説する。受講後，ホームページにアクセスして復習し，テストを受けることができる。割引はないが，ライブコースを受講しな

図Ⅱ-7-1 学習項目のリスト

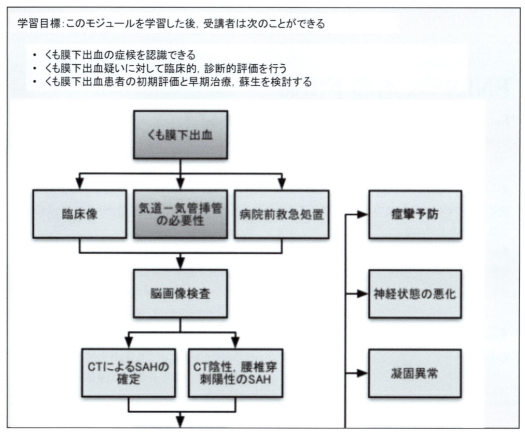

図Ⅱ-7-2 学習目標とブロックダイアグラム

1 始めましょう
1.1 臨床像

外傷性SAHの診断は病歴と脳画像にもとづく．外傷性SAHの管理についてのプロトコルは頭部外傷プロトコルを参照されたい

脳動脈瘤破裂によるくも膜下出血は，典型的，あるいは非典型的な症状を呈する．典型的には：

- 突然発症の激しい頭痛；発症は典型的には1分以内である
- 頭痛は患者にとって新たな，異なった性質の頭痛である．
- 頚部痛，嘔気，嘔吐を伴うことがある
- 患者は一過性に意識を消失したり，昏睡状態を呈する
- 頭痛の性質と発症の特徴はその他の脳卒中や失神，てんかん発作との鑑別の手がかりである

非典型的症状は：

- 頭痛は突然発症ではない（患者は発症をよく覚えていないかも知れない）
- 頭痛は非麻薬性鎮痛薬や"片頭痛治療薬"投与で軽快する
- 頭痛は数時間で自然軽快する
- 約40%のくも膜下出血患者は神経学的検査で正常である．これらの患者は髄膜症状を呈することも呈さないこともある．必ずしも急性発症らしいとは限らない

手がかりとなる検査所見

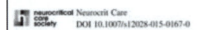

図Ⅱ-7-3　プロトコル

ENLS：くも膜下出血

Jonathan A. Edlow[1], Anthony Figaji[2], Owen Samuels[3]
© Springer Science+Business Media New York 2015

要　約：くも膜下出血（SAH）は，突如として神経症状悪化や死をもたらしうる神経救急疾患であるが，原因次第では患者を正常に回復させうる治療法がある．発症直後の1時間において，救命可能な処置があることから，SAHはENLSのプロトコルに選択された．

キーワード：脳動脈瘤，水頭症，Hunt Hess，Fisherグループ

会（ASA）は，2012年にSAHの評価と治療のガイドラインを改訂し[1]，Neurocritical Care Societyも最近，SAHのガイドラインを出版した[2]．これらのガイドラインは救急部（ED）来院時におけるSAHの診断と治療の問題点や超急性期の問題点について論じており，SAH管理に関してエビデンスに基づくレビューを提供している．Emergency Neurological Life Support（ENLS）は最初の1時間におけるSAHの初期管理に重点を置き，診断確定と引き続き治療担当医師に引き

図Ⅱ-7-4　本文テキスト

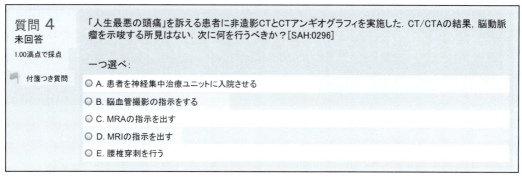

図Ⅱ-7-5　クイズ

くとも個人受講が可能である．修了後はトレーナーコースの受講資格を得ることができる．

ENLS Informational Guide[2]に示されたくも膜下出血のモジュールから抜粋し，コースの実際を提示する．オリジナルは英文であるが，日本語での受講も選択できる．

1）学習項目のリスト（図Ⅱ-7-1）

各項目をクリックして学習後にチェックを入れる（テストは10問中7問以上正解するとチェックできる）．全項目にチェックが入れば，そのモジュールは修了である．

2）学習目標とブロックダイアグラム（図Ⅱ-7-2）

学習目標が提示され，診療の手順がブロックダイアグラムで示される．学習の中心となる部分である．

3）プロトコル（図Ⅱ-7-3）

ここでは典型例と非典型例のくも膜下出血の症状が記載されている．

4）本文テキスト（図Ⅱ-7-4）

本文のpdfがダウンロードできる．冊子として別途購入も可能である．

5）クイズ（図Ⅱ-7-5）

10問解答後に採点する．正誤と解説が示される．

5　評価方法

評価はオンラインで出題されるテストによる．各モジュールにつき10問中7問以上正解すると該当モジュールの修了である．14モジュールのすべてを修了すると，ホームページからENLS修了証をダウンロードできる．プール問題から出題され，初回アクセス後1年間は何度でも繰り返しテストを受けることができる．修了資格は2年間有効で，この間，いつでもホームページ上の教材にアクセスできる．

ENLSは救急初療において，救急医が専門医に引き継ぐまでに実施すべき必須事項をまとめたものである．ENLSの普及と神経救急患者の転帰改善を期待したい．

文　献
1）Smith WS, Weingart S：Emergency Neurological Life Support（ENLS）：What to do in the first hour of a neurological emergency. Neurocrit Care 17：S1-S3, 2012.
2）Emergency Neurological Life Support（ENLS）Informational Guide.
http://www.neurocriticalcare.org/Education-NCS-OnDemand/NCS-Publications/ENLS-Informational-Guide（accessed 2018-2-28）

トレーニングコース紹介 II
Current status of training courses in Japan

8 神経集中治療ハンズオンセミナー
Neurocritical Care Hands-on Seminar

1 はじめに

　神経集中治療の重要性は米国などで認識されていたが，近年わが国でも，先駆者たちの努力によりその認識は強まっている。そこで，体系的に神経集中治療を学ぶ場が必要であると考えられ，神経集中治療ハンズオンセミナーを設立することとなった。

　2017年2月に日本集中治療医学会 第1回中国四国支部学術集会（高松）で初開催された。その後，2018年7月までに全国で6回開催されている（**表II-8-1**）。日本集中治療医学会公認のコースとして運営・開催されている。

　本セミナーは，当初，約6時間のコースで開催した（Ver 1）。スタートアップレクチャーの後，心停止後症候群（post-cardiac arrest syndrome；PCAS），くも膜下出血（subarachnoid hemorrhage；SAH），頭部外傷（traumatic brain injury；TBI），てんかん重積（status epilepticus；SE）の4ブースをスモールグループで約35分，ショートレクチャー，ディスカッション，シミュレーションを用いて学習するスタイルで開始した。コース開始前と開始後に，プレテスト，プレアンケート，ポストテスト，ポストアンケートを実施した。

　これまでの6回の間に，マイナーチェンジを重ね，最終的には現行の Ver 2 が，2018年の第45回日本集中治療医学会学術集会で完成した。Ver 2 からは1日コースで運営している。スキルスステーションとし，経頭蓋カラードップラ（transcranial color flow imaging；TCCFI）と頭蓋内圧モニタリング（intracranial pressure monitoring；ICP monitoring）を追加した。また，新規に脳神経内科疾患と神経所見の取り方を組み込むため，非外傷性筋力低下（nontraumatic acute weakness；AW）ブースを追加した。

表II-8-1　開催歴

	開催日	Ver	開催地
第1回	2017. 2. 17	1	高松
第2回	2017. 3. 8	1	札幌
第3回	2017. 7. 6	1	富山
第4回	2017. 10. 15	1.5	北里
第5回	2018. 2. 20	2	千葉
第6回	2018. 7. 21	2	大阪

2 対象者

　主な対象者は，神経疾患患者を扱う医師である。とくに，救急医・集中治療医，脳神経外科医，脳神経内科医，麻酔科医，内科医などを対象としている。その他，救急室や集中治療室に勤務し，神経疾患を扱うパラメディカルも参加可能としている。

3 学習目標

①一次性脳損傷を理解し，いかに二次性脳損傷を回避するかを学ぶ。
②脳の酸素需給バランスを確保するための方法論を学ぶ。
③体温管理療法・頭蓋内圧の管理法・くも膜下出血の周術期管理・てんかん重積の管理を学ぶ。

4 学習方法

　本セミナーの特徴は「ハンズオン」である。レクチャースタイルの座学だけでは習得できない内容も多く盛り込んでいる。また，より臨床に則した内容とするため，各ブースでポイントとなる内容に対し

8 神経集中治療ハンズオンセミナー

時間		A	B	C	D
7:15〜		会場準備			
8:00〜		インストラクター打ち合わせ			
9:45〜10:00		受講生受付			
10:00〜10:15	15	プレテスト&プレアンケート			
10:15〜10:20	5	開会の挨拶			
10:20〜10:30	10	コンセプト説明			
10:30〜10:45	15	脳波講義			
10:45〜10:55	10	移動・休憩			
10:55〜11:40	45	SE		TCCFI	ICP
				ICP	TCCFI
11:40〜11:45	5	移動			
11:45〜12:30	45	TCCFI	ICP	SE	
		ICP	TCCFI		
12:30〜13:30	60	休憩・昼食			
13:30〜14:15	45	PCAS	AW	SAH	TBI
14:15〜14:20	5	移動			
14:20〜15:05	45	TBI	PCAS	AW	SAH
15:05〜15:10	5	移動			
15:10〜15:55	45	SAH	TBI	PCAS	AW
15:55〜16:00	5	移動			
16:00〜16:45	45	AW	SAH	TBI	PCAS
16:45〜17:05	20	まとめ,ポストテスト&ポストアンケート			

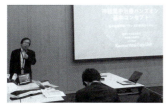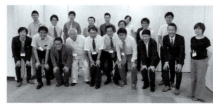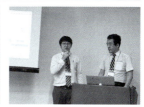

図Ⅱ-8-1 タイムスケジュールの一例

シミュレーションを実施している。具体的なタイムスケジュールは図Ⅱ-8-1を参照いただきたい。各ブースの受講者の人数は8〜10人である(図Ⅱ-8-2)。

各ブースの内容を紹介する。

1)スタートアップレクチャー

このセミナーには,基本コンセプトがある。神経集中治療を行う際,どの疾患を診る際にも必要な考えである。脳保護を行う際には,脳の酸素需給バランスを確保し,二次性脳損傷を防がなければならない。そのためには,内頸静脈血酸素飽和度(oxygen saturation in the jugular venous blood;SjO_2)を意識した管理が必要となる。もちろん,現在SjO_2をモニタリングしている施設はきわめてまれかと思われる。ただし,全身管理の際にも大切な中心静脈酸素飽和度(central venous oxygen saturation;$ScvO_2$)や混合静脈血酸素飽和度(mixed venous oxygen saturation;SvO_2)と同様,この概念を知っておくことは非常に大切である。直接SjO_2が測定できなくとも,それを間接的に示唆する脳血流量(cerebral blood flow;CBF)や脳酸素消費量(cerebral metabolic rate for oxygen;$CMRO_2$)を管理することは大切である。このことは,バイタルサインの管理や,ICP管理,$CMRO_2$を上昇させる病態(シバリングやてんかん重積)を管理すること,神経所見を含めたmultimodality monitoring(MMM)を行うことの大切さにも寄与してくる(図Ⅱ-8-3)。5つのどのシミュレーションブースもこの考えを基盤としている。

また,神経集中治療は1人でできるものではなく,看護師やコメディカルを含め,皆で行わなければできるものではない。自施設で,どのようによい神経集中治療チームを形成するかについても,指導する。

2)心停止後症候群ブース(post-cardiac arrest syndrome;PCAS):45分

このブースでは,体温管理療法(targeted temperature management;TTM)の基本を学んでもらう。シミュレーター(人形,バイタルサインモニター)を用いて行う。もちろん,体温管理装置の種類や目標体温のレクチャー,ディスカッションは行うが,特定の方法を推奨するのではなく,いかにTTMをうまく行うかについて受講者は学んでいる。そのため

Ⅱ　トレーニングコース紹介

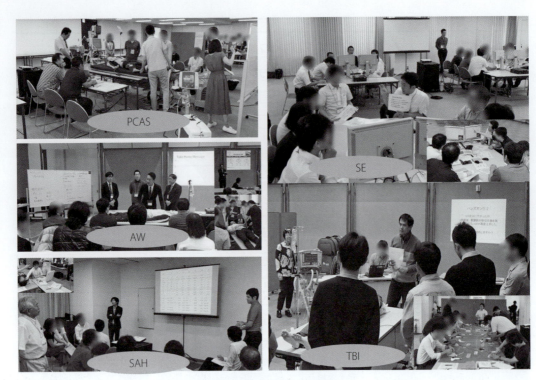

図Ⅱ-8-2　各ブースの様子

には，シバリングのマネージメントは非常に重要であり，受講者がシミュレーションを通じて実際の鎮痛薬・鎮静薬の使用量，筋弛緩薬の使い方を評価し，その方法論を学ぶことを目的としている。これらは，脳の酸素需給バランスを確保することにつながる。その他，予測される合併症の認識と対応を含む，導入期・維持期・復温期の注意事項，予後予測などについても学ぶ。

3）くも膜下出血ブース（subarachnoid hemorrhage；SAH）：45分，TCCFI：22.5分

午前中のスキルステーションで，TCCFIの施行方法を学ぶ。主にSAHでのTCCFIの使用方法に限定して，受講者は学ぶ。側頭骨ウィンドウからのアプローチで，中大脳動脈の平均血流速度を測定できるようになることが目的である。

SAHブースでは，受講者はシナリオベースに集中治療管理を学んでいる。救急外来にSAHの患者が搬送となった段階からシナリオは開始される。動脈瘤の処置が終了するまでのバイタルサインの管理，遅発性脳虚血（delayed cerebral ischemia；DCI）発症前の全身管理，低ナトリウム血症の管理，DCIが発症

した際の管理などを学習する。とくに，DCI発生時は緊急対応が必要であり，実際の臨床でも使用できるように，シミュレーションを通じて受講者は学ぶ。ここで午前中に学習したTCCFIを実際に使用してもらう。また，脳の酸素需給バランスを確保するための輸液管理，血圧管理，根本治療について学ぶ（図Ⅱ-8-2）。

4）頭部外傷ブース（traumatic brain injury；TBI）：45分，ICP：22.5分

午前中のスキルステーションで，ICPモニターの実際の挿入を受講者は行う。同時にICPモニタリングの方法，適応についても学ぶ。体験のため，実際のシミュレーションキットを用いて，挿入を行う。

TBIブースでは，受講者はシナリオベースに，ICPモニターの異常値をどのように扱うかについて学ぶ。シミュレーターを用いて，シミュレーション方式で行う。ICPモニター挿入の適応判断をディスカッションした後，実際に挿入していると想定し，ICPとCPP（cerebral perfusion pressure：脳灌流圧）の値をベースに受講者に管理してもらう。もちろん，身体所見も重視しており，毎回瞳孔径の異常や全身の異常所見を見逃さないように指導する。鎮

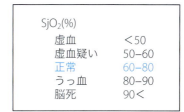

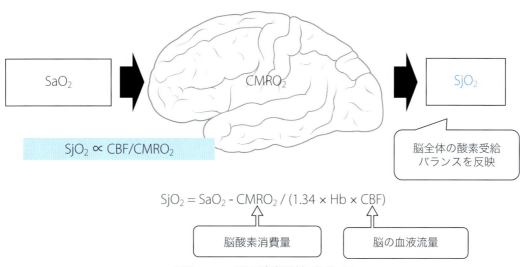

図Ⅱ-8-3 脳の酸素需給バランス
SaO$_2$：arterial oxygen saturation
SjO$_2$：jugular bulb oxyhemoglobin saturation
CMRO$_2$：cerebral metabolic rate for oxygen
CBF：cerebral blood flow

静・鎮痛の適正化，血中二酸化炭素濃度の適正化，高浸透圧療法，脳室ドレナージ，緊急時の過換気療法，TTM，開頭減圧術などの適応について，受講者は学ぶ。また，各医療行為のデメリットについても想起できるように指導する。また，高浸透圧療法として，マンニトールのみならず，高張食塩水の適正な使用方法についても受講者は学ぶ。

5）てんかん重積ブース（status epilepticus；SE）：45分，スタートアップレクチャー15分

てんかん重積ブースではシナリオを用いたてんかん重積の初期対応から，脳波判読の方法まで，受講者は学ぶ。とくに馴染みの少ない分野であるため，別に15分のスタートアップレクチャーを行っている。てんかん専門ではない医師が，どのように脳波を扱うか，とくに集中治療室での持続脳波モニタリングの適応と解釈について指導する。解釈は非専門医が異常に気づき，専門家にコンサルトを行うところまでを到達目標としている。5名を1グループとし，実際の脳波計を用いて，インストラクターが指導している。シミュレーターは用いていない。

6）非外傷性筋力低下ブース（nontraumatic acute weakness；AW）：45分

シナリオベースで指導する。ICUでよく遭遇する筋力低下の鑑別診断やその対応を受講者は学ぶ。2型呼吸不全の患者のなかには，ギラン・バレー症候群や重症筋無力症などの神経疾患が隠れていることも少なくない。鑑別疾患として，想起することの重要性を指導する。また，人工呼吸器が装着されていたとしても，本人から病歴を聴取する方法についても受講者は学ぶ。神経所見の取り方を学ぶ機会は少なく，このブースで腱反射の評価の仕方を含め，体系的に受講者に指導する。

5 評価方法

「学習目標」で示した 3 つの学習目標（p.60）を評価する。

6 おわりに

これまでの結果から，受講者は救急医，集中治療医が多くを占めていることがわかった。主に 30 歳代で約 3 年程度，集中治療を経験している医師が多かった。なかには研修医や指導医，看護師も数名参加していた。受講者の満足度は第 1 回から高く，Ver 2 のデータからは，97.3％の受講者が，「満足」もしくは「大いに満足」していることが明らかとなった。神経集中治療に対する苦手意識も，セミナー前後で有意に改善していることがわかった。同データベースでの，プレテスト，ポストテストでは，その正答率が，71.5％（IQR, 64-80）から 87.0（IQR, 80-90）と統計学的有意差をもって，点数が改善していた。

現状は受講者から好評で，満足度・習得度とも高いと考えられる。慎重かつ迅速に新たなエビデンスを取り入れ，up to date なセミナーにしていきたい。また，本セミナーは，多くの方々のご協力のもとに成り立っている。心より感謝の意を表する。

トレーニングコース紹介 II
Current status of training courses in Japan

9 トレーニングコース開催の実際
Examples training course

A 東京 ISLS

1 東京 ISLS の概要

　2008年から始まった東京ISLSコースは，品川区の会場を中心に同年に10回コースを開催し，153名の受講（医師47，看護師92，救急隊員9，その他5）があった。翌2009年からは昭和大学病院での固定開催となり月1回のペースで，2013年からは年間10回程度のペースで順調な受講者受け入れ数を達成している。この間，札幌，函館ほか地元開催を目指す医療機関での要請に応えて出張コースの開催を続けている。その後，コースディレクターの異動などに伴って開催回数は減少気味であるが，2017年から会場を東京労災病院（大田区），日本赤十字社医療センター（渋谷区）に移し継続的に開催中である。2008～2017年の総受講者数は合わせて1,729人にのぼる。年別の開催回数と総受講者数を図II-9-A-1に，その職種別内訳を図II-9-A-2に示す。募集の詳細については，東京ISLSのweb siteから開催予定，受講申し込みなどが確認できる[1]。

2 対象者

　救急外来を任される若手医師，ERや救急病棟，救命救急センター，脳神経外科や神経内科の看護師，

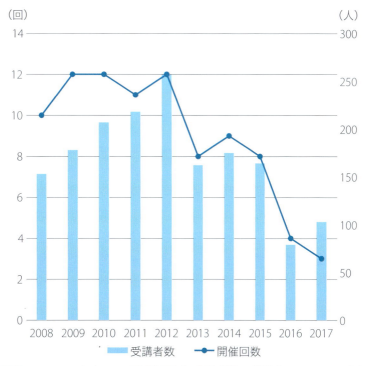

図II-9-A-1　東京ISLS開催回数と受講者数の推移（2008～2017年）

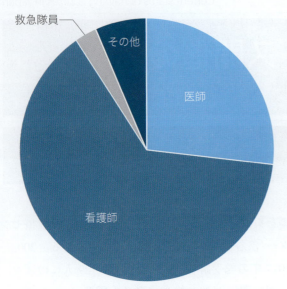

図Ⅱ-9-A-2　東京ISLS受講者内訳（2008〜2017年）

救急隊員（救急救命士含む）が主な受講対象であるが，その他，医療系学生，診療放射線技師，臨床検査技師，リハビリ関係者，病棟で脳卒中症例が出る可能性のある産科や循環器内科の看護師も実際に受講している。いずれにしても，BLS，ICLSやACLSなどをすでに受講していることが望まれる。というのは，コース受講に際し基本的な蘇生法とシミュレーション教育手法を経験していると，模擬診療がスムーズに進行できるからである。また，中堅以上の脳神経外科医や神経内科医の受講の場合，多くは今後自施設での開催を見越しており，その場合には開催ノウハウの伝授や資料の提供などにも対応している。

3　学習目標と学習課題

4つの学習目標1）〜4）と，それぞれの学習課題を以下に示す。

1）客観的な意識障害の評価ができる

具体的にはGCSを正しく習得し，JCSとGCSの融合であるECS[2]についても理解する。

2）脳卒中スケールを用いた評価ができる

病院前の評価法として救急隊員が使っているCPSSやKPSSについて知り，NIHSSが自分で正しく計測できる技術を習得する。

3）脳卒中初期診療における呼吸・循環管理ができる

多くの初期診療の基本アルゴリズムであるABCDEアプローチに沿って，気道・呼吸・循環・中枢神経・体温の順に，見落としのない検索と安全で適切な蘇生方法を身につける。

4）代表的な脳卒中症例への対応を習得する

脳血管障害の代表である脳出血，脳梗塞，くも膜下出血などの模擬搬送症例を通じて，標準的初期診療手順を自ら体験し身体で覚えることによって，専門科による根本的治療につなげられる。

4　評価項目

公式にはプレテストとポストテスト（同じ問題12問）の点数の改善により学習効果を定量的に評価する。ただ，看護師が多数を占める受講者のアンケートからは，「NIHSSを早く正確に評価したい」という希望がとくに多く，職場に戻って実際の症例で，脳卒中を疑い，安全・適切な管理とNIHSSが短時間で正確に評価できることが本当の（自己）評価法ともいえる。

5　学習方法

基本的なコースプログラムを表Ⅱ-9-A-1に示す。休憩を含め約4時間30分，来場後まず受付を済ませれば，教室スタイルの部屋で長椅子1つに2人並んで座り，まずはプレテストを受ける。次いでISLSの概要の解説，学習目標が示され，GCSの正確な評価法の説明を含め20分程度の講義がある。次いで同じテーブルの2人1組で向かい合って，5つの症例のGCSを1人が患者役，もう1人がGCSの判定者になって正確なGCSの評価法を身につける。次いで，NIHSS一つひとつの解説と具体的な検査法，誤解し

やすい点やピットフォールの解説を受けた後，これも 2 人 1 組で患者役と判定者役になり，互いに実際に NIHSS を練習する．一休みの後に今度は 1 ブース 4 人の受講者に対しファシリテーターが 1 人付き，臨床現場に即した 5 例の模擬症例（これも受講者の 1 人が交替で演じる．残りの 1 人が評価者，1 人が看護師役）に対し，現場の医師となり，インストラクターを進行役に，救急隊からの患者要請の電話を受け，ER での準備，スタッフとの情報共有，搬入後の一次蘇生と primary survey，脳卒中を疑ったら sec-

表 II-9-A-1　東京 ISLS コース時間割

時　間	内　容
1 時間前 20 分前	スタッフ打ち合わせ，会場準備 受付開始とプレテスト開始
5 分	コース開催挨拶（司会），スタッフ紹介，トイレ案内 プレテスト回収
20 分 30 分 20 分 30 分	講義：ISLS のコンセプトと GCS の評価方法 GCS の評価実習：5 症例を隣り合う 2 人の受講者が交互に模擬患者役と評価者役で評価する 講義：NIHSS の評価方法 NIHSS の評価実習：隣り合う 2 人で交互に 1 つずつ実際に NIHSS を評価する
模擬診療 5 症例 （休憩×1 回） 160 分	症例 1 症例 2 症例 3 症例 4 症例 5 （インストラクターが進行役，受講者 1 人が模擬患者，1 人が医師役，1 人が評価者，1 人が看護師役でサポート）
15 分	ECS の取り方解説，質疑応答，ポストテスト開始
5 分 20 分	アンケート記入および回収 ポストテスト回収，修了証の授与とテスト解答を配布し終了 スタッフ反省会，撤収作業

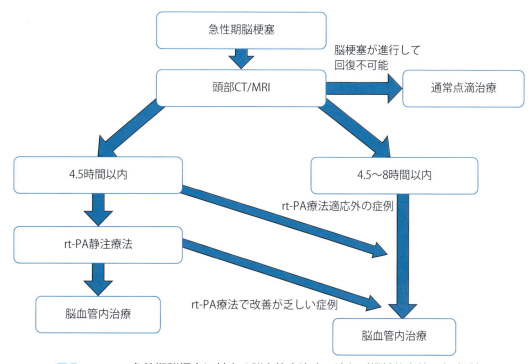

図 II-9-A-3　急性期脳梗塞に対する脳血管内治療の流れ（機械的血栓回収療法）
急性期血行再建術：endo-vascular therapy；EVT
出典：東京 ISLS コース配布資料より

ondary survey の最初に頭部 CT（必要に応じて CTA や MRI を追加），全身管理と鑑別診断，必要な検査をオーダーし，検査待ちの間に NIHSS の評価，CT の読影，rt-PA 療法の適応と禁忌だけでなく，時間経過や rt-PA 療法適応外症例における血管内手術による機械的血栓回収療法の適応もチェックし，脳外科，神経内科ほかのコンサルトの流れを実践形式で体験する。機械的血栓回収療法のアルゴリズムを図 Ⅱ-9-A-3 に示す。最後に ECS の解説の後，ポストテストを受け，アンケートを記載して受講証とテストの解答解説を受け取って，晴れてコース終了とな

る。

文　献

1）東京 ISLS（脳卒中初期診療コース）　応募状況・受講申し込み.
http://seesaawiki.jp/isls/d/%b1%fe%ca%e7%be%f5%b6%b7%a1%a6%bc%f5%b9%d6%bf%bd%b9%fe%a4%df
（accessed 2018-3-8）

2）日本救急医学会，日本神経救急学会，日本臨床救急医学会，日本救急看護学会監，「ISLS ガイドブック 2018」編集委員会編：ISLS ガイドブック 2018；脳卒中の初期診療の標準化．へるす出版，東京，2018.

B 群馬 ISLS

1 はじめに

群馬 ISLS コースは，最初から ISLS/PSLS ハイブリッドコースとして開催され，神経蘇生関連コースのガイドブックの改訂[1)~6)]に合わせて，運営法を改定してきた（図Ⅱ-9-B-1）。当初の課題は，脳卒中診療にかかわる全職種が病院前医療と初期診療に共通して使用可能なフレームをもつブースを構築することであった。さまざまなコースで使用されている ABCD アプローチを基本にして，緊急度判定を最優先したプロトコルを作成することにより，意識障害の評価ブースと呼吸・循環管理ブースを病院前医療と初期診療で共用することが可能になった[6)7)]（図Ⅱ-9-B-2）。以下，群馬コースの特徴について述べる。

2 対象者

医師，看護師，リハビリテーションスタッフ，臨床検査技師，診療放射線技師および救急隊員など，脳卒中救急医療にかかわる全職種を対象にした（図Ⅱ-9-B-1）。

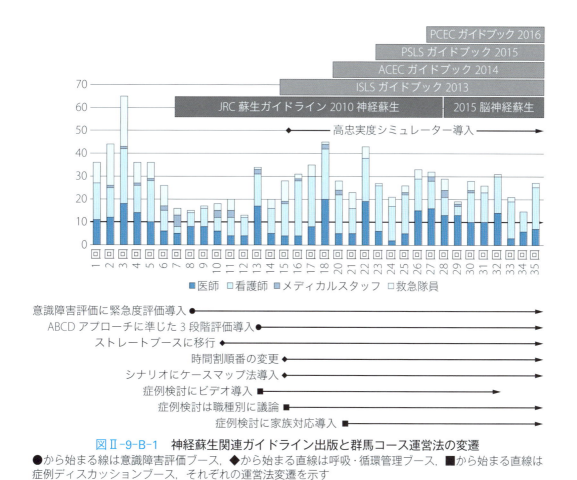

図Ⅱ-9-B-1　神経蘇生関連ガイドライン出版と群馬コース運営法の変遷
●から始まる線は意識障害評価ブース，◆から始まる直線は呼吸・循環管理ブース，■から始まる直線は症例ディスカッションブース，それぞれの運営法変遷を示す

Ⅱ　トレーニングコース紹介

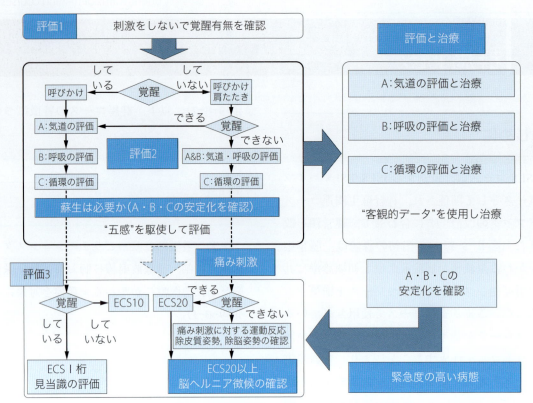

図Ⅱ-9-B-2　ABCDアプローチを基本にした緊急度判定を最優先したプロトコル

評価1では，刺激しないで患者を観察する（覚醒有無のほか，顔色，明らかな外出血なども同時に評価可能）ため，ECS（JCS）でⅠ桁を判断できる限られた評価時期。評価2では，最高の緊急度をもつ蘇生処置が必要か否かを，呼びかけへの反応の有無，ABCの異常の主観的評価で判定する。ABCの明らかな異常があれば迅速に治療（処置）を実施，ABCの安定化を図り，評価3に移行。評価2で反応がなかった場合は，痛み刺激を加えて緊急度の高い脳ヘルニア徴候の確認を行う

3　学習目標

患者の治療成績向上のため，脳卒中発症から病院選定・病院搬送の病院前救護，および患者受け入れから専門的治療に引き継ぐまでの初期診療をシームレスに継続する。

1）医師の目標

初期診療のチームリーダーとして，ISLSおよびPSLSを理解し，的確な指示を出し医療チームを稼働させることができる。

2）看護師の目標

初期診療のチームコーディネーターとして，ISLSおよびPSLSの概要を把握し，医療チームの円滑な運営を補助し，併せて家族対応を的確に実施できる。

3）メディカルスタッフの目標

初期診療のチームスタッフとして，ISLSとPSLSの概要を把握し，医療チームの円滑な運営を補助できる。

4）救急隊員の目標

脳卒中診療のスタッフとして，PSLSを理解するとともにISLSの概要を把握し，治療可能な病院を選定し状態を悪化させないように努めながら搬送する。

4　学習課題

1）意識障害の評価：模擬患者の評価

①五感を駆使した主観的評価：意識障害の評価にA・B・Cの簡易評価を合わせた蘇生必要可否の評価，および痛み刺激を加える必要がある症例

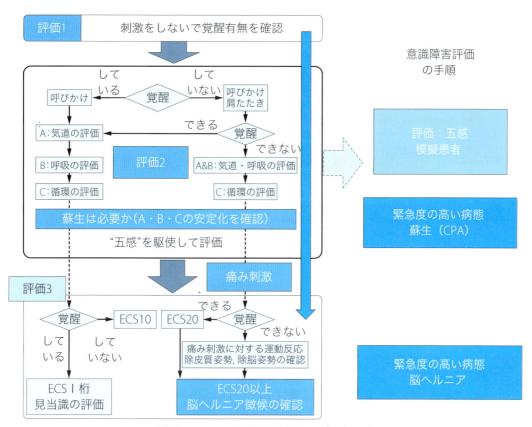

図Ⅱ-9-B-3　意識障害評価のプロトコル
図Ⅱ-9-B-2の評価1→評価2→評価3と垂直方向に連続して迅速に評価する．緊急度の高い病態は，評価2での蘇生の要否と評価3での脳ヘルニア徴候になる

では脳ヘルニア徴候の確認など，病態の緊急度判定ができる．
②ECS，GCS，JCSを用いて，脳機能障害の重症度が判定できる．

2）呼吸・循環管理：高忠実度シミュレーターを使用

①脳の二次性損傷を予防する気道・呼吸・循環の診断（評価）と治療（処置）をチーム医療で実践するための基本的な知識と技術を学ぶ．
②病院前救護におけるDの異常による内因性ロード＆ゴーの重要性と脳ヘルニア徴候の診断と初期治療ができる．

3）脳卒中スケール：模擬患者の評価

①脳卒中を疑うCPSSを使うことができる．
②脳卒中重症度をNIHSSを使用して評価可能であることが理解できる．

4）症例ディスカッション：動画あるいはスライドを使用

①各職種で必要とする情報が異なるため，的確な情報共有の重要性が理解できる．
②緊急事態に遭遇した家族への対応の重要性が理解できる．

5　学習方法

1）意識障害の評価

図Ⅱ-9-B-3に意識障害評価のプロトコルを示した．評価1では，覚醒の有無だけでなく，顔色，外出血なども評価項目に入れることが可能である．評価2では，五感を駆使して反応の有無とA・B・Cの異常を総合して，最高に緊急度が高く蘇生処置が必要か否かの判断が最優先項目になる（この段階では，意識レベルを確認するための痛み刺激は必要としない）．A・B・Cが蘇生レベルでないことを確認し，

Ⅱ　トレーニングコース紹介

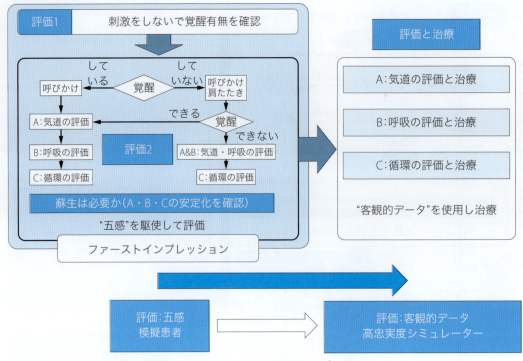

図Ⅱ-9-B-4　呼吸・循環管理のプロトコル
図Ⅱ-9-B-2の評価1→評価2から水平方向に呼吸・循環の異常の診断（判断）と治療（処置）を行い，治療（処置）結果の再評価を繰り返し，バイタルサインの安定化に努める

迅速に評価3を実施する．評価2で反応がない症例では痛み刺激を加えて緊急度の高い脳ヘルニア徴候の確認を最優先に実施する．反応があった症例では，見当識障害の有無を評価する．

2）呼吸・循環管理

図Ⅱ-9-B-4に呼吸・循環管理のプロトコルを示す．評価1と2は意識障害評価と共通で，ファーストインプレッションが評価2に該当し，ここまでは五感を駆使した評価になる．その後は，高忠実度シミュレーターから取得した客観的データに基づき，異常を判断し，治療を行い，治療結果を評価し病態を安定させていく．

高忠実度シミュレーターからどのようなバイタルサインを取得できるかを，シミュレーターの視診・聴診・触診などを通して受講者に説明する．

その後研修に移行し，チームリーダーは収容依頼の内容の情報共有を行うと同時に，チームビルディングを行い，受講者の経験を踏まえた模擬チームの役割分担を明確にする．患者到着後は，救急隊のストレッチャー上でファーストインプレッションを迅速に実施し，救急隊通報時と病態の変化はないか緊急処置必要性の有無を評価し，スタッフに指示する．病院のストレッチャーに移動後は，緊急処置の実施とバイタルサインの評価による異常の診断と治療を行う．治療後の再評価を行い，病態の改善に努める．

安心院らの開発したケースマップ[9)10)]を使用しシナリオを作成した〔「ケースマップの作り方と使い方」(p.137)〕．シミュレーションには10分を予定しているが，異常の診断ができなければ患者は死亡するため，早期に終了することもある．

シミュレーション終了後は，A・B・Cの各項目について振り返りを行い，併せて病態についてのデブリーフィングを行う．

3）脳卒中スケール

CPSSは全受講者を対象に，KPSSは救急隊員を対象に実施する．受講者がNIHSSの評価が初めての場合は，模擬患者を経験しながら各項目の評価を実習することも考慮した．NIHSS評価経験者には，評価時に困難と思った項目を含めた症例を経験してもら

4）症例ディスカッション

　発症からの時間経過により，各職種が扱う状況は異なる。また，診断と治療方針決定へのかかわり方も，各職種で大きな違いがある。時間との戦いである脳卒中診療では，前記の違いを補う情報共有の質が治療成績の向上に影響する可能性が大きいため，的確な情報共有が重要である。職種が混在すると，職場での上下関係などが影響する可能性があり，職種ごとにグループを分け自由な発言の環境整備をした。

　くも膜下出血でWFNS分類グレードⅤ症例の画像を提示し手術以外に救命の手段はなく救命の可能性のきわめて低い症例を対象にして資料を作成した。

　動画では，看護師受講者を対象にして「手術適応がわからない患者家族への対応」と「脳死と植物状態がわからない患者家族への対応」を看護師と家族の質疑をそれぞれ収録した。医師の「説明したつもり」と理解し難い患者家族と看護師の質疑によって，家族対応の困難さと解決に向けた方策をディスカッションの主題とした。

　動画を使用しない症例では，救急隊員と医療関係者それぞれに必要としている情報の乖離，医師と看護師が必要としている情報の乖離の確認と，その解決策について議論した。

6　評価項目

　以下，各ブースの評価項目を列記する。受講者の職種や経験年数などを踏まえて，評価項目を組み替えた。

1）意識障害の評価

①覚醒の定義，見当識障害の評価ができたか。
②刺激をしないで，模擬患者の評価ができたか。
③模擬患者に声をかけるときに，自己紹介を忘れずにできたか。
④五感を駆使した主観的評価：識障害の評価にA・B・Cの簡易評価を合わせて，蘇生処置の必

要性の有無の判定ができたか。
⑤脳ヘルニア徴候の判定ができたか。

2）呼吸・循環管理

①高忠実度シミュレーターから得られる情報を，的確に把握できたか。
②収容依頼を受けた後，チーム内での情報共有ができたか。
③チームリーダーとして，スタッフの経験値などを把握したチームビルディングができたか。
④救急隊ストレッチャー上でファーストインプレッションを評価できたか。
⑤A・B・Cの異常を診断できたか。
⑥A・B・Cの異常に対して的確な治療ができたか。
⑦治療結果の再評価ができたか。

3）脳卒中スケール

①CPSSとNIHSS（KPSS）の違いを伝えられたか。
②NIHSSは主に大脳半球の障害を対象にした評価法であることを伝えられたか。
③受講者の背景を把握したNIHSSの評価法を実践できたか。

4）症例ディスカッション

①救急隊員，医師，看護師，メディカルスタッフは，それぞれに活動する場や役割が異なることを理解できたか。
②各職種で必要とする情報が異なるため，的確な情報共有が必須であることが理解できたか。
③救急隊員は限られた資器材と時間のなかで，二次性脳損傷を予防しながら，診断・治療に必要な情報を取得して的確な病院選定を行い，病態を病院に報告することの重要性を理解できたか。
④医師は，治療チームのリーダーとして収容依頼情報の精査と治療チームを構築し，役割分担の重要性を理解できたか。
⑤医師は，病態の迅速な把握を行い二次性脳損傷を予防しながら，時期を失することなく専門医に報告する必要性を理解できたか。
⑥看護師はチームのコーディネーターとして，チームの的確な情報共有に基づく円滑な活動の

Ⅱ　トレーニングコース紹介

重要性を理解できたか。
⑦看護師は，緊急事態に遭遇し混乱している家族
への対応が必須であることを理解できたか。

7　まとめ

　ISLS/PSLS ハイブリッドコースでは，職種数が多
いため，到達目標の設定が困難であるが，ABCD ア
プローチを基本にした緊急度判定を最優先したプロ
トコルを作成することにより，統一感をもったコー
ス運営が可能になった。また，脳卒中基礎コースか
ら神経蘇生基礎コースへの転換も容易であった。症
例ディスカッションでは，各職種間の的確な情報共
有および緊急事態に遭遇した患者家族への対応の重
要性を強調したブース運営に努めている。

文　献
1）日本蘇生協議会，日本救急医療財団監：JRC 蘇生ガイド
　ライン 2010．へるす出版，東京，2011．

2）日本救急医学会，日本神経救急学会，日本臨床救急医学
　会，日本救急看護学会監，「ISLS ガイドブック 2018」編
　集委員会編：ISLS ガイドブック 2018；脳卒中の初期診
　療の標準化．へるす出版，東京，2018．
3）日本救急医学会，日本神経救急学会，日本臨床救急医学
　会監，「ACEC ガイドブック 2014」編集委員会・意識障
　害に関する ER における標準化小委員会編：ACEC ガイ
　ドブック 2014．へるす出版，東京，2014．
4）日本臨床救急医学会監，PCEC・PSLS 改訂小委員会編：
　PSLS ガイドブック 2015；救急隊員による脳卒中の観
　察・処置の標準化．へるす出版，東京，2015．
5）日本臨床救急医学会監，PCEC・PSLS 改訂小委員会編：
　PCEC ガイドブック 2016；救急隊員による意識障害の観
　察・処置の標準化．へるす出版，東京，2015．
6）日本蘇生協議会監：JRC 蘇生ガイドライン 2015．医学書
　院，東京，2016．
7）谷崎義生，中村光伸，中島重良，他：意識障害評価の診
　療（活動）手順；群馬からの提案．JCSR 2：3-10，2012．
8）谷崎義生，中村光伸，中島重良，他：PSLS コースと
　ISLS/PSLS ハイブリッドコース開催による脳卒中救急
　におけるキーワードを共有する試み．Neurosurg Emerg
　18：1-10，2013．
9）安心院康彦：クリニカルマップとは．救急医学 35：
　1683-1687，2011．
10）Ajimi Y, Sakamoto T, Tanizaki Y, et al：Utility of clinical map
　puzzles as group training materials for the initial treatment of
　stroke. JCSR 2：3-9, 2014.

トレーニングコース紹介 II
Current status of training courses in Japan

C 和歌山 ISLS

1 はじめに

和歌山県では 2008 年以降 2018 年 5 月までに，20 回の和歌山 ISLS を開催している。本コースの現況，特色を紹介する。

2 和歌山 ISLS の骨子

1）対象者

脳卒中初期診療に従事する医師，看護師，救急救命士だけでなく，診療放射線技師や臨床検査技師など医療職であれば職種を問わず参加を可能としている。

2）学習目標

職種，経験年数によって学習目標は異なるが，「いかに脳卒中の予後を改善させ得るか」を主題として，①急性期脳梗塞に対し rt-PA 静注療法の適応を迅速に判断する，②くも膜下出血の再破裂を予防する，③脳出血による脳ヘルニア徴候を正確に判断する，を目標にコースを開催している。

3）評価項目

コース参加前にプレテストを行い，事前学習を施しているが，コース終了後は受講者各々の到達目標も異なるため，とくに試験などは行っていない。コース終了後のアンケートで，座学や各ブースの満足度を記載していただいている。

3 和歌山 ISLS の実際

和歌山 ISLS は，1 日コースである。はじめに座学を行い，実習は，受講者を 4 つの班に，ファシリテーターを 4 つのブースに分け，各班が各ブースを順次ローテートするシステムとしている（表 II-9-C-1）。

4 和歌山 ISLS の内容

タイムテーブルの順にコース内容を紹介する。

1）座 学

脳卒中（脳出血，脳梗塞，くも膜下出血）の概論を 20 分間行う。さらに次の実習に向けて GCS，脳ヘルニア徴候，NIHSS の評価が円滑に行えるように，これらの手順，手技を中心としたプレ実習を 50 分間行う。

2）意識障害ブース

JCS，GCS，ECS を用いた意識障害の評価（60 分で 8 症例）を模擬患者相手に行う（図 II-9-C-1a）。とくに，「切迫する D」の習得を目標に，GCS，脳ヘルニア徴候の理解に重点を置いている。

3）脳卒中スケールブース

NIHSS 評価（60 分で 3 症例）を模擬患者相手に学習する。職種・経験年数により，初心者には NIHSS に親しむ，中〜上級者には NIHSS を理解する，を目標としている。

4）ランチョンセミナー

昼食時はランチョンセミナーとして，脳卒中医療の最前線の医師を招き，講演していただいている。

5）デモンストレーション

症例実践演習前に，ファシリテーターが医師，看護師，患者，患者家族などの配役で，患者搬送依頼から患者搬入，ER での活動，脳卒中専門医引き継ぎまでのすべてを網羅した模範活動を 15 分程度で受講者に紹介する（図 II-9-C-1b）。

75

Ⅱ トレーニングコース紹介

表Ⅱ-9-C-1 和歌山 ISLS タイムテーブル

時間	内容				
9：30～10：00	受付開始				
10：00～10：20	概論 脳梗塞・脳出血・くも膜下出血				スタッフ打ち合わせ 10：00～11：10
10：20～11：10	プレ実習： 意識障害スケール，脳ヘルニア，NIHSS				
11：10～11：20	休憩				
	1班	2班	3班	4班	
11：20～12：20	A （意識障害）	B （意識障害）	C （NIHSS）	D （NIHSS）	
12：20～12：30	休憩				
12：30～13：30	C （NIHSS）	D （NIHSS）	A （意識障害）	B （意識障害）	
13：30～14：30	ランチョンセミナー （昼食）				
14：30～14：50	ISLS アルゴリズムデモンストレーション				
14：50～15：40	A （症例実践演習；1）	B （症例実践演習；1）	C （症例実践演習；2）	D （症例実践演習；2）	
15：40～15：50	休憩				
15：50～16：40	C （症例実践演習；2）	D （症例実践演習；2）	A （症例実践演習；1）	B （症例実践演習；1）	
16：40～16：50	休憩				
16：50～17：10	修了式，修了書授与，受講者解散				
17：10～18：40	ワークショップ				
18：40～19：00	後片づけ，解散				

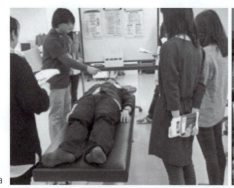
a 意識障害ブース

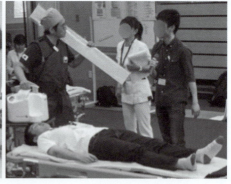
b ファシリテーターによるデモンストレーション

図Ⅱ-9-C-1 和歌山 ISLS

6）症例実践演習ブース

受講者 1 名がリーダー医師，その他の受講者が ER スタッフとなり，GCS，NIHSS 評価も包含し脳卒中患者搬送から専門医引き継ぎまでの一連の診療（100 分で 6 症例）を行う。ほかの受講者はリーダー医師の活動の評価を記録し，振り返りに活用している。

5 受講者，ファシリテーター

和歌山 ISLS の 1 回当たりの参加受講者は平均約 25 名，ファシリテーターは平均約 20 名であった[1]。したがって和歌山 ISLS は 1 ブース当たり約 6 名の受講者を約 5 名のファシリテーターで指導することになり，受講者に対するファシリテーターの配分は適度で，コースの質は担保できていると考えている。

1）受講者

受講者の職種は医師が約30%，看護師が約60%，救急救命士が約10%であった。6名で1班の受講者では，1班当たり医師1〜2名，看護師3〜4名，救急救命士0〜1名の構成となる。医師は初期研修医が約80%と多数を占め，看護師は脳卒中看護の最前線を担っていると思われる実務経験年数6〜10年が過半数を占めた。

2）ファシリテーター

ファシリテーターの職種は医師が約60%，看護師が約25%，救急救命士が約15%であった。5名で1ブースのファシリテーターでは，1ブース当たり，医師・看護師各2名，救急救命士1名の構成となる。医師のファシリテーターは脳神経外科医・救急医であり，看護師，救急救命士は多数が各種トレーニングコースをマスターした経験豊富なメンバーであった。

6　和歌山 ISLS の特徴

1）シミュレーターを使用しない

模擬患者はすべてファシリテーターが行い，見当識障害，構音障害，失語や顔面を含む四肢の運動，感覚障害，失調，消去現象，また眩暈や痙攣なども的確に受講者に伝えている。バイタルサインや心電図波形などは，タブレット端末などを用いて随時表示し，受講者に伝える。シミュレーターの移動が不要となり，遠隔地開催も容易となった。また医師以外の職種のファシリテーターが模擬患者役を演じることで，ファシリテーター自身の神経症状の理解にも寄与している。

2）フレキシブルなコースシナリオ

症例実習演習のシナリオは『ISLS ガイドブック』に準拠しているが，一部に和歌山 ISLS のオリジナルのシナリオを用いている。また，参加する受講者の分布により適宜シナリオの変更を行っている。例えば病棟勤務看護師の受講の割合が多い場合は，院内発症脳卒中症例を盛り込む工夫も行っている。

3）コースコーディネーター

コースコーディネーターは，班個別の指導には加わらず全体のコースを見渡し，開催中に生じた疑問点や問題点をブース内で解決できない場合に助言を行い，即座にその疑問点を解決するシステムをとっている。このような疑問点はコース終了後のワークショップの時間でも参加者に還元，共有し解決している。

4）ワークショップ

コース終了直後に，当日のコース受講者・ファシリテーターで，参加希望者を対象とし，約1.5時間のワークショップを開催している。ワークショップでは，当日のコースを振り返り，反省および次回への課題を抽出する時間も設けている。このような直後の反省が，次回のファシリテートに十分活かせており，ファシリテーターの質の維持に貢献していると考えている。

5）地方開催

本コースは地域の脳卒中初期診療標準化も目的としており，和歌山県立医科大学と地域の病院と交互での開催を行っている。地方開催は，その地域の受講者より多大なる好評を得ている。

7　和歌山 ISLS の課題

コース終了後に受講者を対象にアンケートを施行，座学，各ブースにおいて職種，経験を問わず高い満足度を得ている[1]が，唯一の問題点として，コース開催時間があげられる。コースデザイン上，ワークショップまで含めると，終了が日没以降となるため，遠方からの受講者やスタッフへの配慮が必要である。

8　おわりに

以上，和歌山 ISLS について紹介した。各地域でのコース開催，コースデザインの一助となれば幸い

Ⅱ　トレーニングコース紹介

である。

文　献

1）藤田浩二，吉村良，島幸宏，他：和歌山県における脳卒中救急体制の啓発とその効果；ISLS コースについて. Neurosurg Emerg 19：22-30，2014.

D 秋田 PSLS

ISLS コースとは異なり，PSLS は各地域の事情に応じてコース運営されている。そのため具体例を提示することで各地域での運営の一助になると思われることから，当担当地域の実際を提示する。

1 PSLS コースの運営

当初は ISLS コース責任者である医師とコース協力者である救急救命士で ISLS コースに準じる形でコースデザインを行った。秋田では 2008 年 2 月に PSLS コースと ISLS コースを同時開催し，以降秋田県のコースディレクターが東北地方の各県で開催するコースにおいてはすべて同時開催している。

現在の運営の中心は，ISLS コースコーディネーターのもと，秋田県メディカルコントロール（MC）協議会から認定された指導救命士が，秋田県の ISLS コースコーディネーターより PSLS コースディレクターを承認され，ISLS 認定ファシリテーターの救急救命士をコントロールしている。開催は脳卒中救急医療研究会の主催で，秋田県医師会，秋田県消防長会，秋田県 MC 協議会，日本脳卒中協会の共催で行われている。

2 動画を利用した意識障害の評価（図Ⅱ-9-D-1）

2011 年までは，指導者が模擬傷病者を演じ，受講者が評価をしていくものであったが，指導者側が演じるための準備時間が必要であり，受講者の評価結果は限られた受講者間での共有にとどまっていた。そのため，時間内で効率よく効果的な学習と，すべての受講者が疑問点や疑義の共有される動画学習を取り入れた。動画は指導者が模擬患者や評価者を演じて，必要な項目を含め作成し，ISLS コースコーディネーターから承認を受けて質を担保した。

3 同時開催での特徴

症例提示のモジュールは，PSLS から ISLS へ継ぎ目のない連携を実感する「コラボレーション」が特徴である。コラボレーションシナリオに従って，1 症例の模擬傷病者をコースで学んだ各アルゴリズムを用いて展開し，PSLS と ISLS の受講者が共通言語の確認，現場の相互理解をする場としている[1]。

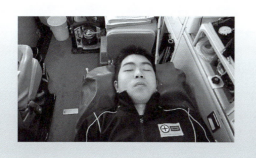

ケース1

- JCS 0 （or1）
- GCS E4 V5 M6
- ECS 1

E：自発的に開眼しています。
V,M：質問、指示にはっきりと正確に応じています。
➢ まずは無刺激で覚醒の評価しましょう。
➢ JCS 0とJCS 1の違いは評価者の主観によるところが大きいので、JCS 1でも誤りではありません。

図Ⅱ-9-D-1　意識障害の評価での動画学習

Ⅱ トレーニングコース紹介

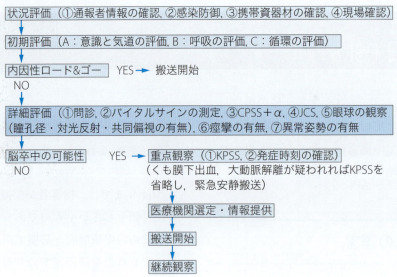

図Ⅱ-9-D-2 秋田県 MC 協議会　秋田県脳卒中病院前救護プロトコル

4　秋田県内の現場での効果
（図Ⅱ-9-D-2）

秋田県では，2010年に秋田県 MC 協議会が PSLS に基づく「脳卒中病院前救護プロトコル」を作成し，全県下で「救急隊員による脳卒中の観察・処置の標準化」に向けた取り組みを設け，さらに医療機関と消防機関との連携による事後検証体制を構築した。プロトコルは PSLS アルゴリズムに CPSS＋α と KPSS を組み入れたものである。「＋α」とは「突然の激しい頭痛」，「感覚障害」であり，CPSS の 3 項目と＋αの 2 項目のうち 1 項目でも異常があれば脳卒中の可能性ありと判断することで，オーバートリアージおよびワイドトリアージを容認している。

5　PSLS/PCEC 同時開催の試み
（表Ⅱ-9-D-1）

PCEC コースは 2011 年から ISLS コースコーディ

表Ⅱ-9-D-1　秋田県 PCEC/PSLS コース日程表

時間	PCEC/PSLS
30 分	PCEC/PSLS 総論
30 分	意識障害の評価（JCS・GCS・ECS）
5 分	休憩
60 分	Step 1-Step 4 Step 5a-Step 6
5 分	休憩
60 分	脳卒中スケール Step 5b（CPSS，KPSS 評価）
50 分	PCEC/PSLS アルゴリズム （シナリオ・シミュレーション実習）
5 分	移動（ISLS 会場へ）
45 分	ISLS コラボレーション
15 分	修了式

ネーター医師主導のもと ISLS と同時開催してきたが，2013 年からは ISLS 認定ファシリテーターの救急救命士がコース運営の中心となり，PSLS コースと同時に学べるハイブリッドコースとして展開している。

文　献
1) 佐々木正弘，鈴木明文，吉岡正太郎，他：秋田県での ISLS/PSLS 同時開催コース；D ブース運営の工夫．臨床シミュレーション研究 1：24-30，2011．

column 2

複数コースモジュールの活用；神経蘇生研修群の概念

Common elements in neuroresuscitation simulation trainings

1 Neuroresuscitation Simulation Trainings（NRST）の概念

　脳神経蘇生にかかわる研修は，2006年から順にISLS，PSLS，PCEC，PNLS，ACECが開発され，各地で多くは単独開催されている。

　これらの脳神経蘇生の研修コース内容が発展してくるにつれ，その内容やコース運営を工夫することで，より効率よく研修を行うことは可能かが検討された。

　さまざまな状況を想定して開発された脳神経蘇生の各コースには共通のモジュールと個別のモジュールが存在し，このモジュールの75％が共通した内容であった[1]。したがって，モジュールの組み合わせで，複数のコースをまとめて開催することが可能になる。これが，神経蘇生研修群の概念である。例えば，コースカリキュラムは受講者の職種によって，午前に多職種が参加するISLSやPSLSを行い，午後には医師のみでPNLSを行うことが可能になる（図1a）。また，救急隊員のみにPCECとPSLSのモジュールを混合させて，研修を行うことも可能になる（図1b）。このようなコースを開催することで，参加する受講者と運営側の双方に研修時間の効率化がなされ，運営の負担が軽減されることになる。

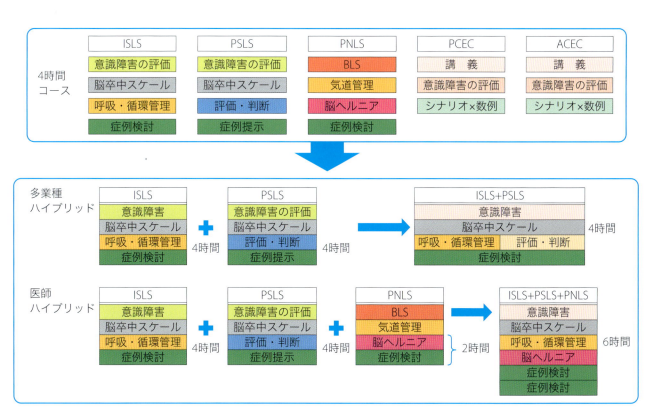

図1a　カリキュラム例（ISLS/PSLS＋PNLS）

column 2

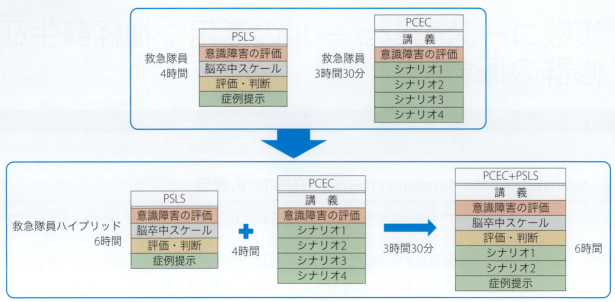

図 1b　カリキュラム例（PSLS＋PCEC）

2　開催資格と資格取得

　脳神経蘇生研修を開催・運営するには，コースの質を担保するために資格の付与が必要になってくる。

　例えば，ISLS と PNLS のコースではファシリテートまたはインストラクトする資格が必要になる。これらの取得にはコースごとのワークショップを受け，認定されることが必要になる。さらに，コース開催には認定コーディネーターからの申請が必要である。

　また，PSLS と PCEC のコースは受講対象者が医師以外であることから，コースの質を担保するために前述のワークショップなどを受講した医師が責任者となるのが通例である。ACEC の開催資格は現時点では検討中である。

　各コースとも受講者が異なるが，開催・運営側は同一の医師が中心となっていることが多い。このため，地域の中心的存在の医師が各コースのプロバイダーコース受講後にワークショップを受けなくては，この地域では開催ができないことになる。これでは本来，全国的な脳神経蘇生の標準化を目的に開発されたコースの趣旨と異なる結果になるため，ワークショップ自体を一元化して，地域の中心的な医師の受講の負担を軽減する目的で，2016 年に NRLS（Neuroresuscitation Related Life Support）ワークショップ（NRST の旧称）が開催された[2]。今後，このワークショップが開催されることで，各地で脳神経蘇生研修が前述した研修群として普及していくと考えられる。

文　献
1) 奥寺敬：JRC 蘇生ガイドライン 2015 と脳神経蘇生研修；NRLS（Neuroresuscitation Related Life Support）の概念．日神救急会誌 29：19，2016．
2) 遠藤拓朗，佐々木正弘，奥寺敬：第 1 回 NRLS ワークショップ開催報告と今後の展望．Neurosurg Emerg 22：54-59，2017．

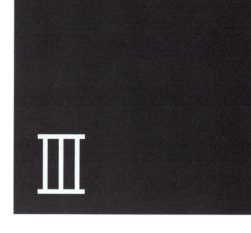

ワークショップの実際
Workshop as training the trainer

本章の目的

・本邦で開催されている神経蘇生に関係する代表的なトレーニングコースワークショップを紹介し，その特徴・内容を説明する。

ワークショップの実際 **Ⅲ**
Workshop as training the trainer

1 指導者養成ワークショップ
Workshop as training the trainer

1 アクティブラーニング

　シミュレーション教育は，アクティブラーニングの一手法である。アクティブラーニングとは，文部科学省で 2014 年から進められている初等中等教育基準の見直しの報告書によると，「主体的・対話的で深い学び」「課題の発見，解決に向けた主体的・協働的学び」であり，「予測できない変化に受け身で対処するのではなく，主体的に向き合って関わり合い，その過程を通して自らの可能性を発揮し，よりよい社会と人生の創り手になっていけるようにすることが重要」[1]といわれている。これは，初等中等教育向けに記述されているが，医療従事者教育に置き換えると，問題（症状や出来事）発見，解決に向けて情報収集し，既存の知識（卒前教育・国家試験）に加え，必要となる新たな知識・技能を獲得すること，さらには，置かれた状況に応じて知識や技能を自ら想起し，活用すること，判断すること，実践すること，協働し，報告すること[2]を学ぶための，教育手法ではないだろうか。

　また，高等教育向けには，アクティブラーニングを教員の一方的な講義形式の教育とは異なり，学修者の能動的な学修への参加を取り入れた教授・学習法であり，発見学修，問題解決学修，体験学修，調査学修が含まれ，教室内でのグループディスカッション，ディベート，グループワークなども有効な方法とされていると示されている[3]。

　注）本項では，学習：勉強する，学修：学び修めるという意味で，高等教育・成人教育においては，今まで学習したことを活かして，新たな学びを加える学習活動によって，学び修めると解釈する。

2 指導者ワークショップ

　一例として ISLS 指導者ワークショッププログラムの考え方を示す。

　大前提として，ISLS コースの目的は，「神経蘇生の一環として，脳卒中の専門医ではなく，脳卒中の初期診療に携わる救急医，各科医師，診療所の医師，看護師，救急隊員，コメディカルなど多職種を対象とし，職種に応じた脳卒中初期診療の理解と修得」[4]である。対象者は，多様な職種で，経験年数などは問わないが，脳卒中の初期診療に携わることが共通点である。指導者は，これらの対象者がこのコースを受講したのち，学びを臨床現場で活用できるように支援する役割がある。

1）指導技法

　指導技法の習得は必須である。アクティブラーニングおよび成人教育技法にもっとも重要な，受講者が参加し，主体的に思考，実践することを支援する指導法である。医療従事者教育は，古くから「この通りにやればよい」という，「作業の模倣」から入る教育が少なくなく，「デモンストレーション」が欠かせない。しかし，学修にもっとも重要なのは，作業の型だけを模倣するのではなく，その根拠を理解し，技能として身につけることである。そのため，デモンストレーションは，目標達成時すなわちコース終了時に到達する姿をイメージづけるものであり，意味をもって展示しなければならない。このような，デモンストレーションをはじめとして，いくつかの指導技法を学ぶ場が必要である。

　ワークショップは学習者中心の学習方法であり，体験を理論と統合することで概念化され，より活用される技能になる。ワークショップは，知識を学ぶ

表Ⅲ-1-1　ARCS モデル（動機づけ）

attention（注意）	おもしろそう
relevance（関連性）	やりがいありそう
confidence（自信）	やればできそう
satisfaction（満足）	やってよかった

のではなく，学び方を学ぶといわれる。そこで，双方向型のワークショップ指導者に必要な能力には，以下のものがあげられる。

（1）効果的なコミュニケーション

適切な言葉の選択，言語，非言語的コミュニケーションを駆使する，例えば，積極的傾聴の姿勢をもつなどが求められる。

（2）学習者が意欲的に集中して学べるような働きかけ

ARCS モデル（表Ⅲ-1-1）で示されている Attention：注意喚起，受講者の興味を引くことが求められる。例えば，今回受講しようと思ったきっかけを話してもらうなどである。ただし，これには時間の制約との調整が必要であるため，指導者養成の際には，「時間」を意識することも重要である。

（3）効果的なプレゼンテーション

例えば，スキルステーションにおいて，症例を提示する際の伝達方法により，受講者がすぐに状況に入り込めるかどうかに違いが出る場合もある。いかに簡潔に，リアリティをもって，状況を伝えられるかが重要である。

（4）効果的なファシリテーション

多くの指導者養成の際，受講者が難しいと感じるところである。「どれくらい促せばよいか」「いつ声をかければよいか」などである。よいファシリテーターの条件として，主体的にその場に参加していること，柔軟性と決断性を有すること，他者の枠組みで検討することが可能，受講者の反応への明確な対応，評価的な発言はしないなどがある[5]。すなわち，受講者の行動をよくみて，目標達成のために，どうしても修正しておかなければならないこと，例えば，患者に危険が及ぶような行為や考え方などに対しては，即座に介入する。その際，受講者の行為を全否定する前に，その行為の意図を確認するなど，自身の気づきを受講者と共有しながら，修正する能力が求められる。反対に，目標達成のために，型にはまらず，意図に応じた行動であれば，まずは見守り，後から確認，助言する判断である。

（5）タイミングのよい質問

例えば，スキルステーションで学んだ内容の理解度を確認するための質問をする場合や，ある受講者が対応に困っているときに，助け船を出すために，他の受講者に質問の形で投げかけ，助言をしてもらうなどである。ここでは，質問者と回答者がマンツーマンになりすぎないことが重要である。1つのキーポイントに対して，指導者は，グループ全員に共有してほしい知識，ポイントとして投げかけるような意図で，質問という方法をとる。その際，1人の受講者とのやり取りのみになると，他の受講者は，自分には関係のない出来事ととらえがちである。そこで，指導者は，アイコンタクトや，ボディランゲージを駆使し，1つの質問を全体で考えるように進行するとよい。反対に，ある受講者から出された質問を，グループ全員で共有するためにも，このような技法は重要である。また，指導者が答えられないような質問を受けたときは，あいまいにその場しのぎで答えず，正しい解答を確認して答えなくてはならない。指導者も万能ではなく，先に指導者になった協働学習者であるため，共に調べることも必要なのである。しかし，つい指導者は，「知らない」といってはならないという，誤った正義感が邪魔することがある。しかし，あいまい，その場しのぎはもっとも避けなければならないことであり，指導者は，正しいことを的確に解答することが重要である。

以上のような，ファシリテーションに必要な指導技法とその能力を身につけるワークが必要である。

2）プログラムに沿った指導法

次にコースプログラムに即した指導内容の確認が必要である。指導する ISLS コースは，①イントロダクションとデモンストレーション，②意識障害，脳卒中スケール，呼吸・循環管理のスキルステーション，③症例検討で構成される。

（1）イントロダクション

ここでは，コースの目的・目標を明確にする，ア

Ⅲ　ワークショップの実際

イスブレイクが中心である。ISLSコースの目的を明示し，このコースの限界も示す必要がある。また，参加型の研修であることや，多職種が集まり，職種や立場にとらわれず同じ学修者であることを保障する場面でもある。

（2）デモンストレーション

コース終了時の達成した姿を示すことが目的である。あくまで学修者のイメージづくりである。しかし，これが模範となるため，担当する場合は，十分注意を払うことが必要である。なぜなら，デモンストレーションでみたものが，そのままスキルステーションに影響するからである。そのため，「逸脱のないデモンストレーション」が重要である。場を和ませようと，明るい雰囲気のデモンストレーションにしようとするあまりに，余分な言葉を多用すると，その言葉そのものがコースの言葉と誤解される。デモンストレーションは，あくまで型を示すものなので，過度の装飾はないほうがよい。とくにISLSのように全国で統一して行われるものについて，地域差や，主催者差が生じることは望ましくない。

また，デモンストレーションは模範演技であるため，受講者にとってみやすく，わかりやすく提示することが求められる。そのため，進行役や演技者の声のかけ合い，タイミング，強弱をはじめ，受講者のみえやすい配置，強調点の提示など工夫が必要である。

（3）スキルステーション

各スキルステーションでは，限られた時間内に，修得する知識，技術，態度について具体的に示す。何ができるようになればよいのかを的確に示すことが重要である。そして，各スキルステーションにおいても，受講者の背景の確認やARCSモデルを参考にした，学習意欲の向上への働きかけが重要な要素となる。日常あまり使ったことのないスキルを学ぶ受講者がいるなら，上級者のやっているのを先に十分みてもらうか，一番最初に，丁寧に指導するかなどの判断が必要となる。これは，受講者グループの雰囲気や職種のバランスなども考慮することが望まれる。

スキルステーションでは，模擬患者も学修効果を左右する教材である。模擬患者を演じるにあたり，

客観的に評価してもらうなど指導者間での差がないような練習が求められる。近年では，バーチャルリアリティや動画教材を用いて，共通教材を利用することが増えているが，意識障害や麻痺についてはなかなか示しにくく，表現のじょうず下手で受講者の成績が左右されることは避けなければならない。また，スキルステーションで使用するケースマップや画像など，どの場面に何を必要とするか，使用するテキスト，教材を指導者は十分把握することが求められる。すなわち，指導者は，受講者のとき以上に教授内容を十分把握し，反復学修しなくてはならない。そして，蘇生ガイドラインが5年ごとに見直されているように，診療ガイドラインは見直されていくものであり，指導者は常に自身の知識や技術をブラッシュアップしておくことが求められる。最後に，スキルステーションにおいて，受講者の振り返りでの留意点は，目標から逸脱しないことである。ファシリテーションで受講者の行動を観察すればするほど，未熟な部分やもっと学修させたいと思う点が出てくるであろう。しかし，そのすべてを1つのスキルステーションで修正・追加するわけではなく，目標に則った振り返りを行うことが重要である。また，グループで学修しているので，一人ひとりの振り返りポイントをあらかじめ準備しておき，グループ員全員が終わったら，すべてのポイントが網羅されているというのが理想的である。ただし，これには，受講者の反応によって押さえるポイントが異なる場合，臨機応変に対応しなくてはならないため，指導者の熟達も必要かもしれない。

（4）評　価

筆記試験での評価は指導者間の差は出ないが，実技の評価については，指導者間での差が出やすい。すなわち，指導者の見落とし，評価基準のブレ，こだわりが過度に影響するなどである。ここでの留意点は，客観的事実を評価すること，評価基準（評価表）にあることを評価することである。つまり，コツや枝葉の部分に目を奪われず，目標，達成すべき技能をしっかりと評価することである。

次に，指導技法の評価である。これは，指導者のピア評価が必要である。ベテランの指導者と初心者の指導者のディスカッションはよく行われるが，指

表Ⅲ-1-2　DASH©の６つのエレメント

・学習者が積極的に参加する学習環境を創出する
・学習者が積極的に参加する環境を維持する
・デブリーフィングの有効な枠組みを確立する
・学習者をひきつける有効な議論を生み出す
・学習者のパフォーマンスのギャップを的確に指摘して，その原因を調査する
・学習者が将来に高いパフォーマンスを得るあるいは維持するのを助ける

導者グループで，客観的に，受講者の目標達成のために指導できたかを，振り返る機会は重要である。指導者の振り返りのために，DASH©（Debriefing Assessment for Simulation in Healthcare）などのツールを使うとよい。DASH©は，ハーバード大学のシミュレーションセンターが発表している評価ツールである[6]（表Ⅲ-1-2）。

3　おわりに

　以上のように，ISLS指導者ワークショップは，受講した内容を十分に踏まえ，テキストその他の教材を駆使し，指導技法を身につけるためのものである。指導者は，受講者の学修を支援するための支援者であるため，指導者養成コースは，ワークショップと呼ばれ，参加者学習者の相互作用による高い学習効果を支援できる人材を育成するものである。

文　献

1) 文部科学省新しい学習指導要領の考え方.
   http://www.mext.go.jp/a_menu/shotou/new-cs/__icsFiles/afieldfile/2017/09/28/1396716_1.pdf（accessed 2018-3-25）
2) 内田洋行教育総合研究所：意外と知らないアクティブラーニングのねらい.
   https://www.manabinoba.com/edu_watch/24310.html（accessed 2018-3-25）
3) 文部科学省大学における教育内容等の改革状況について（平成27年度）.
   http://www.mext.go.jp/a_menu/koutou/daigaku/04052801/1398426.htm（accessed 2018-3-25）
4) 日本救急医学会，日本神経救急学会，日本臨床救急医学会，日本救急看護学会監，「ISLSガイドブック2018」編集委員会編：ISLSガイドブック2018：脳卒中の初期診療の標準化. へるす出版，東京，2018，p22.
5) 中野民夫：ワークショップ：新しい学びと創造の場. 岩波書店，東京，2013，p147-148.
6) 池山貴也：デブリーフィングのデブリーフィング：メタデブリーフィング. 志賀隆監，実践シミュレーション教育：医学教育における原理と応用. メディカル・サイエンス・インターナショナル，2014，p50-57.

ワークショップの実際 **Ⅲ**
Workshop as training the trainer

多職種によるワークショップ
Workshop for multi-occupational training

2

　現在，神経蘇生研修指導者ワークショップは ISLS，PNLS を中心に各地で行われているが，その受講者の構成は多くの職種にわたっている。神経蘇生研修指導者ワークショップ以前より行われている ICLS（Immediate Cardiac Life Support）指導者養成ワークショップにおいても受講者は多職種であるが，心肺蘇生にかかわる医療職よりも神経蘇生にかかわる医療職はより多職種であり，当然，神経蘇生研修指導者ワークショップの受講者も多職種にわたることになる。神経蘇生にかかわる医療職は病院前の救急救命士，医療施設における医師，看護師，薬剤師，理学療法士，言語療法士，臨床工学技士，および医療ソーシャルワーカーと多くの職種にわたりかかわる。とくに，脳卒中や頭部外傷などにより後遺症が残る場合にはその後の介護が必要となり，介護士や介護職にも一部神経蘇生の知識が必要となる可能性がある。実際，脳卒中は介護が必要となる主な原因の第 1 位であり[1]，今後の地域包括ケアの対象疾患としても大きな割合を占めることが予測される。そしてこの地域包括ケアにおいて多職種連携が必要と考えられている。

　このような背景から，神経蘇生にかかわる医療者および介護職による多職種連携が，神経蘇生の急性期から慢性期にかけて必要となってくる。どの時期においてもチーム医療の推進が迅速な処置や検査，さらに可及的速やかな専門的治療につながり，患者の生命予後，機能予後を改善させるということに関して疑問の余地はない。多職種において各職種別の基本的知識・技術の習得のみならず，各職種の役割を理解して連携するためには，神経蘇生教育コースの代表的コースである ISLS の受講者が多職種であることが重要である。しかし，ISLS コースでは知識およびスキルの伝達が主であり，多職種間でのディスカッションの時間が十分ではない。そこで，神経

蘇生指導者ワークショップにおいては多職種間でのグループディスカッションや，グループでのロールプレイを行うことにより，患者を取り巻く多職種における思考・行為・感情・価値観を理解し，連携協働に活かすことが重要である。近年，わが国においても多職種連携教育の重要性が認識されつつあり，多職種連携コンピテンシー（次頁 Memo 参照）の開発が必要とされている。しかし，現在の医学教育ではセクショナリズムが浸透し，ほかの学部と協働の学習機会を作ることができない。この多職種連携コンピテンシーに関する教育は卒前教育においては十分行われていないのが現状であり，今後の地域包括ケアにおける多職種連携に関して，前述のごとく介護が必要となる主な原因の脳卒中に対する初期対応である ISLS およびその他の神経蘇生コース，および神経蘇生研修指導者ワークショップの果たす役割は大きいと思われる。

　これら多職種連携のコンピテンシー（専門職として業務を行う能力）は，多職種における協働的能力により開発され，6 つのドメインからなる（図**Ⅲ**-2-1）。この図の中心に位置するコア・ドメインとして「患者・利用者・家族・コミュニティ中心」に焦点を当てて共通の目標を設定する。この際に，各職種は背景が異なることを認識して役割・知識・意見・価値観を双方向的に伝え合い，理解を深める。このコア・ドメインを支え合うために，①職種としての役割を全うする，②関係性に働きかける，③自職種を省みる，④多職種を理解する，などの 4 つのドメインによる協働的能力が必要となる（図**Ⅲ**-2-1）。当然，神経蘇生指導者ワークショップ 1 日だけではこれらを完遂することは困難であるが，多職種連携コンピテンシーの開発の端緒となり病院前，病院だけでなくその後のリハビリテーション，在宅へと続く一連の多職種連携のコンピテンシー開発の一助とな

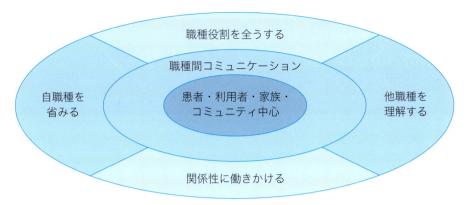

図Ⅲ-2-1　協働的能力としての多職種連携コンピテンシーモデル
〔文献2）より引用〕

ることが考えられる。

文　献
1) 内閣府：平成29年版高齢者の健康・福祉.
   http://www8.cao.go.jp/kourei/whitepaper/w-2017/html/zenbun/s1_2_3.html（accessed 2018-8-17）
2) 日本医師会：地域包括ケアと他職種連携.
   http://dl.med.or.jp/dl-med/jma/region/mdc/workbook2.pdf（accessed 2018-8-17）
3) Walsh CL, Gordon MF, Marshall M, et al：Interprofessional capability：A developing framework for interprofessional education. Nurse Educ Pract 5：230-237, 2005.
4) 日本医師会：地域包括ケアと他職種連携.
   http://dl.med.or.jp/dl-med/jma/region/mdc/workbook2.pdf（accessed 2018-8-17）
5) 多職種連携コンピテンシー開発チーム：医療保険福祉分野の多職種連携コンピテンシー.
   http://www.hosp.tsukuba.ac.jp/mirai_iryo/pdf/Interprofessional_Competency_in_Japan_ver15.pdf（accessed 2018-8-17）

> **Memo　コンピテンシー（Competency）とは**
>
> 　専門職業人がある状況で専門家として業務を行う能力であり，そこには知識・技術の統合に加えて倫理観や態度も求められる．これらは学習により修得し，第三者が測定可能な能力とされる．コンピテンシーは専門職活動に密接に関連し，さらに個々のコンピテンシー同士は関連し合っている．多職種連携のコンピテンシーは，ほかの職種との関係のなかで発揮されるために，多職種の行動特性をお互いに理解し，コミュニケーションをとり，自職種を省みるための態度・モラルが必要である．

ワークショップの実際 **Ⅲ**
Workshop as training the trainer

3 群馬 ISLS ワークショップ
Gunma ISLS workshop

第Ⅱ章「群馬 ISLS」（p.69）では，群馬 ISLS/PSLS の特徴について述べた。本項では，ワークショップ運営に第Ⅰ章「神経蘇生研修の基礎」（p.1），第Ⅴ章「指導方法」（p.123）に記載された概念をどう活用するかについて述べる。

1 コースの目的を明確にし，ファシリテーターと受講者間で共有する

研修では目的を明確にすることが重要である〔第Ⅰ章「インストラクショナルデザイン（ID）」（p.5）〕。ISLS コースでは，「脳卒中発症から病院選定・病院搬送の病院前救護，および患者受け入れから専門的治療に引き継ぐまでの初期診療をシームレスに継続する人材を養成すること」により，最終的に「患者の治療成績向上」に資することが目的である。ISLS/PSLS ハイブリッドコースである群馬コースの導入用座学では，群馬県の脳梗塞を中心にした救急医療体制と治療の現状および県内脳卒中センターに救急搬送された症例の救急隊活動が「適切に選別した患者を，適切な時間内に，適切な医療機関へ」搬送されたかの事後検証結果を報告している。この報告により，ファシリテーターと受講者は自らの施設（医療圏）の特性が把握可能となる。

2 学習者の日常で想定できる範囲で計画された学習課題を提示する

コースでは，「理想的病院で行われる標準的治療」が提示されることが多い。しかし，群馬県に限らず日本全国で受講者が勤務する医療圏により医療情勢は大きく異なる。現実に存在する乖離（gap）〔図Ⅰ-

表Ⅲ-3-1　コルブの経験学習モデルの 4 つの中核要素

具体的経験 （concrete experience）	自身の状況下で，具体的な経験をする
省察的観察 （reflective observation）	自身の経験を多様な観点から振り返る
抽象的概念化 （abstract conceptualization）	他の状況でも応用できるよう，一般化，概念化する
能動的実験 （active experimentation）	新しい状況下で実際に試してみる

2-B-1（p.14）〕を度外視して「理想的な標準治療」を覚えてもらうことを優先するのではなく，研修者の所属地域で「理想的な標準治療」に近づけるための省察的観察（**表Ⅲ-3-1**）をファシリテートすることに力点を置く。また，受講者のレディネス〔表Ⅴ-3-1（p.132）〕と地域背景を把握して，ARCS モデル〔表Ⅰ-2-B-1（p.14）〕を応用して，受講者にできそうだと思ってもらうファシリテーションを心がけることが重要になる。

3 「覚える」から「自ら学習する」への転換をファシリテートする

前述したように，地域ごとに医療体制は大きく異なり，「理想的な標準治療」を覚えても，受講者の施設で使用できるとは限らない。そのため，せっかく受講してもその経験はコース限定で終了してしまう可能性がある。自院での治療の標準化に向けた取り組みは，受講者自らが取り組まなければならない。「理想的な標準治療」を覚えてもらうことではなく，自院での取り組みをファシリテートすることにより，経験学習プロセスの省察的観察（表Ⅲ-3-1）を促すことができる。この過程を受講者に促すためには「自らの思考，行動を客観視し，目的達成に向け

た形成的評価を展開する力」＝メタ認知力〔図Ⅰ-2-C-7（p.24）〕の重要性を午前中の打ち合わせで確認すると同時に，コースのファシリテーションで実践する必要がある。この努力の積み重ねが，後述する抽象的概念化から能動的実験へ前進するための前提となる。

4 学習環境を整える

学習環境については，第Ⅰ章「インストラクショナルデザイン（ID）」（p.5），第Ⅴ章「ファシリテーション」（p.131）を参照されたい。

群馬コースでは，当日午前中に会場の設営，コースで使用する器材の確認など，学習環境を整えている。また，ブースリーダーを中心に当日使用する資器材を使用して（とくに高忠実度シミュレーター使用時は，問題なく機能することの確認が重要），参加したファシリテーター間のイメージを共有する打ち合わせを実施している。

群馬コースは，ファシリテーターと受講者が同じ施設に勤務していることが多く，該当施設のファシリテーターから受講者の背景とレディネスを確認し，午後から開始されるコースに活用している。

5 ブリーフィング→シミュレーション研修実施→デブリーフィングの流れを確実に実践する

ブリーフィングやデブリーフィングについては，第Ⅴ章「ブリーフィング・デブリーフィング」（p.124）を参照されたい。

各ブースでの学習目標を提示し，学習課題と学習方法および評価方法をファシリテーター間で共有する。デブリーフィングでは，GASメソッド（p.126）を使用して，受講者同士の議論を板書などを行い可

視化することにより，省察的観察（表Ⅲ-3-1）を刺激するようなファシリテーションの重要性を共有する。とくに，高忠実度シミュレーターを用いるブースでは，シミュレーション実施時に作成した可視化された資料をもとにGASメソッドを用いたデブリーフィングの後に，症例に即した病態を提示し実際の診療への活用を誘導する。

6 時間管理の重要性

OARR（オール）の要素〔表Ⅴ-3-2（p.132）〕のうち，Agenda（タイムテーブル，進行予定）を受講者と共有し，4. で述べた一連の内容を過不足なく実施することが，受講者の学習行動支援に不可欠である。時間がなくなりデブリーフィングを確実に行えないと，受講者の学習意欲を削ぐことを十二分に認識したファシリテーションが必要である。

7 抽象的概念化から能動的実験へ向けてファシリテートする（表Ⅲ-3-1）

群馬コースでの意識障害ブースでは，評価1では刺激をしないで観察をする〔図Ⅱ-9-B-3（p.71）〕。この評価は，ECSⅠ桁を評価する唯一の機会である。刺激をしないで観察する機会は，救急搬送された患者に対して最初に行う観察（評価），病棟巡視時入室後に必ず行う観察（評価），また，外傷傷病者に取り付くまでに必ず行う観察でもある。評価1は，コースのなかだけでなくさまざまな疾患の最初の対応に使用可能であり，このように抽象的概念化することにより，臨床応用を繰り返す動機づけを促進できる。

以上述べたように，経験学習モデルの4つの中核要素の不断の実践を通した人材養成と体制整備が，治療成績向上に必須なものとなる。

ワークショップの実際 **Ⅲ**
Workshop as training the trainer

4	ISLS 三重（ISLS 中部）ワークショップ
	ISLS Mie workshop

1 対象者

　ISLS プロバイダーコース受講後であること。医師・看護師・救急救命士だけでなく ER で脳卒中診療にかかわる幅広いスタッフすべてを対象としている（当地域では診療放射線技師や理学療法士，医学部生・看護学生も多数受講している）。

　なお，受講後，ファシリテーターとして数回 ISLS プロバイダーコースでの指導を行った後の受講を推奨している。

2 学習目標

・ISLS プロバイダーコースでの各モジュールでの指導内容を理解する。
・「ファシリテーター」について理解する。
・ファシリテーションの基本を身につける。

3 評価項目

　上記学習目標であり，ディスカッションを中心とした形式で行っているため，試験はとくに行っていない。あくまでファシリテーターとしての立場およびコース内での指導内容の認識をもつことを目的としている。

4 学習方法

1）プロバイダーコース

ISLS 三重（ISLS 中部）が開催している ISLS プロ

表Ⅲ-4-1　プロバイダーコース時間割

	グループ1	グループ2	グループ3
30分	イントロダクション・デモンストレーション		
60分	意識障害の評価 （A）	意識障害の評価 （B）	意識障害の評価 （C）
60分	脳卒中スケール （A）	脳卒中スケール （B）	脳卒中スケール （C）
120分	模擬診療 （A）	模擬診療 （B）	模擬診療 （C）

バイダーコースでは，まずデモンストレーションを行った後に基本モジュールの「意識障害の評価」と「脳卒中スケール」をそれぞれ 60 分間で行っている。基本モジュールの「呼吸・循環管理」「症例提示」については後半の 120 分間を使い“模擬診療”として行っている。全体として午後の半日（約 4 時間半）のカリキュラムとなっている（表Ⅲ-4-1）。午前に関しては脳卒中勉強会という形で脳卒中の講義（40分）と GCS/NIHSS の評価の方法についての説明（約70 分）を行っており，脳卒中患者に日常的にはかかわっていない方に対しても気軽に受講できるような環境を作っている。

（1）「意識障害の評価」

　Primary survey の流れのなかで GCS を評価するという形式で行っており，6 症例のシナリオを用意している。時間配分は 60 分としている。シナリオに関しては GCS 以外にも脳卒中初期診療で気をつけてもらいたいポイントを盛り込んだ指導内容となっている。ブースに関しては受講者 3 名に対して 1 つの小ブースで実技を行っている。

（2）「脳卒中スケール」

　午前の勉強会で NIHSS 評価の方法についての説明を行っており，脳卒中患者を演じる模擬患者をNIHSS で評価している。1 人 1 症例を担当する（60分間）。ブースに関しては受講者 3 名に対して 1 つの小ブースで実技を行っている。

表Ⅲ-4-2　ワークショップの時間割

	グループ1	グループ2	グループ3
10分	イントロダクション		
30分	座学		
100分	意識障害の評価（A）	意識障害の評価（B）	意識障害の評価（C）
40分	脳卒中スケール（A）	脳卒中スケール（B）	脳卒中スケール（C）
110分	模擬診療（A）	模擬診療（B）	模擬診療（C）

（3）「模擬診療」（「呼吸・循環管理」「症例検討」）

ISLS三重（ISLS中部）では模擬診療のなかで「呼吸・循環管理」，「症例検討」について学ぶ形式をとっている。重症（バイタル不安定）症例，中等症（バイタル安定）症例といった枠組みで症例を準備している。シナリオによってポイントが「呼吸・循環管理」であるものや，「症例検討」やアルゴリズムについて検討できる内容となっている。1人1症例を初期診療医として担当し，1症例当たり約20分の時間配分で実習を行っている（合計120分間）。

2）ワークショップの流れ

（1）座　学

最初に約30分間の座学を設けている（表Ⅲ-4-2）。内容はワークショップの位置づけ・ファシリテーターの役割・Webシステムについて簡単に説明を行っている。

（2）実　習

残りはすべて実習となる。受講者を2グループ「ファシリテーターグループ」，「受講者グループ」に分け，交互に模擬実習を繰り返す形で進行する。ISLS三重コースの「意識障害の評価」，「脳卒中ス

ケール」，「模擬診療」についてそれぞれ模擬自習を行い，指導内容について確認を行っている。

①「意識障害の評価」ブースについて

ワークショップでは各シナリオの目標提示と振り返り（デブリーフィング）について各グループで事前に話し合ってから模擬実習を行っている。模擬実習後にファシリテーションについて両方のグループ全員でディスカッションする。時間配分は事前打ち合わせ1〜2分，模擬実習10分，ディスカッション5分となっており，シナリオ1〜6すべてを行っている（合計約100分）。

②「脳卒中スケール」について

NIHSSの模擬実習を1症例行いNIHSSの検査手技について確認を行う（約40分）。ファシリテーターとしての指導のポイント・評価方法について注意するポイントを確認しながら進行している。

③「模擬診療」について

重症症例を2症例，中等症症例を2症例の合計4症例を模擬実習として行っている。各症例最初に約10分間の打ち合わせ時間を取っている。各シナリオのポイントを確認したうえで目標提示・振り返り，内容について各チームで打ち合わせを行う。模擬実習自体は約15分間で各シナリオの目標提示から振り返りまでを行っている。模擬実習後に約10分間のデブリーフィングを全員で行っている。

重症症例では呼吸・循環管理について，中等症症例では代表的な脳卒中の治療についてどのように進行していくかについて話し合っているが，あくまでデブリーフィングの中心は目標提示と振り返りを含んだファシリテーションの内容に絞っている。

ワークショップの実際 Ⅲ
Workshop as training the trainer

5 秋田 ISLS ワークショップと e-learning
Akita ISLS workshop with e-learning system

1 はじめに

　北東北各県では ISLS/PSLS コース開催が少なく，各地域では 1～2 回/年が現状であった。そして，コース開催と同時に ISLS-WS も行ってきた。このコース開催で，ISLS/PSLS コースでは，①認定ファシリテーターとしてのコース経験の不足があること，ISLS-WS では，②開催地により受講者の業種の偏りで内容が一定でないこと，が問題点としてあげられた。そこで，ISLS-WS の一部に e-learning を用いることで，上記①，②を解決すると考えた。秋田県立脳血管研究センター（秋田脳研）は 2010 年 2 月 21 日に第 1 回秋田 ISLS-WS を開催し，以降は年間 7 回程度開催している。30 回開催した経験から e-learning を製作し，2014 年 5 月 25 日から異なった地域のコースで 7 回試行し，e-learning での学習が効果的で，学習の目的に合っていることが示されたため，修正を加えることなく，2015 年からは本格始動になった。

2 ISLS-WS e-learning の内容

　『ISLS ガイドブック 2013』[2] に準拠し，『PSLS ガイドブック 2015』[3]，『ICLS 指導者ガイドブック』[4] を参考にして作成し，ISLS ホームページ内の意識障害症例および ISLS/PSLS アルゴリズムカードを資料として用いた。

　四部構成で，第 1～3 部は必須，第 4 部はオプションとして自己学習用にして，必須の部分には当日に解答し持参する問題を適宜挿入した。内容は，第 1 部は「ISLS 概論」，第 2 部は「ISLS/PSLS コース 4 ブースの要素」，第 3 部は「模擬患者を使った意識障害の評価に関するファシリテーション（3 症例）」，第 4 部は「模擬患者を使った意識障害の評価に関するファシリテーション（7 症例）」で，第 3，4 部は症例ごとにチャプターにした。秋田脳研では第 2～4 部までを作成した。

　第 3，4 部の「模擬患者を使った意識障害の評価に関するファシリテーション」では，経験の多い認定ファシリテーターと経験の少ない認定ファシリテーターでファシリテートしていく場面に設定した。このことにより，経験の異なる 2 人のファシリテーションの様子をみることで，ISLS/PSLS コースで受講者に適切なファシリテートで展開していく方法を自ら考え，ファシリテーターとしての自分をイメージして学習することができる。

　当日持参する問題はすべて四択問題になっていて，その内容は，神経蘇生のユニバーサルアルゴリズムにおける ISLS コースの位置づけ，脳卒中の連鎖 7D での PSLS と ISLS の位置づけ，ISLS で用いる意識障害のスケールの分類，PSLS で用いる意識障害のスケールの分類，NIHSS の一般的ルール，ISLS アルゴリズム表に関すること，模擬患者とファシリテーターの関係，に関する 7 問である。

3 ISLS-WS 受講の流れ/受講内容

　ISLS-WS 受講の流れは図Ⅲ-5-1 のごとくで，ISLS-WS 受講希望者は，①主催者に申込みを行い，②主催者は ISLS-WS 受講者に e-learning の内容を含めた受講案内を通知する。③ISLS-WS 受講者は ISLS-WS 開催日までに e-learning の必須部分（2 時間程度）を学習し，④開催当日 e-learning 内で出題

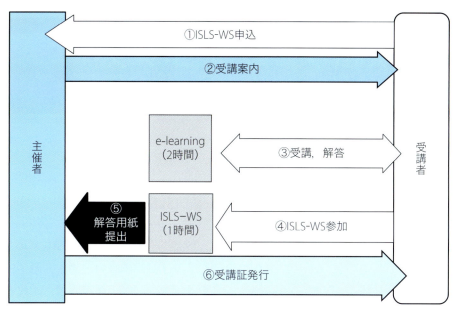

図Ⅲ-5-1 ISLS-WS の流れ

表Ⅲ-5-1 ISLS-WS 時間割

8：30～ 9：00	ISLS-WS 受付
9：00～ 9：10	イントロダクション
9：10～ 9：30	ロールプレイ
9：30～10：00	グループディスカッション
10：00～10：05	受講証

している問題の解答用紙を持参し，60 分の ISLS-WS を受講する．⑤持参した解答用紙を提出してもらい，⑥ISLS-WS 受講証の発行をすることになる．

ISLS-WS 当日の受講の流れは表Ⅲ-5-1 のごとくで，『ICLS 指導者ガイドブック』[4]を参考に，はじめに WS の意味を解説，複数のロールプレイとグループディスカッションを行う．ロールプレイは，2 名 1 組で GCS 体操の V の解説や GCS 体操の M の解説を 2 分間で，お互い説明役と説明される役を経験する．その後，①時間管理，②参加型，③双方向性，④言語/非言語性コミュニケーションについて解説を受け，受講者には体験を発表してもらう．グループディスカッションでは，ISLS-WS 受講者が意識障害の模擬患者とファシリテーターを経験し，講師が演じる模擬受講者にファシリテートする．ここで，効果的指導法を 4～6 人のグループ内でディスカッションする．多くの場合は，ここで 60 分になる．

なお，この e-learning は秋田脳研 HP 内（http://www.akita-noken.jp/pc/）にある．併せて，『ISLS コースガイドブック 2018』[5]が発行されたため，内容がコースと一致しないことがあることをご了承願いたい．

文　献

1) 佐々木正弘，奥寺敬，鈴木明文：ISLS ワークショップでの e-learning 開始について；北東北での試み．日神経救急会誌 27：23-28，2015．
2) 日本救急医学会，日本神経救急学会，日本臨床救急医学会監，「ISLS ガイドブック 2013」編集委員会編：ISLS ガイドブック 2013；脳卒中初期診療のために．へるす出版，東京，2013．
3) 日本臨床救急医学会監，PCEC・PSLS 改訂小委員会編：PSLS ガイドブック 2015；救急隊員による脳卒中の観察・処置の標準化．へるす出版，東京，2015．
4) 平出敦監，日本救急医学会 ICLS コース企画運営委員会 ICLS 指導者ガイドブック編集委員会編：日本救急医学会 ICLS 指導者ガイドブック．羊土社，東京，2011．
5) 日本救急医学会，日本神経救急学会，日本臨床救急医学会，日本救急看護学会監，「ISLS ガイドブック 2018」編集委員会編：ISLS ガイドブック 2018；脳卒中の初期診療の標準化．へるす出版，東京，2018．

ワークショップの実際 **III**
Workshop as training the trainer

6 ISLS 浜松ワークショップ
ISLS Hamamatsu workshop

ISLS 浜松ワークショップ解説にあたり，併せて ISLS 浜松コースの紹介を行う。

1 概要

ISLS 浜松は静岡県西部から愛知県東三河地域において ISLS コースを展開している。同地域の脳神経外科医，救急医，看護師が中心となってコース設計および運営をしている。2008 年 3 月〜2018 年 6 月の期間に 34 回の ISLS コースを開催してきた。コース受講者は合計 747 名（医師 206 名，看護師 494 名，救急隊 15 名，その他 32 名）であり，指導者は延べ 781 名（医師 288 名，看護師 430 名，救急隊 17 名，その他 46 名）であった。病院の救急部門において実際に脳卒中初期診療に携わる際に役立つように，ISLS アルゴリズムを理解・実践的に学習できる模擬診療モジュールを採用していることが ISLS 浜松の特徴である。

2 ISLS 浜松コース

ISLS では 4 つの学習目標に対応したモジュール，つまり①意識障害の評価，②脳卒中スケールを用いた評価，③呼吸・循環管理，④代表的な脳卒中症例の 4 つのモジュールが設定されている（以後 ISLS 原法と呼ぶ）。一方 ISLS 浜松では，（A）意識障害，（B）脳卒中スケール，（C）模擬診療の 3 モジュール構成で行っている。模擬診療モジュールは ISLS 原法の③，④を包括し，さらに ISLS アルゴリズムの理解を深め，脳卒中初期診療の一連の流れを習得できるように設計している。

ISLS 浜松コースの時間割を示す（**表III-6-1**）。午前中に講義・プレ実習・模擬診療デモンストレーション供覧（デモ供覧）を行い，午後に各モジュールでの実習を行う。講義は脳卒中初期診療に関する知識と ISLS アルゴリズムを短時間で確認する内容である。プレ実習では GCS・NIHSS の基本事項を確認し，さらに受講者が 2 名一組となって GCS・

表III-6-1　ISLS 浜松コースの時間割例

8：45〜 8：55	ファシリテーター事前打ち合わせ			
9：00〜 9：10	オリエンテーション	ファシリテーター ブース設営 ブース進行・模擬患者役の練習		
9：10〜 9：50	ISLS 講義			
10：00〜11：00	プレ実習（GCS・NIHSS）			
11：00〜11：20	模擬診療デモンストレーション			
昼休み				
	グループ 1	グループ 2	グループ 3	グループ 4
12：10〜13：00	意識障害 （A ブース）	脳卒中スケール （B ブース）	意識障害 （C ブース）	脳卒中スケール （D ブース）
13：10〜14：00	脳卒中スケール （B ブース）	意識障害 （C ブース）	脳卒中スケール （D ブース）	意識障害 （A ブース）
14：10〜16：15	模擬診療 （C ブース）	模擬診療 （D ブース）	模擬診療 （A ブース）	模擬診療 （B ブース）
16：15〜16：30	修了式			
16：30〜17：00	ファシリテーター意見交換会			

NIHSSでの評価を練習する。デモ供覧ではファシリテーターが模擬診療を行い，アルゴリズムの要点を解説する（図Ⅲ-6-1）。

受講者が午前中のプログラムを行っている間に，ファシリテーターは午後の実習に向けて会場や資器材を準備し，ファシリテーター間の打ち合わせ，模擬患者役の練習などを行う。また指導者養成ワークショップ（WS）を併催する場合は，午前の間にWSを行う。

午後がISLS原法に相当するもので，意識障害（GCS）モジュール・脳卒中スケール（NIHSS）モジュールを行い，その後に模擬診療モジュールを行う。

【模擬診療モジュール】

受講者6名が1グループとなり，1名1回ずつ医師役となって模擬診療を行う。医師役以外に，研修医役，看護師役，記録役などを設定し，受講者の全員が模擬診療にかかわって学習できるようにしている。高機能ALSシミュレーターは使用せず，ファシリテーターが模擬患者を演じる。各ブースで2台のコンピューター（および液晶モニター）を使用する。コンピューター1台で疑似モニターソフトウエアを使用し，バイタルサインなどを表示させる。もう1台のコンピューターでプレゼンテーション用ソフトウエアを用いて，模擬診療を進めるために必要な模擬患者情報やCT画像を提示し，また模擬診療終了後の振り返り・まとめを行う。模擬症例は6例とし病型・学習テーマを設定している（表Ⅲ-6-2）。この6症例を模擬診療することでISLSアルゴリズムを理解でき，なおかつ脳卒中急性期の呼吸・循環管理と代表的症例を学ぶことができる。また模擬症例はガイドブックから引用しており，コース後に受講者が自分で復習することが可能である。

3 ISLS浜松における指導者養成ワークショップ

2009年7月～2018年1月に6回の指導者養成WSを行った。対象者はISLS浜松に継続して参加しているアシスタントファシリテーターで，その後もISLS浜松に継続参加する意思のあるものである。前述の（A）～（C）の各モジュールで効果的な学習支援ができるようになることが目標である。WSの時

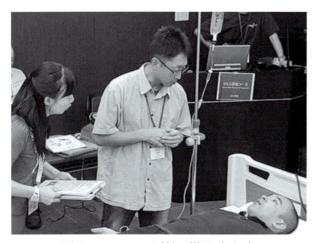

図Ⅲ-6-1　ISLS浜松の様子（デモ）

表Ⅲ-6-2　模擬診療モジュールにおける症例設定

	病型	学習テーマ	ガイドブック2013*
1	アテローム血栓性脳梗塞（rt-PA静注療法適応）	ISLSアルゴリズムの確認 rt-PA静注療法の適応判断	1
2	くも膜下出血	脳ヘルニア徴候の確認と対応 くも膜下出血の対応	12
3	脳幹出血	気道確保・呼吸管理の必要性の判断 気管挿管の方法についての検討	17
4	脳出血	脳出血の急性期の血圧管理 脳出血の手術適応や術後経過の理解	6
5	心原性脳塞栓症	心原性脳塞栓症の病態 early CT signについて	4
6	心原性脳塞栓症（t-PA静注療法適応）	rt-PA静注療法適応時の対応 rt-PA静注療法後の経過	19

*『ISLSガイドブック2013』「代表的な20例のシナリオ」

表Ⅲ-6-3　ISLS 浜松における指導者養成ワークショップの時間割例

時間	内容
9：10〜 9：40	ISLS-WS 講義
9：50〜10：20	NIHSS モジュールの指導
10：20〜10：50	意識障害モジュールの指導
11：00〜12：00	模擬診療モジュールの指導

※午後は同日開催の ISLS 浜松コースにファシリテーター参加

間割を表Ⅲ-6-3 に示す。講義では成人教育に関する一般的事項と，ISLS コースでの学習目標を確認する。続いて ISLS 浜松コースにおける 3 モジュール〔（A）意識障害の評価，（B）脳卒中スケール，（C）模擬診療〕のそれぞれを想定してファシリテーター役や模擬患者役をロールプレイすることで，学習支援の効果的な方法や，わかりやすい模擬患者の演じ方を学ぶ内容である。WS は ISLS 浜松コースに併設して午前中に行っており，午後は ISLS コースにアシスタントファシリテーターとして参加し，WS で学んだことをその日のうちに実践するようにしている。

文　献

1）日本救急医学会，日本神経救急学会，日本臨床救急医学会監，「ISLS ガイドブック 2013」編集委員会編：ISLS ガイドブック 2013；脳卒中初期診療のために．へるす出版，東京，2013.
2）日本救急医学会，日本神経救急学会，日本臨床救急医学会，日本救急看護学会，「ISLS ガイドブック 2018」編集委員会編：ISLS ガイドブック 2018；脳卒中の初期診療の標準化．へるす出版，東京，2018.
3）水谷敦史，中山禎司，加藤俊哉，他：脳卒中初期診療教育（ISLS）における模擬診療モジュールの有用性；ISLS 浜松の方法．Neurosurg Emerg 22：48-53，2017.

7 ACEC ワークショップ
ACEC workshop

1 はじめに

ACECコースでは急性意識障害の初期診療について学習するが，そのなかでは多様な病態や多種類の検査が登場し，また実臨床では必ずしも線形アルゴリズムに沿った診療ができるとは限らない。したがって，ACEC指導者養成ワークショップでは急性意識障害の初期診療から神経集中治療における幅広いテーマについてのディスカッションを行い，そのなかで，参加者には適宜発言を求める。

2 対象

①医師（臨床研修医以上）
②看護師（救急医療関連の勤務歴が3年以上）

3 学習目標

①急性意識障害の主な病態と初期診療について解説することができる。
②急性意識障害初期診療で実施する検査の結果を解説することができる。
③急性意識障害の主な原因疾患の最新の知見に関する文献を紹介することができる。

4 方法（表Ⅲ-7-1 参照）

1．文献レビュー

文献について解説する。

表Ⅲ-7-1　ACEC試行コース スケジュール

時間	内容
9：30～9：50	準備・打ち合わせ
	コース
10：00～10：20	コース説明
10：20～11：10	文献レビュー　各15分＋5分
	(a) 敗血症
	(b) 非痙攣性てんかん重積状態（NCSE）
	(c) Drip, Ship and Retrieve
11：20～12：10	シミュレーショントレーニング検討　各15分＋5分
	(a) 痙攣性てんかん重積状態　GB p144
	(b) 細菌性髄膜炎＋敗血症　GB p145, 153
	(c) 糖尿病性ケトアシドーシス　GB p154
12：10～13：00	昼食
13：00～13：50	検査所見・治療を中心とした症例検討　各15分＋5分
	(a) 脳波検査
	(c) MRI
	(b) 脳脊髄液検査
13：50～14：00	まとめ・全体質疑
14：00～15：00	コース内容の検討

GB：『ACECガイドブック2014』

Ⅲ　ワークショップの実際

2．シミュレーショントレーニング検討

・ヒューマンシミュレーターまたは模擬患者を用いたチーム医療。
・各模擬診療において神経所見の取り方，脳波判読，CT，MRI 画像の読影，検査結果に関する解説について検討。

3．検査所見・治療を中心とした症例検討

以下から 2～3 項目を選択する。

・**画像検査**
CT，造影 CT（CTA を含む），MRI など。

・**生理機能検査**
EEG（脳波検査），ABR（聴性脳幹誘発反応），

SEP（感覚誘発電位）など。

・**検体検査**
血液（動脈血液ガス分析を含む）・尿検査（薬物検査，尿中抗原を含む），細菌検査（グラム染色を含む）など。

・**超音波検査**
心臓，腹部，総頸動脈など。

5　評　価

筆記試験などの評価は行わない。

ワークショップの実際 **Ⅲ**
Workshop as training the trainer

8 秋田 NRLS ワークショップ
Akita NRLS workshop

1 はじめに

　神経蘇生には，病院前から始まるシームレスな治療システムの構築が必要となる点から医師，看護師，救急救命士を含めた医療従事者に対するシミュレーション研修が重要になってきている。現行の神経救急領域のシミュレーション研修には ISLS，PSLS，ACEC，PCEC，PNLS があり，これらには 75％の共通のモジュールがあるものの，個々にコース開催をしているのが現状である。しかし，これらのコースを開催する指導者は共通であることが多く，共通のモジュールと各コース個別のモジュールを包括した概念として Neuroresuscitation Related Life Support（NRLS）が提唱された[1]。この NRLS ワークショップを受講することで，共通の開催者がより効率的にコースを展開できるように期待された。第 1 回 NRLS ワークショップは，2016 年 8 月 6 日に ISLS 開発時のトライアルコースを行った秋田県立脳血管研究センター（以下，秋田脳研）で開催された。

2 コース概要

　表Ⅲ-8-1 のごとく，半日コースで開催され，内容は①秋田脳研セミナーと ISLS の黎明期，②シミュレーション研修と ISLS，③ISLS と神経蘇生，④クリニカルマップの使用に関するワークショップ，⑤ENLS，⑥NRLS の今後の展開の 6 つの要素で，①，②，③，⑤，⑥は座学（図Ⅲ-8-1），④はグループワークの形式で行われた（図Ⅲ-8-2）。

3 コース参加者/評価/今後の展開

　参加者は 32 名（医師 24 名，看護師 2 名，救急救命士 6 名）で，4 名の医師を除くと 11 年以上の臨床経験と何らかの神経系シミュレーションコースのファシリテートや指導の経験を有し，なかにはすべてに精通している医師数人も含まれていた。この参加者らにコースを評価し，今後へ向けた改善点をあげてもらったところ，コース全体および各セクショ

表Ⅲ-8-1　NRLS ワークショップの時間割

時　　　間		半日コース	担当者（敬称略）
13：00～13：10	10 分	開会の挨拶	
13：10～13：30	20 分	秋田脳研セミナーと ISLS の黎明期	鈴木　明文*
13：30～14：00	30 分	シミュレーション研修と ISLS	奥寺　敬**
14：00～14：30	30 分	ISLS と神経蘇生	奥寺　敬**
14：30～14：40	10 分	休憩	
14：40～16：00	80 分	グループワーク　クリニカルマップを極める	谷崎　義生***
16：00～16：10	10 分	休憩	
16：10～16：30	20 分	ENLS	小畑　健二****
16：30～16：50	20 分	NRLS の今後の展開	奥寺　敬**
16：50～17：00	10 分	修了式	

　*秋田県立病院機構
　**富山大学救急・災害医学講座
　***美原記念病院
　****大阪府三島救命救急センター

〔文献 2）より引用〕

101

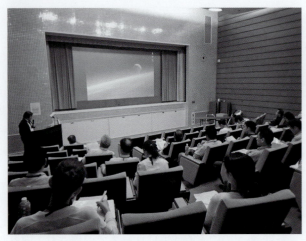
図Ⅲ-8-1 座学

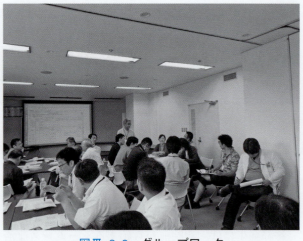
図Ⅲ-8-2 グループワーク

ンの内容と内容の理解度ともに高評価であった。また，クリニカルマップに関しては他コースにおいて使用していない場合もあることから，概念の説明が必要であることがわかった。

また，看護師や救急救命士からも同様の高評価で，コース運営に携わる医師以外にも，十分に臨床経験や指導経験のある医療スタッフへの研修コースになり得る。すべての医療者から理解される名称としてはNeuroresuscitation Simulation Trainings（NRST）が合っており，このNRSTが神経蘇生領域の指導者を養成するコースの中核になると思われる。

文　献

1) 奥寺敬：JRC蘇生ガイドライン2015と脳神経蘇生研修―NRLS（Neuroresuscitation Related Life Supports）の概念．第30回神経救急学会学術集会抄録集．2016.
2) 遠藤拓朗，佐々木正弘，奥寺敬，他：第1回NRLSワークショップ開催報告と今後の展望．Neurosurg Emerg 22：54-59，2017.

IV

研修対象（対象によって方法を変える）
How to teach according to object

本章の目的

・神経蘇生研修に参加する職種について解説する。

1 医学部学生
Medical student

わが国の医学部学生は，大学入学後6年間の教育を受ける。欧米では医学教育が大学院教育であるため，大学学士教育を修了した者が対象となるが，わが国は大学に入学し，学士教育と医学専門教育を同時に学習する6年間の教育である。従来，基礎2年，臨床2年，臨床実習2年といわれてきた。しかし近年，医療安全を重視し，臨床能力向上が着目されてきた。さらに，2023年以降国際認証を受けていない医学部卒業者は，米国での医師国家試験受験資格が得られないという「2023年問題」が発表されたことにより，全国の医学部教育は，大改革を求められている。そして，平成28（2016）年度改訂モデルコアカリキュラム（図Ⅳ-1-1）[1]）では，「多様なニーズに対応できる医師の養成」が掲げられ，各大学では，参加型臨床実習の充実に加え，入学後早期から臨床に触れる機会を増やし，知識面でも基礎科学・基礎医学と臨床（従来の系統講義）を組み合わせた講義・演習が取り入れられるようになっている（図Ⅳ-1-2）。

そこで，現在の医学部の学習年限に応じた，ISLS学習案について述べる。

1 医学部1～2学年（低学年）

主に医療系専門職業人養成のために，医療系職業の本質とそれによって成立する社会の仕組みなどを学ぶ時期である[2]。この低学年時期に，外来患者に同行する実習（外来案内・エスコートなどと呼ばれ

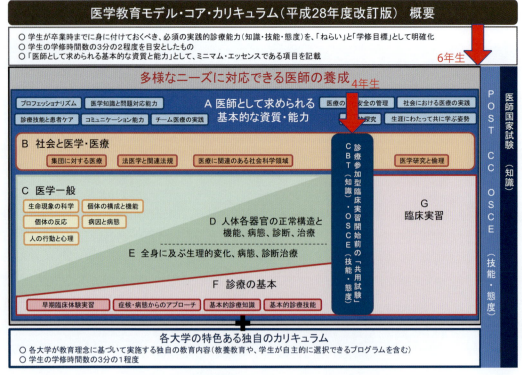

図Ⅳ-1-1　医学教育モデル・コア・カリキュラム

〔文献1〕より引用〕

1 医学部学生

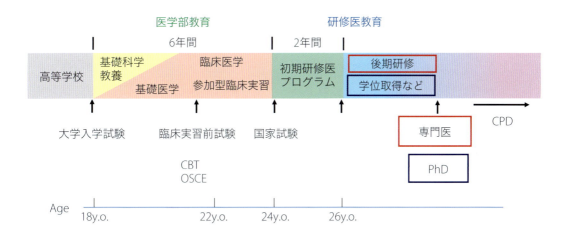

CBT：computer-based testing, OSCE：objective structured clinical examination,
CPD：continuing professional development

図Ⅳ-1-2　日本の医学教育の流れ

〔伴信太郎作成，一部改変〕

る）や，看護師や他職種と共に行動する実習など，早期体験実習が組まれている大学が多い。医療現場に直接参加するということから，新入生ガイダンスなどを用いて心肺蘇生法を必修としている大学も少なくない。そのような環境下から，実習中，接している患者にこのような症状が現れたらすぐ医療者に報告せよと，意識障害や麻痺など臨床的医学知識が少なくても，患者の危機的状態を早期に発見することができる内容を重点的に指導することが望ましい。心肺蘇生をはじめとする「コース」と呼ばれるパッケージ学習を学生はとても好む。これらは，学習のモチベーションの一助になるが，形のみを覚えて満足してしまうことにやや懸念もある。しかし，日本の伝統芸能と同様，技術を身につけるために，「守・破・離」のように，型を模倣するところから開始するのも1つの学習方法であり[3]，十分な病態知識のない学生でも，ISLSを用いて型を学ぶのもよいのではないだろうか。そこで，医学部低学年を対象とする場合は，基本的な解剖を理解していることを前提に，意識レベルの判断，麻痺の有無を判断できることを目標にすることが望ましいと考える。また，多職種学生と共に学ぶことで，意識障害患者のチーム医療を模擬体験する機会にもなると考える。

2　医学部3～4学年（中学年）

　主に4年生から，参加型臨床実習に入る大学が多い。そのため，3年生後期から4年生前半は，CBT（computer based testing）に対応した基礎知識とOSCE（objective structured clinical examination）に対応した基本手技の獲得が最重要課題である。そのため，ISLSで取り上げられるシナリオを通して知識と技術が獲得できれば，その知識・技術の定着につながることが期待される。とくに，OSCEでの神経診察手技に直結する内容が多く含まれているため，ただ手技のみを覚えるよりも症例を通して学習することで，知識との連結・定着が期待される。

　補足として，この中学年で，模擬患者役をやってみるのもよい学習になる。模擬患者を演じるには病態の詳細が理解できていないと難しい。指導を受けながらにはなるが，ぜひ模擬患者役をやるという学習も体験できるとよいのではないだろうか。

3　医学部5～6学年（高学年）

　高学年はまさに国家試験を目指した学習途上である。とくに近年の医師国家試験では，単に1つの異常所見画像をみて病気を答える問題ではなく，多く

Ⅳ　研修対象（対象によって方法を変える）

の画像のなかから所見のある画像を選んでさらにその所見を答える，その対応について答えるなど，自身で選ぶ力，考える力を試すように変化している[4]。丸暗記では答えられない問題や，実際に臨床実習で体験していないと答えにくい問題も増えてきているようである。ISLSでは，第1報から準備を考え，仮説を立て，実際に医療面接，身体診察を行い，画像所見に基づいて診断し，治療を考えるという一連の流れを学ぶことができるため，高学年にとっては，テキストにあるケースマップを参考にしながら対応すれば，今までの学習成果が測定できるといえる。

また，近年のPCC-OSCE（post clinical clerkship-objective structured clinical examination）では，診察過程・臨床推論を問うものが増えており，ISLSは，その練習にもなると思われる。

とくに4～6学年において，クリニカルクラークシップは3～4名/グループで活動することが多い。もし可能であれば，臨床で体験した患者の事例に応じたISLSシナリオを取り上げ，再度系統立てて体験，整理し，グループ内で共有することが望ましい。また，意識障害のみかたや麻痺の判断など基本的技術をしっかり身につけることで，4年生のOSCEで

の学習を臨床で実際に用いる技術として展開することができ，有意義な参加型臨床実習にもつながる。

以上のように，医学部学生がISLSを用いて学習する際は，ある程度学年に応じて強化すべき学習内容を選択することで，より効果的な学習になると考えられる。一般の医療従事者と共に受講者として学生が入っている際は，もちろん学生の個別性・能力差があるため，すべて前述の通りというわけではないが，受講学生にとっての到達目標は確認しておくとよいと考える。

文　献

1) 医学教育モデルコアカリキュラム平成28年度改訂版.
http://www.mext.go.jp/b_menu/shingi/chousa/koutou/033-2/toushin/1383962.htm（accessed 2018-3-2）
2) 日本学術会議基礎医学委員会・臨床医学委員会合同医学教育分科会：提言：我が国の医学教育はいかにあるべきか．2011，pp8-10.
http://www.scj.go.jp/ja/info/kohyo/pdf/kohyo-21-t130-1.pdf（accessed 2018-3-2）
3) 生田久美子：「わざ」から知る．東京大学出版会，東京，2014，pp84-91.
4) 橋本佳子：医学部が他学部と違う「二つの特徴」：北村聖・東大医学教育国際研究センター教授に聞く．
https://www.m3.com/open/iryoIshin/article/432717/（accessed 2018-3-2）

研修対象（対象によって方法を変える）**IV**
How to teach according to object

2 看護学生
Nursing student

　看護師養成課程には，中学校卒業から目指す准看護学校（2年），高等学校衛生看護科（3年），高等学校一貫校（5年），高等学校卒業から目指す看護大学（4年），短期大学（3年），専門学校とさまざまであり，カリキュラムもそれぞれ異なる。

　平成23年以降，地域医療構想に基づく地域包括ケアシステムの構築により，看護者はさまざまな場面で状況に応じた適切な対応ができる看護実践能力が求められるようになっている。また，患者中心の医療の実現に向け，チーム医療の推進，多職種連携の一員としての役割を果たすことや，医療安全への対応も求められる。学士課程においては，社会のニーズの変化に対応し，看護師として必要となる能力を備えた質の高い人材を養成するため，平成29年10月に「看護学教育モデル・コア・カリキュラム～『学士課程においてコアとなる看護実践能力』の習得を目指した学修目標～」[1]も公表された。

　カリキュラムは各大学・各種学校によって理念や特色に基づいて構成されており，必ずしも同学年で同じ科目が設定されてはいない。しかし，どの教育課程においても看護学生への教育では，専門的知識に基づいた判断力と実践能力の育成が重視されている。

　おおよそのカリキュラム進行に応じた神経蘇生コースの学習案について述べる（**表IV-2-1**）。

1 低学年（基礎分野・専門基礎分野学修時期）

　看護実践の基本となる科学的思考の基礎や人間と生活・社会とのかかわりについて，人体の構造と機能，疾病の成り立ちと回復の過程，疾病治療についてなど看護の対象理解に必要な基本的知識を学ぶ時期である。脳神経系の学修では，講義による知識の習得と演習によって観察技術を学ぶ。医療の知識は，看護実践の根拠となり，必要な観察の視点につながる。フィジカルアセスメントなどの科目のなかで，意識障害の評価や徒手筋力検査法など麻痺について学修する際に，各コースでの手法を用いることができる。実際に，筆者はISLSでの意識障害の評価を授業内で展開しているが，シナリオが初学者でもイメージしやすく，隣同士でロールプレイを実施しながら評価方法を学ぶことができている。模擬患者役によって判断が困難になることも，状態をどのように考えるか評価者・患者役の双方から意見交換ができ学びが深まり，また知識と技術の定着にもよいと考える。

表IV-2-1　看護学生の学修内容とコース内容の対応表（一例）

	学修内容	対応する神経蘇生コース内容
低学年 （看護の対象理解・基礎的知識）	・人体の構造と機能 ・疾病治療 ・基礎看護	・意識障害の評価 ・徒手筋力検査法 ・脳卒中スケール ・各病態，治療
中～高学年 （専門分野の学修，知識をもとにアセスメントに活用）	・看護専門知識 ・看護援助技術	・各病態への対応 ・ケースマップ
臨地実習 （知識と技術の統合）	・あらゆる場での看護実践	・脳ヘルニアの対応 ・ケースマップ ・シミュレーション

Ⅳ　研修対象（対象によって方法を変える）

2 中学年～看護学生高学年（専門分野学修時期）

　各発達段階（小児，成人，老年など）にある人を対象に，療養生活を支援するために必要な看護学の専門知識と看護援助技術を学ぶ時期である。看護を実践するために，基礎・専門基礎分野で学習した知識を統合し，アセスメントするために活用できることが求められる。

　学生は，病態が治療によってどのように変化していくのか，患者の状態・状況を把握することが困難なことが多い。筆者は，脳出血やくも膜下出血の術前の状態を提示するときに神経蘇生コースでのケースマップを提示している。患者の所見，必要な検査，行われる治療が一連の流れでわかり，学生が患者の変化をとらえることの一助となっている。また，各々の処置・検査が行われるなかでどのような看護が必要となるか学生同士で話し合う時間をもつことによって，知識の統合に役立っていると考える。

3 臨地実習

　知識や技術を統合し，医療機関のみならず，在宅，保健機関，福祉施設，産業・職域，学校など多様な場やあらゆる年代や健康レベルの人々の健康生活・療養生活を支援する方法を学ぶ時期である。

　臨地実習では，とくに看護の知識と技術の統合が求められる。脳神経系の病棟や意識障害のある患者を受け持つことが想定される場合，既習知識，必要な観察技術の確認から基本的な内容のシミュレーションを実施して実習に臨むことが期待される。知識と技術がどのような場面で必要なのか，練習になるとともに安全な看護の提供にもつながると考える。

　以上，看護学生に対し神経蘇生コースの内容を用いて学習する際は，学生の既習知識や技術を確認したうえで，内容を選択することでより効果的な学習となると考えられる。また，学習目標を明確に提示するとともに，一つひとつが達成されているか知識・技術ともに確認していく必要がある。

文　献
1) 看護学教育モデル・コア・カリキュラム：「学士課程においてコアとなる看護実践能力」の習得を目指した学習目標.
http://www.mext.go.jp/b_menu/shingi/chousa/koutou/078/gaiyou/__icsFiles/afieldfile/2017/10/31/1397885_1.pdf（accessed 2018-3-7）

研修対象（対象によって方法を変える）Ⅳ
How to teach according to object

3 臨床研修医
Resident

初期臨床研修医は，「医師というプロ」の道を歩むうえでのスタート地点に立ったばかりである。初期臨床研修の目的として，学生時代に学んだ知識を実践し，今後「医師というプロ」として生きていくうえでの態度を身につけることがある。医師として安全，確実に全人的医療を提供しつづけるために必要な技能の習得を目指し，自ら目標を設定し，それを達成するために努力しつづけることが重要である。シミュレーション研修はこうした臨床研修医の学習を支援するツールの1つとして活用されるべきである。

現在の医学部教育では，知識の詰め込み偏重とならないよう，米国医学教育に倣ったPBLチュートリアル教育を導入して自主的で能動的な学習習慣を身につけさせるとともに，診療参加型臨床実習（クリニカルクラークシップ）を導入し，医学生も診療チームの一員として臨床経験を積むことで，医学部6年間修了までには各種疾患や病態生理についての知識を有するのみでなく，臨床研修開始に必要な最低限の臨床能力を身につけることができるよう配慮されている。しかしながら依然として研修開始時に初期研修医に要求される業務内容と，実際の彼らの臨床能力には大きなギャップがあることは事実であり，多くの初期研修医はこのギャップをOJT（on the job training）で埋めていく必要に迫られる。そこでシミュレーション研修は臨床研修医のOJTにおける医療安全，診療の質を担保するためにも必須の教育手段である。

1 研修の目的とコース設定

2004年に導入された現在の臨床研修制度は，すべての医師に専門領域に限らずプライマリケアの基本的な診療能力を習得させること，医師としての人格を養い育てることを目的とし，内科・救急・地域医療などの基本診療科でのローテート研修を義務づけている。神経蘇生は，まさにすべての臨床研修医が身につけるべき必須の基本的診療能力であるが，初期臨床研修の必修診療科には，神経診療を扱う脳神経外科，神経内科などの専門診療科は含まれていない。そのため初期臨床研修において神経蘇生シミュレーション研修が果たす役割は非常に大きいといえよう。

臨床研修医にとって，神経蘇生領域におけるシミュレーション研修を行う目的は，神経救急患者の初療を安全かつ確実に遂行できるようにすることであり，そのゴールは自らで神経救急患者への初期対応を実践できることである。臨床研修医単独での診療は困難であったとしても，医療チームの一員として診療手順を理解して行動できることが1つの目標となるであろう。

こうした目標を達成するうえでは，神経蘇生に関する知識，診療アルゴリズムを理解することはもちろんのこと，それのみでなくチーム医療における上級医や医療スタッフとのコミュニケーション，リーダーシップのとり方や，患者とのコミュニケーションのとり方も習得する必要がある。臨床研修医を対象とした神経蘇生シミュレーション研修では，知識やスキルの習得のみではなく，こうしたチームダイナミクスの習得にも考慮してコース設計をすることが望ましい。

時間の限られたシミュレーション研修コースにおいて最大の学習効率を上げるためには，受講者は事前学習にて必要とされる知識を再確認しておくことが望ましい。しかしながら臨床研修医では受講に際しての事前学習が不十分となることが多い。臨床研修医の多くは，慣れない日々の業務をこなすことに

109

精一杯であり，教科書を系統的に読み込む時間がもてなくても不思議はない。短時間で要領よく予習できるように，要点をまとめて確認できるプレテストなどの課題を事前に提供するなどの学習支援が必要と思われる。

2 コース運営に際して

臨床研修医は臨床現場でのOJTにおいて目新しい手技，テクニカルスキルの習得には積極的であるが，チームワークやコミュニケーションなどノンテクニカルスキルの習得には往々にして無頓着である。そこでシミュレーション研修においてノンテクニカルスキルを意識してトレーニングすることは重要である。先に述べたように，チームダイナミクスを学ぶ観点からは多職種の参加者と同時にシミュレーション演習を行うことが効果的であるが，臨床研修医のみでのシミュレーションにおいても他職種の役割をロールプレイで経験することでコミュニケーションの重要性などについて理解を深めることができるであろう。

シミュレーションでは実際に臨床で実践できるように，臨床研修医自ら所見を取って，判断し，実行することに重点を置いてトレーニングを行う。あくまでも学習の主体は臨床研修医自身であり，指導者は多くは語らず，研修医自身で課題を発見し解決するように支援することで，個々の自己研鑽能力が高められるよう配慮することが望ましい。

臨床研修医は臨床現場に立つと同時に，新しい環境で急激に多くの情報や経験にさらされることとなり，得られた知識がうまく整理できず混乱しがちである。ケースマップ（p.137）を用いて構造的に知識を整理することは知識の整理と確認に有効な手段であり，積極的な活用が望まれる。

4 専攻医以降
Phisician

　後期研修医は，すでに2年間の臨床経験をしており，基本的な医学知識や手技は習得していると考えられる。現実の診察に対して緊張のある学生や前期研修医とは異なり，余裕をもってコースに臨むこととなり，知識をある程度もっているとも思われる。したがって，さまざまな質問に対して，救急医あるいは神経領域のベテラン医師などのコースの医学的質を担保するいわゆるコース責任医師（CMD）クラスが対応することが，受講者の研修に対する満足度を上げることになる。また，指導者もコースの基本である『JRC蘇生ガイドライン』[1]，『脳卒中治療ガイドライン』[2]などに日頃から目を通しておくべきである。

　受講者は日常診療の経験から，実際の現場での活動をイメージして研修することになるが，その際には，医療チームのリーダーとしての活動を周囲より期待されていることを認識させる必要もある。そして，コースを通して学んだことを自施設や地域の状況を鑑み，質の向上に発展させるように仕向けることができれば，きわめて有用なコースとなる。

　以下は，後期研修医としての専門分野に何を専攻しているか，すなわち個々のバックグラウンドを理解し，考慮すべきことを述べる（図Ⅲ-4-1）。

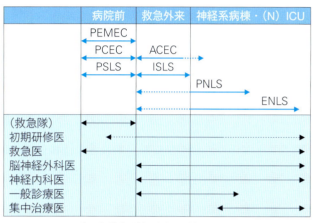

図Ⅲ-4-1　医師受講者が優先的に修得すべき対象コース

1　救急医学専攻医

　病院内での診療が中心のコース（ISLS，ACEC，PNLS，ENLS）であっても，病院前のコース（PSLS，PCEC，PEMEC）内容にも触れ，時に自身がドクターヘリ，ドクターカー，ラピッドカーなどで救急現場に出動することや，究極的には災害現場に遭遇した状況をイメージさせることがよいと思われる。そのことが「チーム医療」「多職種」「共通言語」「情報共有」「アルゴリズム」などの，これらのコースの根幹となる内容に対しての重要性を再認識することとなる。救急外来において，初療時の患者の状態を安定化させ，その後の専門的治療が円滑に行えるような活動だけではなく，前後の情報共有の仕方にも注意を払うようにさせる。さらに，救急医であれば，自施設のみならず，自身の地域のメディカルコントロール（MC）体制のあり方や展望について，これらのコースを通して考える機会になれば理想的である。可能であれば，指導者もそれぞれの受講者の地域のMC体制やプロトコルも，ある程度把握しておくとよい。

2　脳神経外科医・神経内科専攻医

　施設によっては，救急医ほど日々の役割はプレホスピタルに直結しないことが多いかもしれない。そのような状況でも，MC体制下病院前での救急隊からの情報が診療のスタートであり，PSLSやPCECがどのような形でかかわっているかに触れる必要がある。また，初療において，標準化された診療手順へ

Ⅳ　研修対象（対象によって方法を変える）

の理解を深めることも大切である。前述の「チーム医療」「多職種」「共通言語」「情報共有」「アルゴリズム」の文化が，まだ存在しない専門診療科が施設によっては存在するのが現実である。余談ではあるが，以前は神経領域の救急患者が ER で気道確保する状況のほとんどは，crush airway であった。しかし，現在では患者の意識レベルや全身状態から，より効果的な鎮静・無動化を目的として，迅速気管挿管（rapid sequence intubation；RSI）が通常に行われることは，診療の標準化がそれらの専門医にも浸透しつつあることを示している。

　昨今の専門医試験や各種ガイドラインにおいて，救急医療体制や救急初療についての内容が盛り込まれることもあり，指導する側もそれらの情報を事前に得ておくとよい。コースを通して，今後は専門医として自施設のみならず，消防関係など地域の研修に積極的に参加し，さらには指導するところまで意識が高まることを期待したい。

3 集中治療専攻医

　集中治療医を目指す若手医師には，ENLS コースは多いに興味をひくものである。「救命の連鎖」の意味においては，BLS と ACLS（ICLS）などの「心肺蘇生」コース同様に，「神経蘇生」も病院前のコース（PSLS，PCEC，PEMEC）から始まって救急外来でのコース（ISLS，ACEC）へ，そして最後は ICU へと，一連の流れを強調すべきである。

4 他の診療科専攻医

　内科系，外科系に限らず，自身が時間外や当直帯

で，神経蘇生にかかわる患者が救急搬送（時には walk in）で来院した状況をイメージさせるようなコースのあり方が，より学習効果を高めることとなる。専門外であっても，標準化された診療手順であれば，最低限の対応は可能であり，苦手意識がある場合もそれを減らすことが可能である。専門的治療に至るまで，自身がその地域，施設に応じて，どこまですべきかを頭の中で整理する機会にもなる。

5 各診療科専門医，科長，部長，センター長，院長クラスなどのベテラン医師

　時に後期研修を終えた専門医どころか，指導医以上クラスの医師がコースに参加することもある。そもそもが，これらのコースそのもののイメージすらない世代の医師であることも多々ある。「MC 体制」，「病院前」などの用語とその意味から，それぞれのコースのもつミッションを理解してもらうことが肝要である。長い臨床経験からの自身の意見や感想を引き出すことにより，より研修意欲を高めることとなり，コースの全体の活性化にもつながる。この場合も先の CMD などのベテラン医師の介入は必須であり，コース運営がチーム医療のお手本となる。最終的には自施設でのハード面，ソフト面をイメージさせ，今後の自施設やより広範囲の地域医療の充実に結びつけることとなる。

文　献
1) 日本蘇生協議会監：JRC 蘇生ガイドライン 2015. 医学書院，東京，2016.
2) 日本脳卒中学会脳卒中ガイドライン委員会編：脳卒中治療ガイドライン〈2015〉追補 2017 対応. 第 2 版，協和企画，東京，2017.

研修対象（対象によって方法を変える） Ⅳ
How to teach according to object

5 看護師
Nurse

看護師が主に学ぶことができる神経蘇生研修には，ISLS（脳卒中初期診療），PNLS（脳神経外科救急初期診療），ACEC（意識障害初期診療）がある。受講者のなかでも看護師の割合が半数以上を占めるコースも少なくない。また，看護師の受講者が勤務する部署は，救命救急センターや脳卒中専門ユニットから一般病棟，施設まで多岐にわたり，そのスキルも看護師経験年数もさまざまである。

このような状況において研修を行うにあたり考慮する点を述べる。

1 研修対象者の学習環境

神経蘇生研修を看護師が学ぶことは多く，対象の経験年数や専門性などもさまざまである。効果的に本研修を学習するためには成人教育において自己教育力を高めることが必要であり，指導者は研修の到達目標を明確化し，受講者個々の「学習ニーズ」を理解し「学習意欲」を引き出す役割がある。

成人教育では，指導していくうえで，行動変容を促し，専門職としての経験・プライドを否定することなく，知識・技術の習得のため，さらに自己教育力を高めるための意欲をもち，研修を受講できるようにすることが目標である。

1）事前準備
受講者は，神経蘇生研修の知識・技術の習得のほかに，既存の知識や現場での技術の振り返りなど，さまざまな目的をもって研修を受講する。研修受講の目的を把握するため，指導者は事前に情報収集を行い，受講者個々の研修受講の目的を把握することが大切である。また受講者に対し，事前に「ガイドブック」を通読して自己学習を行ってもらい，研修

での自己目標を設定してもらうことも大切である。

2）研 修
指導者は受講者に対し，研修全体と各部門での「目標の明確化と提示」が必要となる。課題は受講者が学んだことを臨床において活用できるよう，できるかぎり現実に近いものにする。模擬患者やシミュレーターなどの教材を用いて学び，シナリオを通してグループで状況設定を展開できるように課題を提供する。

3）評 価
受講者が役割認識でき，積極的に研修に参画し役割行動・役割遂行できているかを評価することが大切である。これは自己教育力を促すために必要である。フィードバックは，指導者から学習者が与えられた課題の出来具合・目標到達度に関して，自分の進歩を評価し，個々のレベルを理解できる機会である。指導者は課題の出来具合や技術，発言に対するうなずきなど，一貫したフィードバックをすることが重要である。

2 レディネス（すでに修得している能力）

神経蘇生研修を学ぶにあたり，事前に受講者の経験年数や勤務部署など背景を含めた受講者のレディネスを理解する必要がある。神経蘇生研修を受講するにあたり，一次救命処置，二次救命処置や看護実践ができることが望ましく，その他の研修受講経験などを把握して研修を運営する必要がある。受講者のレディネスを把握できない状態での研修を運営することは，効率が悪くなりがちで，マイナス効果を

及ぼす場合もある。

例えば，看護師経験が浅く，神経蘇生に関する知識が浅い受講者の場合，他の学習に関する支援を行わなければならないこともある。逆に，長年の経験がある看護師は知識・技術に関し固定化している部分があることも少なくない。

指導者は，事前に研修の適切な時期や受講者の背景，レディネスを理解するとともに，研修における受講者のニーズの把握，自己目標を確認したうえで目標設定を行い，受講者が効果的かつ能率的に学習ができるようレディネスに応じた支援をする必要がある。

3　看護師に期待される役割

脳卒中急性期において，看護師は以下のことを理解し実践する必要がある。

①適切な治療に向けて必要な情報収集と分析・判断
②チーム医療として役割の明確化
③各処置・治療の目的や必要性を認識し適切な実施
④処置・治療後の患者の状態・反応の評価
⑤患者にかかわる家族の支援
⑥医療チームにおける多職種との連携の理解

これらが神経蘇生研修で看護師に期待される役割である。

各研修では，脳卒中急性期の対応を共通のスキルとして疾患や病態の知識，意識障害の評価方法，呼吸・循環管理などの各モジュールで学ぶ。シミュレーション研修ではシナリオを通してこれらの知識を応用し，以下のことを理解し，チーム医療を実践できることを目標とする。

・神経蘇生に関する一連の流れが理解できる。
・気道・循環管理，意識障害の評価方法について理解できる。
・神経蘇生で使用する主な薬剤と適切な使用を理解できる。
・チームリーダー，メンバーそれぞれの役割が理解できる。
・自分の役割だけでなくチームメンバー個々の役割の重要性を理解できる。
・チームリーダー，メンバー間でのコミュニケーション方法を理解できる。

シミュレーション研修では，受講者のレベルによっては個々の目標設定を変更することも考慮し支援する必要がある。指導者は役割をそれぞれ理解し，実践できるようにしなければならない。

文　献

1) 中村惠子：看護 OSCE. メヂカルフレンド社，東京，2011.
2) 能見清子，杉田由加里，吉本照子：看護師の自己教育力の発展を促すための課題：看護師の自己教育力に関する概念と関連因子についての文献検討より．千葉看会誌19：65-72，2014.
3) 浅香えみ子：看護にいかすインストラクショナルデザイン．医学書院，東京，2016.
4) Wlodkowski RJ：Creating Motivating Learning Environments. Adult Learning Methods：A Guide for Effective Instruction. 3rd ed, Galbraith MW ed, Krieger, Florida, 2004, pp141-163.

研修対象（対象によって方法を変える）**IV**
How to teach according to object

6 多職種
Medical staff

初療においては，患者の対応に多職種がかかわることが多く，迅速な処置や検査，専門的治療を行うまでの時間をできるだけ短縮することが求められる。1人の患者に医師，看護師をはじめ，病院前からかかわる救急隊員や，初療では診療放射線技師，薬剤師，臨床検査技師などコメディカルスタッフがかかわる。患者の生命維持，質の高い治療へとつなげるため，多職種間で緊密に連携したチーム医療の提供のために，医療従事者には常に質の高い教育とトレーニングを提供することが重要である。

神経蘇生研修では主に，救急隊員，医師，看護師，その他の多職種の医療者が同時に研修を受講することがある。各職種別に基本的知識，技術の習得は必要であるが，個々の知識・技術に個人差があることもある。それぞれのバランスをうまくとり，それぞれの役割を理解し協働するためには，課題・目標設定を明確化しシミュレーション研修を行うことが望ましく，効果的なイメージを作りやすい。医療チームが効果的に活動するためには，チームワークの重要性やそれぞれの役割を理解することが必要である。効果的なチームがもつ要素を示す[1]。

- 共通の目標の明確化：各メンバーが明確に定義された共通の目的をもち，その目的には集団としての利益が含まれ，各メンバーが共有していることを確認できる。
- 測定可能な目標：チームの任務に関連した測定可能な目標が設定されている。
- 有効なリーダーシップ：チームにはチーム構成を定めてそれを維持し，意見の対立に対応し，メンバーの声に耳を傾け，メンバーを信頼して支援する，有効なリーダーシップが求められる。
- 効果的なコミュニケーション：アイディアや情報を速やかに共有することができ，その機会を定期的に設けようとする。さらに文書による記録を残し，時間を割いてチームとしての振り返りを行う。
- 良好な結束とメンバー間の敬意：結束したチームは，明確な独自のチーム精神と固い決意を有し，メンバー同士が一緒に仕事をしていくことを望むため，長く存続する傾向がある。

1 学習環境

1）事前準備

「準備8割（成功するかどうかの80％は準備で決まる）」といわれるように，研修も準備・企画の段階で受講者のニーズを把握し，個々の役割や課題を評価して研修を構成する必要がある。各職種においてそれぞれのニーズやスキルが違うが，各職種がチーム医療を理解でき，円滑に連携できるようなプログラムの作成が必要になる。各職種が参加する企画に必要な要素を示す。

- 受講者のグループ分け：各グループそれぞれの職種，経験年数の考慮。
- 受講者のニーズの把握，目標設定：研修全体の目標設定と職種別の個々のニーズの把握。課題を明確化するための情報収集。
- シナリオの作成：各職種がかかわれるようなシナリオの作成。学習形式（①タスクトレーニング，②アルゴリズムベーストレーニング，③シチュエーションベーストレーニング）の検討。
- 評価基準の設定：共通スキルの評価。研修全体と各職種別の目標に沿った評価基準の設定。

2）研修の実施

研修において，指導者は受講者の「理解した」をさらに「理解して行動に移せる」まで能力を引き上

げることが必要である。受講者を尊重し，受講者が主体的に課題に取り組み，行動に移せる環境を作り，受講者の主体的学習を引き出す必要がある。シミュレーション研修では各職種がそれぞれの役割を理解し，チームダイナミクスを学習する。多職種がかかわる研修では，チームワークの重要性，チームメンバーが役割を発揮し，相互的な関係を築き上げるよう導き出すことが必要である。

- 事前打ち合わせ：受講者のニーズ目標の情報共有，指導者リーダーの選定，役割分担，時間管理の共有。
- 使用する機器の確認：使用する機器の作動確認。
- 学習形式：事前決定した学習形式と受講者のレディネス，学習意欲を考慮した教授方法（いつ，どの段階で介入するか）の検討。

3）評　価

- 評価方法：①プレテスト，②ポストテスト，③パフォーマンステスト，④フォローアップ調査，⑤効果判定など。

①〜③は研修直後に評価でき，とくにポストテスト，パフォーマンステストでは，間違いを修正し学びを深めることが可能である。指導するうえで，チーム内の個人の実践能力の評価とチーム全体の評価をすることがあるが，チーム全体で「気づき」を導き出すような支援も必要となる。指導者として，受講者と振り返りを行い，多職種の各部門での問題・課題を明確化し，見極め，問題解決策に向けてチーム内で行動できるよう支援することが役割となる。

2　おわりに

チーム医療において多職種の連携は必須であり，治療効果にも影響を及ぼすことがある。シミュレーション研修は，チームの重要性やそれぞれの職種の背景，価値観などに配慮して，各職種の役割を理解することが必要である。職種間のコミュニケーション能力を発揮し，円滑に行い，患者にとって重要な関心や課題に焦点を当てて，共通の目標を設定できるよう指導していかなければならない。

文　献

1) Mickan SM, Rodger SA：Effective health care teams：A model of six characteristics developed from shared perceptions. J Interprof Care 19：358-370, 2005.
2) 東京医科大学：患者安全カリキュラムガイド多職種版. http://meded.tokyo-med.ac.jp/who
3) 阿部幸恵：医療におけるシミュレーション教育. 日集中医誌 23：13-20，2016.
4) 柴田喜幸：インストラクショナルデザインと他職種連携への活用. 医学教育 45：183-192，2014.
5) 浅香えみ子：看護にいかすインストラクショナルデザイン；効果的・効率的・魅力的な研修企画を目指して. 医学書院，東京，2016.

研修対象（対象によって方法を変える）Ⅳ
How to teach according to object

7 | 地域包括ケアスタッフ
ICCS（Integrated Community Care System）staff

少子超高齢社会での中核的なシステムである地域包括ケアシステムは，多種多様なかかわりによって構築されている。過去のチーム医療は基本的には医療者が大多数を占める多職種連携をもとに，患者と家族を同等に位置づけようとするものであった。その後，そのチームは1つの施設の枠を越えた多職種連携へと拡大した。そして現在，地域包括ケアシステムは，地域に在住する非医療者を多く含み，多種の医療者の多様な機能によって構築されている。

地域包括ケアシステムの特徴は，全国統一のシステムではなく，各々の地域特性を基盤に，地域での暮らしを支える構造をもつことである。このことは，地域包括ケアシステムを背景にした介入を試みる際に，多様な地域特性を加味する必要性を示唆している。

多様性は，人・物・場・情報・資金のさまざまな側面に表れている。このようななかで，神経蘇生を含む初期対応を担う人々への教育システム，学習システムは未整備である。本項では，現状から読み取れる条件をもとに，地域包括ケアシステムを支える人々が，神経蘇生を含む救急対応で担う役割と，教育・学習システムを構築する際の要件を解説する。

---

1 地域に期待される救急対応

地域包括ケアシステムは，"ときどき入院，ほぼ在宅"のキャッチコピーが示すように，地域のなかで健康を維持し，病気や体力低下があっても大きな悪化をさせずにケアをしながら過ごすことを想定している。

入院加療するほどの病気をしない，日々変化する体調や症状をじょうずにコントロールすることが求められ，日常の療養支援と急変時の充実が求められ

る。この対応には2つのポイントが考えられる。1つ目は，すぐに病院へ行き治療を受けるタイミングを外さないことであり，2つ目は，体調や病状の変調に早めに気づき，悪化する前にケアすることである。これらの実践は地域包括ケアシステム上，図Ⅳ-7-1に示す役割として表される。

1）直ちに病院に行くタイミングを外さない

病気や体力低下があっても，生活するうえで障害がなければ，ケアを受けつつそれに合った生活をするが，在宅で対応が困難な状況になったときには，速やかに受診行動をとるというスタイルが"ときどき入院"である。高齢者を医療の対象外にすることが地域包括ケアシステムではない。この判断する力と対応する力が地域包括ケアシステムを支える人々に求められる。

この判断には，現病歴に対する対処の方向性，例えば終末期における対応，高度医療の選択，蘇生処置・延命処置の選択などの意思決定の把握が前提になる。

2）体調や病状の変調に気づき，ケアをする

自宅でのケアによって体調をコントロールすることで，安楽の維持と不要な受診を回避することができる。高齢者が，我慢をし，受診はしてはいけないという考えに陥ると，救急受診を選択する事態になりかねない。大きな変化（医療機関では急変，急性増悪という）に陥る前に，早めのケアをするためには，生じている体調や病状の変調に対して，今後どのような事態になるかの予測に基づき対応できることが必要になる。

117

Ⅳ　研修対象（対象によって方法を変える）

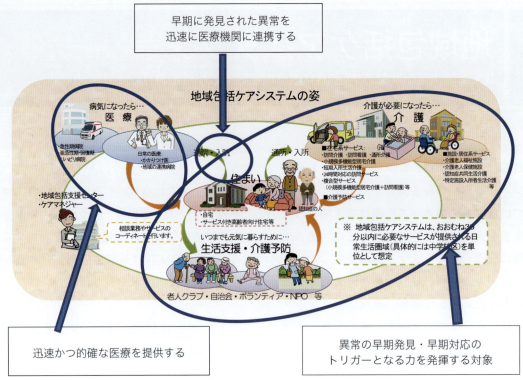

図Ⅳ-7-1　地域包括ケアシステムと役割

〔文献1）より引用・改変〕

2　地域包括ケアスタッフに期待される役割

1）在宅療養に直接的にかかわる医療者

病状の判断に基づき，受診の必要性を救急受診か待機的受診もしくは受診不要の判断をし，そして，状況に応じた処置，ケアを実施する。さらに，その情報を関係者・事業者と共有する。

神経蘇生ユニバーサルアルゴリズムに基づく状態判断がもっとも重要な役割である。療養中であることを前提に置くと，現病歴による諸症状があるなかでの判断が求められる。この判断に続く対応の選択においては，療養方針（医療の選択など）に基づく選択をすることになる。在宅療養中の患者（利用者）に対して，状態判断に難渋するケースは意識障害を有する場合である。呼吸・循環機能の評価は器材により測定できるが，意識状態の観察はフィジカルイグザミネーションによる手技と判断が必要である。この実践力を習得するには，BLS，ACLSとISLSを組み合わせた観察・判断・対応が有効であると思わ

れる。

2）在宅療養中の患者家族および施設職員（非医療従事者）

在宅療養を支援する医療者よりも，患者の状態変化を発見しやすい位置にいる家族への期待は大きい。ただし，非医療者である家族が状態変化に対し，救急受診をすべきか，様子をみるべきかの判断をすることは，大きな不安でありストレスになる。非医療者であるため，先の予測性，複合的な判断は求めず，「いつもと違う」，「何かが変？」という状態の変化に気づき，医療者に情報をつなげることが期待される。

3　レディネス（すでに修得している能力）

1）在宅療養に直接的にかかわる医療者

医師，看護師，薬剤師，理学療法士など多数の医療者がおり，その熟練度も多様である。とくに，意

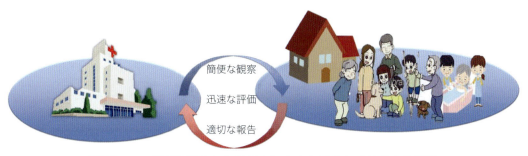

図Ⅳ-7-2　地域包括ケアシステムにかかわる人に求められる課題

シンプルな教科書や e ラーニング ⇨ 地域・在宅での判断 ⇨ 地域包括ケアシステムの連携

図Ⅳ-7-3　地域包括ケアシステムにかかわる人の学習構成

識障害への対応力に不安を抱く者が多いこと，および医療者間の共通言語が不足している特徴がある。地域医療のなかでは，常時，複数の医療者を介することが少なく，レディネスを高める機会が少ない状況にあり，職種間の違いはもちろんであるが，個人差としてのレディネスの相違がある。

2）在宅療養中の患者家族および施設職員（非医療従事者）

基本的には，状態観察・判断・対応のレディネスはもち得ない。医療者から説明された範疇での知識・技術によって在宅療養を行っている。ただし，長期在宅療養を続けている家族や家族会などで情報を得られている家族は，多くの知識や技術を習得し，レディネスを高めている場合もある。この場合，家族の状態への対応に関連した内容になる。

4　学習環境

1）在宅療養に直接的にかかわる医療者

地域包括ケアシステムを支えている事業所の規模は小さいことが多い。そのため代替職員の確保が難しく，複数名がまとまって事業所外に学びに出ることは難しい。

2）在宅療養中の患者家族および施設職員（非医療従事者）

家族の介護を抱えるため，研修会場へ足を運ぶことが難しい。学習に必要な教材，システムはないことが多い。接点のある医療者がその指導を行える場合もあれば，できない場合もある。知人や家族会などを通して，経験的な情報を得られる場合もあるが，確実性に欠ける。

5　学習方法

地域包括ケアシステムにかかわる医療者や患者，その家族および施設職員（非医療従事者）を対象とする研修プログラム設計には，学習者特性としてレディネスの大きなばらつきがあること，学習環境特性として多数人を集合させることが困難であることを加味する必要がある。学習課題は期待される役割である，「直ちに病院に行くタイミングを外さないこと」，および「体調や病状の変調に気づき，ケアをすること」を目標とする「簡便な観察」，「迅速な評価」，「適切な報告」を学習課題とする（図Ⅳ-7-2）。これらを学習する手段として，①対応に必要な知識の習得にシンプルな教科書や e ラーニングを作成し，②その知識を用いて病状や病態の変調を発見するための地域・在宅での判断のトレーニングをし，③そして必要な対応につなげる地域包括ケアシステムの連携を実践する（図Ⅳ-7-3）。

レディネスの違いを個別学習方法で対応し，多様な実施環境の条件を実生活環境での実践応用で対応する方法が考えられる。

求める行動に特化した学習内容に絞ること，観察，判断そして報告という基本構造を医療者と非医療者ともに共有することが効果を上げるポイントと思われる。報告（情報提供）するために，何を判断すればよいか，判断をするために何を観察すればよいかというゴールベースの学習設計によって，必要最小限の学習により役割行動の実現化が可能になる。

文　献
1）厚生労働省：地域包括ケアシステム.
https://www.mhlw.go.jp/seisakunitsuite/bunya/hukushi_kaigo/kaigo_koureisha/chiiki-houkatsu/dl/link1-4.pdf
（accessed 2018-9-5）

研修対象（対象によって方法を変える）Ⅳ
How to teach according to object

8 救急救命士・救急隊員
EMT, ambulance crew

救急救命士・救急隊員は，普段より隊長を中心とした3名の隊（チーム）を編成し活動しているため，指揮命令系統・役割が他の医療従事者と異なり比較的明確である。また地域メディカルコントロール（MC）協議会ごとに作成された活動要領（プロトコル）がある。とくに救急救命士は，心肺機能停止傷病者および心肺機能停止前の重度傷病者に対し特定行為を行うことが可能である。特定行為には，心肺機能停止傷病者に対する気道確保，静脈路確保，薬剤（アドレナリン）投与のプロトコルがあり，心肺機能停止前の重度傷病者に対しては，ショックおよび圧挫症候群を疑う傷病者に対する静脈路確保と，低血糖傷病者に対する静脈路確保およびブドウ糖溶液投与のプロトコルがある。一方，医学知識は，資格の有無（救急救命士），実車経験年数と階級，コンピテンシー（competency）の高さによりそのレベルはさまざまであり，他の職種と比較して幅が広い。研修会などに参加する隊員は，概してモチベーション（motivation：個人的な意欲，動機づけ），モラール（morale：集団としての意識，士気）が高いことが一般的であるが，他の職種と比べとくにモラールが高いことが特徴でもある。したがって研修は，これらを考慮して行うことが必要である。一方，活動の場は病院前であるため，CTやX線などの診断機器は使えない。そのため問診と診察（視診，触診，聴診）のスキルがより重要となる。正確な診断より，正確な病態把握による適切な判断と行動が求められる。まとめると「初期評価・問診・観察→判断→処置」の作業を常に意識させることが重要と考えている。この意味で臨床推論の訓練は効果的である。

1 学習環境と研修の進め方

研修の事前準備は，「ガイドブック」により十分な学習が必要である。効率的な自前準備のためプレテストを利用してもよい。研修当日は，人格を尊重しつつポジティブフィードバックを通してファシリテーションを行い学習意欲を引き出す。救急隊員として現場経験がある場合は，見本を示すより実技を行わせレセプティブフィードバック，コンストラクティブフィードバックを効果的に使用する。一方，現場経験がない，あるいは少ない救急救命士および救急隊員（消防職員も含む）の場合は，見本を示してからコンストラクティブフィードバックを行うほうがよい場合がある。見本を示す場合は，自分で示してもよいが，同じチーム（班）のなかでできている者，個々あるいは班内の他の参加者の経験，知識を利用して議論することもよい。研修中は，すでに獲得している，あるいは事前準備された知識を利用することが理想的であるが，十分でない場合は教材（ガイドブック）を利用すると研修後に復習が容易である。シミュレーションの場合は，できるかぎり現実感を演出することが大切であり，ゲームのようにならないように工夫する。気がつくと順番の者が行ってはいるが，他の参加者は見学のみになっている状態に陥りやすい。この点を危惧する場合，隊を組織して行うことで普段と同じ環境を演出し，効果的に研修を進めることが可能となる場合がある。

作業をあまりにも効率的に標準化した結果，重要な部分が省略されたり，逆に重要でない部分が強調されることがまれにあり，矛盾や過ちに気がつかない場合がある。したがって，ファシリテーターなどの研修スタッフには，医学の科学的根拠および臨床上の質を保つうえで1名または数名の医師の参加が

IV　研修対象（対象によって方法を変える）

望まれる。

2　研修の目的とコース設定

　神経蘇生研修に参加する受講者の経験年数や医学的知識にばらつきがあるので，効果的な研修とするためには少なからず準備が必要である。経験年数や医学的知識の量により目標を設定し，研修中は受講者の会話内容，あるいはスキルよりその能力を把握する。研修が進むにつれ設定が適切でないことが判明した場合は，個々に目標設定を変更することも必要である。同じテーマの場合でも，経験豊富な参加者では復習と確認，経験が少ない参加者では新しい知識として目標を設定することで学習効果を求める。救急救命士・救急隊員にとって心肺蘇生法はすでに日常一般業務である。このことを考えるとすべての手技に「神経蘇生の概念」を意識させる，すなわちスキルの上乗せ効果だけで目的がほぼ達成されることもあるので，受講者の能力を考慮してインストラクションあるいはファシリテーションを行うとよい。

3　研修による期待と役割

　救急救命士・救急隊員にとって神経蘇生研修で学

ぶことは，傷病者の後遺症を最小限度にするために病院で行われる医療行為すべての初期対応である。この時点で効果的な処置ができるかどうかは大きなポイントとなるのでその意義は大きい。本研修は大きく分けて「病院前」と病院へ搬送後の「院内」のものがある。病院前の研修は，普段行っている業務を意識することでリアリズムを感じることができるので理解が容易である。しかし院内の場合は，なるべく病院前の現場を意識させ，その延長として話を展開する。また院内の内容であっても，学習目標の内容によっては病院前の現場に置き換えて実技を行うと理解しやすい。院内で施行される医療行為がどのような目的で行われているかを理解することで，病院前診療の手技一つひとつの意義を再認識することが可能である。最後に，これらの研修は生涯教育の対象になる場合があるため研修修了証を作成する。

文　献
1）救急隊員用教本作成委員会編：救急隊員標準テキスト．第4版，へるす出版，東京，2013.

V

指導方法（状況に応じた方法の選択と組み合わせ）
Teaching method

本章の目的

・学習課題を効果的・効率的に達成させるうえで用いる教授技法を解説する。

指導方法（状況に応じた方法の選択と組み合わせ） **V**
Teaching method

1 ブリーフィング・デブリーフィング
Briefing, debriefing

1 ポイント

ブリーフィングで参加者全員が目的・方法を共有し，デブリーフィングで行った行動を多面的かつ深層に振り返る。

2 はじめに

学習成果を導く過程においては，学習者の内的活動に注目する必要がある。なぜならば，どのような指導，教育がなされたとしても，学習者が受け入れ，自分自身の経験や知識と統合されたもののみが成果となるからである。

自らの経験を材料にした学びは，経験学習といわれ，代表的なモデルにコルブの経験学習モデルがある（p.18）。この学習過程の4つのプロセスのなかで，省察的観察と抽象的概念化の過程は，学習者の内的活動に相当する。内的過程は思考の作業であり，学習者自身が自らと対話をし，自らの中に答えを作り上げていく作業が必要である。この作業は，自らを俯瞰する力，物事を概念化する力が必要であるが，この能力の習得度は個人差が大きい。そこで，これをサポートし，より効果的かつ効率的に成果を生み出すための教授技法が必要になる。

したがって，学習を効果的かつ効率的に進める教授技法は，学習者の内部にある学習者の考えを引き出し，操作可能な形にしていく必要がある。学習支援者が関与できるのは，学習者が表出した部分でしかない。この学習者の内部にアクセスするためにいくつかの教授技法が存在している。これらの技法は独立した方法として用いられるよりも，状況に応じて使い分けたり，組み合わされることで有効に機能

するものである。

本章で扱う「ブリーフィング・デブリーフィング」，「評価とフィードバック」（p.128），「ファシリテーション」（p.131），「コーチング」（p.134）はいずれも，学習者の内部にあるものに学習者自身が気づけるように行う技法である。下記の研修事例を介して解説する。

【研修事例】

> **学習目標**：4時間のシミュレーションで病院内で発生した急変の初期対応を第一発見者として実践できるようになる。
>
> **学習課題**：①急変初期対応のアルゴリズムを説明できる。
> ②事例に応じた急変初期対応を選択できる。
> ③選択した対応を実践できる。
> ④習得した対応力を他の事例に活用する。
>
> **学習方法**：状況再現をした演習室でのシミュレーションによる体験型学習
>
> **評価方法**：事例に沿った実践をアルゴリズムチェックリストにより評価
>
> **対象者**：16名の医療従事者（医師4名，看護師4名，薬剤師4名，理学療法士4名）
>
> **研修会場**：演習室

3 ブリーフィング・デブリーフィング；人が集まる意味（集合研修の意義）

経験的な学習の効果は，自らの経験を省察することから始まる。その効果を高めるためには，意味ある具体的経験をすることと，効果的な省察的観察を

することにある。

　教育システムにおけるブリーフィングとデブリーフィングは，効果的な省察的観察を促進する1つの教授技法である。効果的な経験は，その体験に際しての目的の存在が重要である。目的のない行動は省察されることがない。意味ある行動を作るために目的を確認するブリーフィングを行い，その行動による経験をデブリーフィングで学習成果にしていく。

1）ブリーフィング

　作業開始直前に，行動内容や要点を短時間で確認する作業である。航空機運航の際に，クルーが運航計画を確認し合う作業が相当する。ブリーフィングは作業直前の行動確認であり，個々の確認事項を深く追求する過程ではない。学習目標達成に向けて複数にわたる内容，要点のなかで，今まさに行おうとする作業に限定して確認をすることが必要である。多くの記憶・知識のなかから，作業記憶として使える状態に準備する過程である。

【研修におけるブリーフィング】

　模擬体験，シミュレーションの場合（研修事例参照）。

　①研修開始時

　学習目標達成方法として，学習課題と学習方法および評価方法を確認する。

　どこに（学習目標），どのように（学習課題と学習方法および評価方法）向かっていくかを受講者と指導者が理解を共有する。

- ・学習目標は「4時間のシミュレーションで病院内で発生した急変の初期対応を第一発見者として実践できるようになる」こと。
- ・学習課題は「①急変初期対応のアルゴリズムを説明できる。②事例に応じた急変初期対応を選択できる。③選択した対応を実践できる。④習得した対応力を他の事例に活用する」
- ・学習方法は，「状況再現をした演習室でのシミュレーションによる体験型学習」
- ・評価方法は，「事例に沿った実践をアルゴリズムチェックリストにより評価」

　指導者はこれらを研修開始前に，受講者16名全員とともに共通認識するようにする。これが，受講者

が行動するうえでの道しるべになり，行動した経験を学習に転換する省察を可能にする。このときのかかわりに際して，受講者の反応は新たな学習者特性として，インストラクションに活用していく。

　研修開始時のブリーフィングは，受講者の感情の準備も行う。受講に抱く感情は，研修設計の時点で学習者特性として考慮しているが，実際の学習環境に直面したなかで生じる不安・疑問は想定外のことがある。これらを引き出し，研修開始前に問題解決することが学習者の準備状況を高める。シミュレーションの実践や，16名とともに行動すること，課題の内容など個々の受講者によってさまざまな感情を抱いているものを引き出す。ここでのコミュニュケーション，誘導方法は後項の「ファシリテーション」（p.131），「コーチング」（p.134）を参照とする。

　ブリーフィングのポイントに，受講者各自が自らの学びを作り出す主体として意識づけがされるようにすることがある。指導者にいわれる通りに動くのではなく，学習者自身が思考しながら，自分の学習経験を重ねることを意識することである。そのためには，ブリーフィングにおいて，自らの言葉でこれからの学習に対する思い・考え・期待などを発語することが有効である。一般的に研修開始時のアイスブレイクとして，学習者が何らかの形で発語する場面設定がされることがあるが，ブリーフィングではこれから行う学習に対する発語が必要である。

　②研修中

　取り組む学習課題ごとに，取り組む方法を確認する。実践の過程は経験学習プロセスに沿って進行するなかで，能動的実験（p.22）において，ブリーフィングを用いる。

例：「事例に応じた急変初期対応を選択できる」の学習について

○最初のシミュレーション

　過去の"急変初期対応経験"をもとに，"対応の選択"学習課題に照らしてブリーフィングをする。このときに，学習課題の「事例に応じた急変初期対応を選択できる」に対する<u>評価指標をもとにブリーフィング</u>することで，行動レベルでの発語が可能になる。

V

指導方法（状況に応じた方法の選択と組み合わせ）

最初のシミュレーション前ブリーフィングは，受講者個々の経験をもとにするため，経験の質にばらつきがある。そのため最初のシミュレーションは，目的をもった行動をすることに課題を置き，行動の具体的な課題は2回目以降のブリーフィングからの取り入れが効果的な場合がある。

○2回目以降のシミュレーション

シミュレーションする直前に「何を，どうする」かを学習者自身が発語し，シミュレーションを実践する（具体的経験）。常に評価指標を念頭に，学習課題に期待される行動をその後，省察的観察，抽象的概念化の過程を後述するデブリーフィングにつなげる。そして，その内容を受けて，再度ブリーフィング（能動的実験）に入り，次のシミュレーション（具体的経験）に向かう。

学習課題が示す行動を実践することをブリーフィングで確認し，シミュレーションをする。必要項目がすべて観察できていたか，時間内にそれができたか，その結果と過程を省察─概念化へとつなげていく。

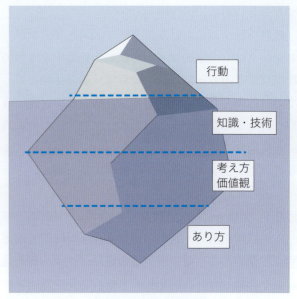

図Ⅴ-1-1　氷山モデル

の場面に遭遇した場合に期待する行動ができるようにするために，何を，どうするかの具体的な対策をまとめる。

GとAは経験学習プロセスの省察的観察に相当し，Sは抽象的概念化に相当する。経験を学習に転換する作業である。

デブリーフィングの作業はGASメソッドであれば，3つのステップを踏むことで実践できる。

（1）デブリーフィングの深さ

デブリーフィングの学習過程における期待は，自らの経験を次の行動に活かす要素（学びの成果）として，学習者の中に蓄積させることにある。学習成果としては，学習者自身の中での蓄積を狙うところであるが，実践を通して学びを継続する，実践力を高めるという継続的な成果を期待するうえでは，学習者の行動が継続的に変容するレベルの学習成果を期待したい。

Ⅰ章2「経験学習」，「省察的観察」（p.20）で扱ったクリス・アージリス（Chris Argyris）によるダブルループ学習の考え方が参考になる。デブリーフィングが扱う深さを成果（結果）に対する行動を対象にするか，その行動の前提を対象にするかによって性質が異なる。

この表出化された行動とその前提との関連性は氷山モデルとして説明されている（図Ⅴ-1-1）。発現して可視化された行動には可視化されていない多く

2）デブリーフィング

ブリーフィングによって意味づけられた行動を，目的達成に向けて省察的観察および抽象的概念化をする過程である。諸理論において，構造化デブリーフィングの不足点の指摘もあるが，本項では理論の是非には触れず，効果的な学習支援に活用するための解説をする。

デブリーフィングの方法を構造化したモデルは複数ある。そのなかでGASメソッド（GAS：Gather, Analyze, Summarize）を取り上げる。

①G（Gather）：情報収集

今，行った自分（達）が行った行動を客観的に振り返る。適切にできた点，できなかった点をあげる。

②A（Analyze）：分析

集めた情報を分析する。なぜ，適切にできなかったのか，また，なぜ適切にできたかの理由を検討する。

③S（Summarize）：まとめ

分析からみえた重要事項をまとめる。次回，同様

表Ⅴ-1-1　行動レベルのデブリーフィング

問	導かれる行動
循環の観察として何を行ったか	不足があればそれを足す，重複があれば削除する
急変の可能性を判断したか否か	判断がなければ判断をする，判断を足す
情報伝達の手段を活用したか	活用がなければ活用する

表Ⅴ-1-2　前提レベルのデブリーフィング

問	導かれる行動
循環の観察として何を行ったか，なぜその選択をしたのか？	循環状態の判断における知識や技術，および状態に対する危機感を踏まえた観察方法の蓄積，これに基づく行動
急変の可能性を判断したか否か，なぜそう判断したのか？	観察内容に対する根拠づけ，判断の基準の蓄積，これに基づく行動
情報伝達の手段を活用したか，なぜ活用したのか？（しなかったのか？）	情報伝達の場面における影響要因を考慮する思考の蓄積，これに基づく行動

の要素が基盤をなしていることがわかる。

　学習の結果として，継続的な行動変容を期待するには，これらの深層へのかかわりが必要になる。可視化されていないものの変容をいかに誘導するかはデブリーフィングにかかっている。このような行動の深層部分に他者が直接触れることはできない。当事者の内的活動によるものであり，価値観・考え方・特性・感情など当事者も気づいていない要素もある。すなわち，一度のデブリーフィングですべての作業が完了するものではないことに注意が必要である。

　受講者個人が，自らの内部へ問いかける（自問自答する）ことからデブリーフィングが始まる。その問いかけは「できたのか？　できなかったのか？」（G），「なぜできたのか？　なぜできなかったのか？」（A），「振り返ってわかったこと」（S）のGASの3

点である。

（2）デブリーフィングの例

　学習課題④の「習得した対応力を他の事例に活用する」に対するデブリーフィング，具体的には呼吸障害をきたした患者への急変対応で学んだ経験を意識障害を呈した患者へ活用するシミュレーション後のデブリーフィングを例にあげる。この場合，急変対応に必要な行動を観察の手段，判断の方向性，情報共有の手段として学び取った内容を次の事例に活用するブリーフィング後に行ったシミュレーションについてデブリーフィングを行う。2つのレベルの異なるデブリーフィングの視点と，それに導かれる次の行動を示す（表Ⅴ-1-1，2）。

指導方法（状況に応じた方法の選択と組み合わせ） V
Teaching method

2 評価とフィードバック
Evaluation and feedback

1 ポイント

目標に対する達成度を正確に評価したうえで学習者に結果を戻す。

2 フィードバックとは

フィードバックの意味は，ある動作によって生じた結果を原因側に戻し，原因側を調節する機能をいう。電子回路では出力によって入力を変える自動調節機能，生物では代謝・分泌による調節機能として用いられる。また，物事の反応や結果をみて調整や改良を加える意味をもつ。

教育・学習の領域では，多様な場面でフィードバックの言葉が用いられているが，いずれも結果を原因に戻すという共通点がある。

3 フィードバックの効果

フィードバック機能が働くと，入力系に変化が生じる。目標達成に向けて変化を要求するフィードバック機能は，入力系が目標達成に向けて機能するように働く。学習過程であれば，学習成果が学習目標に過不足を生じた場合に，学習行動にフィードバックをかけ，目標達成に向かうように行動変容を要求することになる（図V-2-1）。このフィードバックは目標達成まで継続され，目標達成により，目標と実際の差がなくなりフィードバックは消失する。

4 フィードバックの内容

フィードバックされる内容は，入力によって出力された目標行動の一部である。すなわち，学習目標を構成する期待する行動（学習課題）である（エア

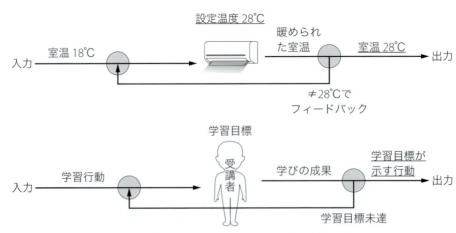

図V-2-1 フィードバックシステム
上段：設定温度を目標に暖められた室温との差を入力系にフィードバックし，設定温度になるまで暖める
下段：学習目標に向かう学習行動の成果を学習目標に対する過不足を入力系にフィードバックし，学習目標に達成するまで学習行動を行う

表V-2-1 学習課題の行動特性と行動表現

学習課題	言語情報	知的技能	運動技能	態度
課題の性質	指定されたものを覚える（名前・公式・文章）	ある約束事を新しい例に応用する	筋肉を使って身体の一部を動かす	個人的な選択の機会があったときに，ある事柄を選ぼう/避けようとする気持ち
課題の例	単語 薬剤名 製品名	ガイドラインの適用 プロトコルの活用 異常の発見	点滴速度調節 胸骨圧迫 静脈穿刺	絆創膏の選択 塩分の少ない食事の選択 糖分を避ける
行動表現	述べる 言う 説明する あげる	応用する 適用する 分類する 区分する 解く	行う 実演する	ある状況において 　選ぶ 　自発的に～する 　拒否する 　他を選ぶ
評価の視点	記憶の再生または再認	事例への応用 知識の活用 技術の活用	実演 チェックリスト活用 正確さ，速さ，スムーズさ	行動を意味づける意思

コンによる室温コントロールにおいて，エアコンによって暖められた室温すなわち成果の一部）。「インストラクショナルデザイン（ID）」（p.5）で解説したように，学習目標は学習課題に過不足なく分割され，学習として取り組まれた結果は合算され成果となる。学習課題の達成度をみることが学習目標に対する評価を実施することになる。

このことから，フィードバックの内容は評価指標（すなわち学習課題）が示す内容の達成度であり，誰が誰に行っても同じ内容になる。

フィードバックの内容は，学習の成果であり，評価によって達成度が可視化されたものである。行動を評価する（可視化する）方法は，インストラクショナルデザインによる学習課題分析の作業が相当する。学習目標が示す行動を行うために必要な技能を「言語情報」「知的技能」「運動技能」「態度」に分類し，それを行動として表すことによって，学習目標の達成度を可視化し，評価可能な形式に表すことができる。各課題の行動表現パターンと評価すべき対象行動を表V-2-1 に示す。

これらを活用し，この4つの技能のなかで，学習目標に対して何が過不足であるかを見定め，フィードバックの内容にする。

学習課題は表V-2-2のように種別がされ，評価結果が表現される。そして，これらがフィードバックの内容となり，受講者にこれらの事実が伝えられる。

表V-2-2 学習課題・評価結果の種別

学習課題	評価例
1. 急変初期対応のアルゴリズムを説明できる（言語情報）	・心停止のアルゴリズムの説明ができる ・意識障害のアルゴリズムの説明はできない
2. 事例に応じた急変初期対応を選択できる（知的技能）	・心停止事例のプロトコルを選択できる ・意識障害事例の対応が選択できない
3. 選択した対応を実践できる（運動技能）	・応援要請ができる ・指定の速度の圧迫ができない
4. 習得した対応力を他の事例に活用する（態度）	・シミュレーションで学んだスキルを活用する

5　フィードバックの方法

フィードバックは，学習目標である行動へ学習者を導く自動システムである。ただし，電気工学システムではないので，フィードバックの仕組み，行動は人間の作業として行う必要がある。フィードバック時のコミュニケーションスキルに関しては，「ファシリテーション」（p.131），「コーチング」（p.134）を参照とする。

1）正確な事実のフィードバック

フィードバックのポイントは，事実を正しく伝えることである。電気工学領域であれば，人の介入がなくフィードバックが機能するが，学習・教育の場

V 指導方法（状況に応じた方法の選択と組み合わせ）

面では，人の介在があるため，時に主観が混在する可能性がある。評価を受ける受講者の感情を鑑み，できなかった事実をあいまいに伝えるといった事態が生じると，フィードバックの効果が上がらない。室温28℃設定下に20℃の加温状態であったときに，この事実を26℃とフィードバックした場合には，あと2℃の上昇しか期待できない。学習者へのフィードバックにおいても，課題があいまいになったり，間違った到達度を認識させることで，学習目標達成が叶わないばかりか，学習者の学習意欲を低減させる可能性がある。

事実を確実に伝えるためには，評価指標に沿った評価結果をそのままフィードバックすることが有効である。学習者の動機づけ理論のなかでも，正当な評価の実施があげられている。

2）ポジティブフィードバック・ネガティブフィードバック

ポジティブフィードバックとは，達成した課題，よいと判断される事実を先にフィードバックし，不足部分を後からフィードバックする方法である。その逆はネガティブフィードバックであり，不足部分からフィードバックする手法である。いずれも伝え

ている事実は同じであるが，受講者の印象の違いを生じるといわれている。「60％できた」は「40％できなかった」と同様である。どちらを選択するかについては，学習者特性，学習課題，学習進捗状況などの要素も踏まえたなかで，学習効率が高いほうを選択すべきであろう。いずれの方法であっても，事実を正確に伝えることが重要である。

学習の達成度の把握は，学習目標に向けての課題達成度確認であり，その作業を指導者のみが行うのではなく，受講者自身が自らの達成度を確認する必要がある。この場合，自らがセルフフィードバックを行うことになる。このとき，できなかったことに注視しすぎて意欲低下をきたしやすい受講者や，反対に，できたことに満足しできなかった事実に目が向きにくい受講者もいる。このような学習者特性を踏まえ，学習成果の全体を確認できるようにする必要がある。

このときに有用な手法として，評価項目，評価表を受講者が管理できるようにすることがある。できたこと，できなかったことの全容を把握することで，どちらかに偏ったフィードバックを回避することができる。

指導方法（状況に応じた方法の選択と組み合わせ）Ⅴ
Teaching method

3 ファシリテーション
Facilitation

1 ポイント

・学習者が学習行動を行いやすいように，さまざまな環境要素を調整する。
・学習者の反応に応じて対応を選択し，目的に向け誘導する。

2 ファシリテーションとは

　facilitate「容易にする，楽にする，促進［助長］する」の名詞がファシリテーションである。ファシリテーションは学習場面において学習の進行を容易にしたり，促進することであり，この役割を担う人をファシリテーターと呼ぶ。

　ファシリテーション機能を活用している場面は多様であり，会議やワークショップ，プロジェクトなどさまざまである。これらの場面には，目的・目標が存在し，その達成に向けた作業を容易にしたり，促進するという役割としてファシリテーションが用いられている。

3 ファシリテーションと学習

　学習の場にファシリテーションを必要とする理由が2つある。1つは，学習の効果と効率を上げること。2つ目は学習の辛さを低減し，楽しさを感じられるようにするためである。

　学習は，既習の学習成果や経験に新たな知識や技術を統合することで進展する。この作業はコルブの経験学習プロセス（p.18）として知られている。

　この経験学習プロセスは，自らの行動を有効な経験とし，その経験を省察的観察と抽象的概念化の過程において学習成果として個人の内部に蓄積していく。そして，それらを用いて，新たなレベルアップした実践を可能にしていく過程である。この過程の一つひとつに自分自身と向き合う作業や，自己を俯瞰する作業が必要となっている。この作業を自立して行える学習者（自立した学習者）となっていくことも目標の1つにあげられるが，簡単なものではない。多くの場合，その作業に支援を要する。また，自立した学習者になった後においても，課題の性質により，支援を要することが多くある。この学習プロセスにおける支援をファシリテーションに期待することになる。

4 学習支援としてのファシリテーション

　ファシリテーションが学習の場面で効果を発揮するのは，学習過程にかかわり，その進行を支援することにある。学習成果を上げ，より魅力的な学習過程を提供するという2つの役割は学習過程へのかかわりで実現される。

　ファシリテーションは，ティーチング（教育）やコーチング（指導）と異なり，あくまでも，学習者の学習行動を支援することにある。そのかかわりは，学習に関係するあらゆる要素に広がっている。インストラクショナルデザインにおいて学習環境や対象者の特徴として扱う内容がこれらの要素に相当しており，ファシリテーションをするうえで介入すべき対象となっている。学習環境には空間，ツール，活動，共同体が要素としてあげられており，これらへの介入を通して，学習が促進されるようにする。

　①空　　間：学習の場の設定

V　指導方法（状況に応じた方法の選択と組み合わせ）

表V-3-1　ファシリテーションステップ

1．共有のステージ	さまざまな情報や目的・ゴール設定などを共有し，参加と相互作用の根底を作る
2．拡散のステージ	自由な発想でアイディアを広げ，多様な可能性を膨らませる
3．収束のステージ	具体的な成果に向かって意見を集約し，まとめていく
4．共有のステージ	今までの成果を確認し，次に向けてステップを明確にする

〔文献1）より引用〕

表V-3-2　OARR（共有ステージの構成内容）

Outcome	求める成果，学習目標，学習終了時の受講者の姿
Agenda	タイムテーブル，進行予定
Role	受講者個々の役割，心構え
Rule	受講者間のルール，研修中の約束事

②ツール：教材や資料，使える資料の準備，提供
③活　動：学習活動の誘導
④共同体：受講者の連携づくり

　これらの要素を必要とされる内容とタイミング，程度を見極めながら提供し，学習の進行を促進する。①と②は学習開始前に準備を整えておくことになり，③と④は学習の進行とともに行う。

5　ファシリテーションの進め方

　学習の成果を高めるには，受講者がオーナーシップをもって学習を進める必要がある。そして，学びを広げ深めるためには，経験の意味づけ，既知の知識との関連づけを膨らませる必要がある。主体を受講者に置きつつ学習を深めるよう誘導する方法としてファシリテーションがあり，ステップは4つのステージにまとめられる（表V-3-1）。

1）共有のステージ

　学習目標や研修の進め方，研修を進めるうえでの留意点などを研修に参加する全員が共有する。研修の導入やオリエンテーションの内容として個々の受講者がもつレディネスや研修に対する思いなどを共有し，学びの基本構造を作る。受講者の緊張を解き，受講者が共に学び合う仲間として認識できるようにする目的に，受講者個々が一言ずつ発語する機会を設けるなどし，学習の場作りをする。
　構成内容を端的にまとめるとOARR（オール）としてまとめられる（表V-3-2）。OARRの実施によって，研修での指示に従うだけであった受講者が，受講者個々とそのチームで学びを作るようになる。

2）拡散のステージ

　シミュレーションや実践後の振り返りの際に，多様な発言がなされるようにする。多様な発言を引き出す手法にブレインストーミングがある。発言内容の質より量を引き出すことが重要になる。
　発言の際に，正解を出そうとしたり，間違えを恐れることが最大の障壁になる。間違えはないことが強調されるべきであり，正解を出す過程でないことを共有する。すべての発言を否定しないことをルールとする方法がとられることが多い。発言が発言を誘発することがあるため，出された意見，考え，アイディアを板書などの方法を用いて可視化することは有用である。
　発言が進まない場合は，呼び水となるキーワードを提示する。この方法は，視点を転換する際にも効果がある。

3）収束のステージ

　拡散のステージの内容をメンバー全員が共有しつつ，そこからみえる共通項や共通パターンを見出し，収束を図る。この収束作業を進めるうえで，いくつかの視点を提供し，それを軸として収束を促進することも有用である。例えば，"1人で可能な方法と複数で行う方法"，"知識，技術，態度のいずれかに関連すること"のように，散在する意見，考えやアイディアを区分や集約する一定の視点で投げかける。

4）共有のステージ

　収束によりみえてきた内容をまとめ，受講者個々がその内容を共有する。共有した後に，その活用を検討する個人作業につなげる。経験学習プロセスの能動的実験へと受講者個々が進めるように誘導する。シミュレーションごとに，リフレクションの結果を次にどう活用するかを宣言する。また，研修の

最終段階で個々の学習者が学び取ったことを発言し，受講者全員の学びを共有することで学びを広げることができる。

6 ファシリテーションに必要なスキル

1）時間管理

学習の進行と深さの両者をコントロールするファシリテーションでは，時間の管理が重要である。とくに拡散の作業においては，時間によって作業量をコントロールすることになる。受講者に主体が置かれているため，時間管理は詳細に気を配る必要がある。また，受講者に時間管理の役割をもたせることで，円滑な進行が期待できる。そのためには，共有のステージで，タイムテーブルを明確に共有しておく必要がある。また，見えやすい場所に時計を設置することやタイマーの利用も有用である。

2）問いの提示

学習は，受講者が自分の思考を可視化（発言）することによって進行するが，時に発言が出ない場合がある。このときに，発言を誘導する問いを投げかけることになる。発言しやすい問いは，自分自身のことである。「異常を早期発見するために必要なことは何か」と問われるより，「あなたが異常に気づいたときの行動はどのようでしたか？」と聞かれたほうが発言しやすい。このような，発言を誘導できる問いを状況に応じ提示することが有効である。発言が出ない理由に，考えが浮かばない場合と思考中の場合があることに留意し，状況によりその確認を必要とする。

3）明確なインストラクション

自らが経験をし，思考を繰り返すなかで学ぶ学習プロセスを，効率よく，かつストレスなく進行する必要がある。そのためには，受講者に期待する行動を明確に示す必要がある。何のために，何を，どのようにするかを具体的に伝える。受講者自身が何を行動するのかを短時間で確実にイメージできるようにする。以下に例示を示す。

　何のために：観察法を取得するために，全体像をイメージするために

　何を：初期観察を，気管挿管を，神経所見を

　どのように：一人法により3分間で実施する，3人のチームで役割を分担して

4）自分自身の観察

ファシリテーションは，受講者との相互関係として機能する。ファシリテーターの行為が受講者の行動に影響を及ぼし，その結果として学習プロセスが進展する。この過程を効果的に行うために，ファシリテーターは自らのファシリテーションとその効果を客観的に把握し，形成的に評価をする。ファシリテーションの実施には，自らの行動を俯瞰し改善するメタ認知力を必要とする。

5）場を読む

学習の場には，受講者間の関係性や学習課題に対する反応，学習の進捗などさまざまな要素が存在し，これらが学習環境を作り上げている。研修企画の段階で把握できることと，研修が進行する場で初めて把握できることもある。これらをファシリテーターは感じ取り，学習の障害要因にならないように対応する。反対に促進要因になるものを効果的に活用することが必要である。ファシリテーターが場を読み，その要素を研修進行のファシリテーションに活用する，すなわち，研修がファシリテーションと受講者が存在する場において創造されていくという，もっとも成果が期待できる支援が可能になる。

文　献
1) 中野民夫，森雅浩，鈴木まり子，他：ファシリテーション：実践から学ぶスキルとこころ．岩波書店，東京，2009，pp125-126.

指導方法（状況に応じた方法の選択と組み合わせ） **V**
Teaching method

4 コーチング
Coaching

1 ポイント

　課題解決の答えを学習者自身が作り出すように誘導する。

2 コーチングとは

　コーチングとは，相手の自発的行動を促進するコミュニケーションである。自発的行動を喚起するために以下のことを行う。

- ・新しい気づきをもたらす。
- ・視点を増やす。
- ・考え方や行動の選択肢を増やす。
- ・目標達成に必要な行動を促進する。

　コーチングは，受講者自らの内部にある材料を用いて，受講者自身の力で自らが求める答えを導き出す過程を支援する。ティーチングとの比較では，指導者の持ち物を与える形がティーチングであり，受講者の持ち物を引き出すのがコーチングである。

　答えを指示されるより，自ら思考し答えにたどり着く経験のほうが，受講者にとって満足度は高く，学習内容の定着度は高い。また，学習成果の発展性も高まり，思考の複雑性も高まる。さらに，学習に対するオーナーシップ感を高めることになり，成人学習者としての成果を高めることになる。

　セルフリフレクションにより，自問自答の結果，自らの答えを導くことができる場合には必要とされない。また，受講者に内在する材料を引き出す支援方法であるため，受講者の中に答えがない，材料がない場合は機能しない。対象者のレディネスを十分に把握したうえでコーチング技法の選択をすべきである。

　コーチング技法は，経験学習プロセスにおける省察的観察，抽象的概念化，能動的実験の過程を支援する。経験学習プロセスをたどる受講者自身が前進するために，思考過程を誘導するように双方的にコミュニケーションを図る。

3 コーチング実践のポイント

　コーチングでは，受講者がその気になって答えを探す態度をとることが期待される。そこには，受講者自身がその気になるための対応がポイントになる。

1）対象の特性，長所を活かす

　人間の特性として，自らの特性（すなわち，自分自身）や，自分が優れていることを強調されることは，自己肯定感を高める効果をもち，課題への取り組み意欲の向上につながる。この特性を活用し，コーチング対象者の特性や長所を把握したうえで，これらを強調する。

2）"できる"ことを前提にする

　コーチングをする目的は，目標達成に向かう答えを導くことであるから，達成する（できる）前提のかかわりをする。この際にも，受講者の強みや特性を取り込んだコミュニケーションにより，"できる"取り組みへの自信，意欲の喚起につながる。

3）対象者との信頼関係を作る

　受講者とコーチング実施者（コーチ）が相互に信頼することにより，双方がコミュニケーションにコミットすることができる。威圧的，威厳的な態度や雰囲気は受講者の防衛行動を誘導し，自らの中に答えを探すことなく，コーチが期待する答えを探そ

134

とする意志が増強していく。

コーチの目線，言葉づかい，態度を受講者と対等に置くように心がける。また，学習課題に関して，コーチに潤沢な経験や知識が備わっていることが，受講者の信頼を高める要因となる。

4）必要な時間をかける

受講者が自らの中から答えを導き出す過程は受講者個々によって異なる。必要な時間も当然異なり，即時に成果が表れるとは限らない。学習を効果的かつ効率的に行うための学習支援方法として，自らの主体的な思考活動による学びを支援する。ティーチングに比較すると時間を要する傾向にあるのは，教えることと学ぶことの性質と成果の違いであり，コーチングに必要な時間を適当に準備する必要がある。

5）個別対応

コーチングが受講者個人の特性や強みを活かしたコミュニケーションであることから，その対応は1対1の個別対応になる。受講者の中に存在する材料は，個々によってまったく異なるものであるため，1対複数の実施は不可能である。そのため，コーチング技法の選択に際しては，学習方法，スケジュール，学習課題，受講者数などから，時間的条件を加味して判断する必要がある。

4 コーチングスキル

1）傾聴スキル

聞くことと，コーチングの傾聴は目的が異なる。「聞く」は，自分のためであり，傾聴は相手のためである。受講者の成長を目的とする傾聴は，受講者が考える，考えたことを発言する行動を支える，促進することである。ここでは，傾聴するコーチが何らかの答えを用意する必要はない。答えを用意すると，傾聴することに没頭することができなくなる。効果的な傾聴は，相槌，頷き，表情やオウム返しなどにより，受講者の発話が展開することを促進するようにするものである。この過程の最後に，受講者

が「～ということですね」と答えに気づくことがゴールになる。

2）質問スキル

質問に答えようとすることで，受講者が自分自身の内部に向かうきっかけとなるような質問を行う。その結果，気づきが生まれたり，求める答えに近づいていけることを期待する。「そのとき，何を感じていたのでしょう？」「今，失敗に終わった要因はなんでしょう？」といった，行動を振り返る機会になる質問や，行動の背後要因，関連要因に思考が向くような質問を選択する。経験学習およびデブリーフィングの項で解説された，クリス・アージリス（Chris Argyris）によるダブルループ学習（p.21, 126）による，行動に至った背景や考え，価値観，信念などに触れるダブルループの振り返りを誘導するような質問がコーチングの効果を高める。

3）承認スキル

承認（認められる，褒められる）は，行動変容を促進し，定着させる効果がある。期待される行動が確認できた場合は，その場ですぐに，そして具体的に承認することが有効である。シミュレーションや実践のなかで，よい行動をみつけ，言葉や態度に出して承認することで，学習意欲の維持・向上が期待できる。

5 コーチングモデル

コーチングを進めるに際に，そのステップを示したGROW（G：Goal, R：Reality, O：Option, W：What・When・Who・Will）モデルがある（表Ⅴ-4-1）。

コーチと受講者と共同してこのステップを踏む。GとRの差をOの選択肢を用いて埋めていく。その際にその実践の意志を受講者自らが宣言できることがゴールになる。学習課題に取り組むなかで，現状の習得度と学習目標との差（学習課題）にどの方法を用いて取り組むかを決める。その実行の意志として，行動を計画し実践する一連のプロセスをGROWモデルは示している。このプロセスを短時間で進む

表Ⅴ-4-1 コーチングモデル GROW

GROW		内　容	
G	Goal	会話の ゴール	達成したいと思う目標を確認し，明確化する
R	Reality	現状の 把握	目標に対する現在の状態を確認し，明確化する
O	Option	選択肢	目標達成に向けた対策の選択肢
W	What, When Who, Will	本人の 意志	何を，いつ，誰がするのかを決め，実施する意志

場合や期間を長く置いて進む場合もある。

6 コーチングとティーチングの使い分け

　コーチングを進めるなかで，受講者が発言ができない場合がある。このときに質問による発言のきっかけが有効な場合と，そうではない場合がある。コーチングによる学習支援がすべての場面で有用であるとは限らない。コーチングで滞る場合にティーチングを加える，もしくはティーチングに切り替えるなどの方法をとる。コーチング中にティーチングを加えることは十分に想定できる。受講者のなかに不足している経験や知識があれば，その補足としてティーチングが必要になる。学習支援方法は唯一無二ということはない。学習者，学習課題，学習環境の状況に応じて適切な方法をブレンドすることがもっとも効果的である。

文　献
1) 水口政人：人を育てるコーチングスキルの極意．薬事 56（13），55-59，2014.
2) 向後千春：いちばんやさしい教える技術．永岡書店，東京，2013.
3) 諏訪茂樹：対人援助のためのコーチング．中央法規，東京，2007.

5 ケースマップの作り方と使い方
How to make and use case map

1 ケースマップとは

ケースマップ（旧称クリニカルマップ，以後 CM）[1]とは，医療行為の手順やそのトレーニングのためのシナリオを表形式の図として示したものである。ISLSをはじめ，本テキストに引用されたガイドブックの多くにケースマップが採用されているため，ここでその内容の説明と作成法について述べる。

一般的にマップ（map）には，地図と写像（mapping）という2つの意味がある。地図とは本来，地球表面の一部あるいは全部の状況を通常は縮小して記号化し，平面に表現したものであるが[2]，さらに派生的に何かの形状や構造，分布，位置関係などを記号などの組み合わせで平面上に模式的に図示したものの意味も有する[3]。写像は，数学では2つの集合A，Bの間で，Aの各要素にBの1つの要素を対応させる規則が存在する場合にAからBへの写像という[4]。一般のテキストが一次元の表記方法であるのに対して，ケースマップは，縦と横の軸を有し，表形式の二次元の表記法をとり，前述のマップがもつ2つの機能を有している。具体的には，横軸が時間経過，縦軸が診療・看護・救護などの行為からなり，これらについての手順，トレーニングシナリオ，実際に行った行為などを表形式で示す。表形式ではあるが，冒頭に述べた通り，実際には「マップ」つまり図としての意味合いが強い。

2 CMの教材としての位置づけ

古典的ではあるが，Miller's pyramid[5]を用いて説明する。学習者評価の4段階を示すMiller's pyramid[5]は下から，「KNOWS」，「KNOWS HOW」，

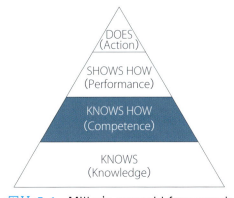

図V-5-1 Miller's pyramid framework for clinical assessment

「SHOWS HOW」，「DOES」の4段階からなり（図V-5-1），「KNOWS」は知識の修得，「KNOWS HOW」は知識をどのように用いるかの理解，「SHOWS HOW」は理解した知識を実際に示す，「DOES」は臨床現場での実践，の評価に対応している。CMは単独で用いた場合にはこの4段階のうち「KNOWS HOW」レベルにおける机上学習とその評価のための教材と位置づけられる。

3 構造の詳細

CMはフレーム，フィールド，エレメントからなる。フレームは縦横の2つの軸からなる表の枠組みであり，フレームにより形成された領域がフィールド，フィールド内の個々のセルに挿入された数字，記号，用語などがエレメントである。

1）フレーム
縦横の軸がフレームを形成する。

(1) 横軸
横軸（図V-5-2 青色）は時間軸を示す。診療・看護・救護の手順書では手順のステップ，トレーニングシナリオではアルゴリズムやサイクル，実施し

V　指導方法（状況に応じた方法の選択と組み合わせ）

Case 8			ISLS ケースマップ　高血圧性脳出血（手術）							
救急隊からの第1報	現病歴：69歳，男性。　10:30，ミニテニス中に左側に転倒し意識消失，近医で右片麻痺，見当識障害，CTで脳出血を指摘され転送　13:18 病着									
	既往歴：高血圧，糖尿病で服薬中（ロサルタン，グリメピリド，メトホルミン，アスピリン）									
病院前	項目	STEP	Primary survey（来院より10分以内）					Secondary survey		Tretiary survey
			第1印象	A（気道）・B（呼吸）・C（循環）			D（中枢神経）	E（体温）	25分以内	45分以内	60分以内
Right patient Right time Right place	到達目標		あたりをつけ周知させる	呼吸循環の安定化			脳ヘルニア徴候を鑑別	体温の評価	情報収集神経所見（NIHSS）CT	専門医のCT読影検査データ評価	治療方針決定と準備
			脳神経外科手術，血栓溶解療法，機械的血栓回収療法の準備								
73	モニター	ECG（脈/分）	70								
95		SpO₂（%）	95	99							
14		呼吸（/分）	14								
173/88		血圧（mmHg）	182/86							138/68	155/76
		体温（℃）						36.3			
	身体所見		気道異物なし気道閉塞なし	視診・聴診正常	ショックではない	GCS9（E3V1M5）JCS 10，ECS 10右不全片麻痺瞳孔正常	体温異常なし	NIHSS 20	意識レベル低下傾向右 MMT2/5外傷痕なし	
JCS 2 ECS 2 右片麻痺	検査	血液			血算，生化，凝固他血糖値 160 mg/dl				異常所見なし	
		尿								
	生理機能	12ECG			正常洞調律					
		超音波			頸部・胸腹部：異常なし					
	画像	X-ray		胸部異常なし						
		CT						頭部CT実施	右被殻出血・正中偏位あり	
		MRI							CTと同所見	
乳酸リンゲル液	点滴/注射		乳酸リンゲル液 60 ml/h							
O₂ マスク 4 L/分	処置		O₂ マスク 4 L/分						ジルチアゼム	
上記	情報/書類								既往歴：上記発症 10:30	手術同意書開頭血腫除去術

専門チームによる治療（手術他）

図V-5-2　ケースマップの各部位の名称
青色が横軸，緑色が縦軸，赤枠がフレーム，ピンク色がフィールドを示し，フィールド内の用語，数値をエレメントと呼ぶ

た一連の行為の記録では時刻からなる。

（2）縦　軸

縦軸（図V-5-2 緑色）は行為を実施する現場で可能な医療関連行為のカテゴリーまたはかかわるスタッフなどからなる。救急外来での初期診療，病棟での看護手順，手術室での術式，発生現場や救急車内での病院前救護などにおいて可能な観察項目，諸検査，治療，処置，使用する機器，または医師，看護師，患者などの医療行為の関係者などからなる。さらに表記の対象となるフローによっては，役割や学習目標を形成する個々の項目などの概念的な項目になる場合もある。

2）フィールドとエレメント

フィールド（図V-5-2 ピンク色）はフレーム（図V-5-2 赤枠）により規定され，フィールド内の各セルにエレメントが挿入される。エレメントには，バイタルサインや血液検査データの数字，決められた医療・看護行為または救護活動で用いる所見や用語，短いフレーズなどがある。

4　作成方法

CMをトレーニングシナリオとして作成または利用する際には，Guillaume[6]による以下の表現「医療教育において，シナリオは主要なストーリー展開と参加者および観察者にとり具体的学習目標をもたらすという目的を有した患者症例と定義される」が参考になる。この意味でCMはシナリオ作成法として理にかなっている。シナリオ設計の詳細については他書に譲り，ここではCMを用いたシナリオ作成方法について述べる。CMを用いたシナリオ作成には，すでに作成されているシナリオを移し替える方法，実際の経験をもとにアルゴリズムや診療手順から作成する方法，学習目標を用いる方法がある。3番目の方法が標準的であるが，ここでは後二者について説明する。なおCM作成にあたっては，Microsoft® Excel® などの表計算ソフトが有用である。

1）アルゴリズム・診療手順から CM を作成する

実臨床の現場において診療，看護，救護などにか

かわっている医療者に有用な方法である。以下付箋を用いた方法を述べるが，慣れてくれば，(2)～(5)については直接表計算ソフトに書き込むことでかなりの手間を省くことができる。

(1) シナリオのテーマとストーリーの決定

普段の経験のなかから，トレーニング教材にしたいものを選び，テーマとストーリーを考える。

例：Case A テーマ：「重症熱中症患者の救急外来初期対応を学ぶ」

ストーリー：ER に搬送された重症熱中症患者で，ショック状態に対し大量輸液を行い，気化熱を利用した全身冷却と気管挿管を実施し，ICU に入室した。

(2) キーワードの抽出とカテゴリー分類

テーマに関して思いついたキーワードを付箋に，10～30 枚程度個別に記載する（図Ⅴ-5-3a）。

記載したキーワードを観察所見，検査データ，治療内容など同じカテゴリーにまとめる（図Ⅴ-5-3b）。このカテゴリー分類が縦軸の基本項目となる。

(3) 時系列配置（図Ⅴ-5-3c）

カテゴリーごとに，水平方向に左から右に向けて時系列または優先順位で付箋を配置する。同じ時間帯に属するデータや行為は 1 つのステップとしてそろえる。ここで新たに思いついた用語やカテゴリー（赤い付箋）があれば追加する。アルゴリズムのステップや業務手順を形成する工程に合わせて横軸のステップ（青の付箋）とする。ここでも新たに思いついた用語，カテゴリー，ステップ（赤い付箋）があれば追加する。図Ⅴ-5-3c では，Step 1 で気道・呼吸，Step 2 で循環の評価と蘇生処置，Step 3 で中枢神経評価，続いて Step 4 で詳細な評価，を横軸としている。カテゴリー分類を参考に，作業現場に合わせて縦軸項目を確認する。

(4) フレームとエレメントへの移行

軸項目とキーワードを記載した付箋を Excel® や Numbers® などの表計算ソフトに書き写す。横軸は前述のアルゴリズムのステップや業務手順を形成する工程，縦軸は作業現場における診察，看護，観察の所見，生理学的検査，血液・生化学検査，画像検査，薬剤投与などの治療・処置，情報の伝達・収集などの項目からなる。表計算ソフトのセルに書き写した数値，文言などの個々の情報を，ストーリーに

合わせて具体的な症候名，所見，数値，用語に変えてエレメントとし，縦横の軸とエレメントまたはエレメント同士の関係を考えながら，エレメントの配置，内容，数などを修正する。

2）学習目標から CM を作成する

本来のトレーニングシナリオの作成に準じた方法であり[7]，主として教育施設にかかわっている教員にとって有用である。

(1) 学習目標の決定

目的とする学習の一般目標（GIO）と個別行動目標（SBO）を決め，各々が属する学習領域を明記する（図Ⅴ-5-4a）。

(2) キーワードの抽出

個々の SBO からキーワードを抽出し，SBO ごとに同じ行の異なるセルに記載し，エレメントとする（図Ⅴ-5-4b）。この段階で各エレメントに属する学習領域をセルの色などで区別しておくと，最終的に作成された CM における個々のエレメントに学習領域が反映される。

(3) エレメントのカテゴリー分類

抽出したエレメントをカテゴリーごとに分類する（図Ⅴ-5-4c）。

(4) 横軸の整理

個々のエレメントを時系列に配置する。同じ時間帯に属するデータや行為は 1 つのステップとしてそろえ，アルゴリズムなどを利用してステップの項目を記載する（図Ⅴ-5-4d）。

(5) 縦軸の整理

時系列に配置したエレメントについて，作業現場における検査，治療，処置などのカテゴリーに分類する（図Ⅴ-5-4e）。

(6) 全体の整理

前記と同様の操作を行う（図Ⅴ-5-4e）。

(7) 学習領域の評価

フィールドに配置された個々のエレメントは前述の学習目標（SBO）に由来し，3 つの学習領域（知識，技術，態度，詳細には表Ⅴ-2-1(p. 129) の 4 つの学習課題：言語情報，知的技能，運動技能，態度）の 1 つ以上にかかわっているため，もし上記「(2) キーワードの抽出」の段階で学習課題ごとに

Ⅴ　指導方法（状況に応じた方法の選択と組み合わせ）

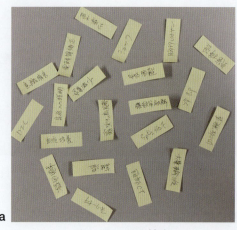

キーワードの抽出
テーマに関して思いつく用語を付箋に記載する

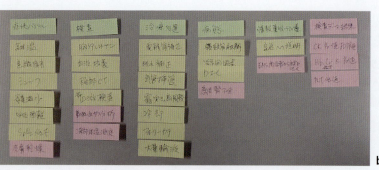

カテゴリー分類
用語を記載した付箋を同じカテゴリーごと（緑の付箋）に分ける。赤の付箋は分類後に追加した用語を示す

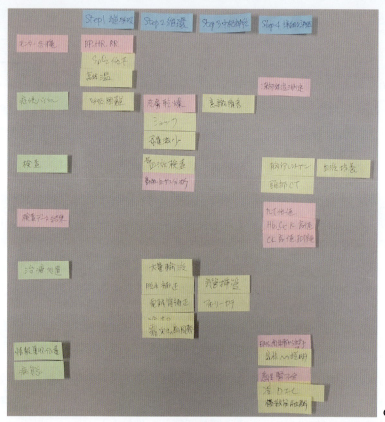

時系列配置
カテゴリー分類した付箋を，アルゴリズムや業務手順の段階をステップ（青の付箋）とし，それに従って左から右へ順に時系列で配置する。赤の付箋は時系列配置後に追加したものも含む

図Ⅴ-5-3　ケースマップの構造

あらかじめ色などで区別（各エレメントの行動表現が規定）されていれば，シナリオに含まれる学習領域（課題）を半定量的に評価することができる[8]。

5　利用法

1）トレーニングシナリオ

CMで作成したシナリオをCMシナリオと呼ぶ。CMシナリオとして以下のような利用方法がある。

5　ケースマップの作り方と使い方

a

学習目標のコア	学習目標（SBO）	学習領域 K	S	A
1a 呼吸の評価	身体症候と SpO₂ により呼吸を評価することができる			
1b 呼吸管理	適切な機器を用いて呼吸状態の管理を示すことができる			
2a 循環の評価	身体症候と血圧，心拍数により循環評価ができる			
2b 循環管理	適切な機器を用いて循環状態の管理ができる			
3a 意識レベルの評価	評価スケールを用いて意識障害の重症度を評価することができる			
3b 意識障害の原因検索	意識障害の原因検索をどのように進めるか述べることができる			
4a 体温の評価	深部および腋窩体温を評価することができる			
4b 体温管理	高体温に対して適切に冷却治療を開始することができる			
5a 情報収集	救急隊または家族から情報を収集することができる			
5b 情報提供	患者の現在の状態と治療内容について説明することができる			
6 合併症の評価	熱中症の合併症について述べることができる			

学習目標と学習領域
青文字は医師対象

b

学習目標を形成するキーワード

1a	呼吸回数	呼吸の速さ	呼吸パターン	SpO₂	胸部X線		動脈血ガス分析
1b	リザーバー付マスク	気管挿管介助					
2a	モニター	脈・皮膚の状態	心拍数	血圧	ECG	血液検査	尿量
2b	輸液内容	輸液速度					
3a	GCS	瞳孔	運動機能				
3b	CT						
4a	腋窩温	膀胱温					
4b	気化熱利用法						
5a	病歴						
5b	重症熱中症	熱中症の原因	合併症				
6	血液検査	尿検査	尿性状				

キーワードの抽出
　学習目標からキーワードを抽出する。青文字は医師対象

c

分類

症候	生理機能項目・数値	検査	治療	情報
呼吸の速さ	呼吸回数	胸部X線	リザーバー付マスク	病歴
呼吸パターン	SpO₂	動脈血ガス分析	気管挿管介助	重症熱中症
脈・皮膚の状態	モニター	血液検査	輸液内容	熱中症の原因
GCS	心拍数	CT	輸液速度	合併症
瞳孔	血圧	血液検査	気化熱利用法	
運動機能	ECG	尿検査		
尿性状	尿量			
	腋窩温			
	膀胱温			

キーワードの分類
　キーワードを医療行為のカテゴリー別に分類する。青文字は医師対象

d

モニター	心拍数（HR）				
	血圧				
	呼吸数（RR）				
	SpO₂				
	血圧		腋窩温	膀胱温	
症候	呼吸数	脈・皮膚の状態	GCS	尿性状	
	呼吸パターン		瞳孔	尿量	
			運動機能		
検査	血液	動脈血ガス分析	血液検査	尿検査	血液検査
	生理機能		ECG		
	尿				
	画像		胸部X線	CT	
治療	リザーバー付マスク	輸液内容	輸液速度	気管挿管介助	気化熱利用法
情報	病歴	発見時状況	重症熱中症	熱中症の原因	合併症

時系列の並べ替えと横軸の整理
　c（左図）でカテゴリー別に分類したエレメントを時系列に（優先順位で）左から右へ並べる。青文字は医師対象

e

病歴：51歳男性，一人暮らし。8月はじめの昼頃，友人が訪問したが返事がないため入ると壁にもたれて意識を失っていた。

項目	Step	Step 1 ABCの安定化	Step 2 中枢神経系評価他	Step 3 診断と治療	Step 4 合併症対応
モニター	HR (/min)	162	136	112	
	BP(mmHg)	84/58	92/60	118/72	
	RR (/min)	32	24	12	
	SpO₂ (%)	89	94	99	
	体温（℃）		39.5（腋窩）	41.2（膀胱）	38.9
症候		速く浅い呼吸 速く弱い呼吸 乾燥皮膚	GCS E4V1M1 瞳孔 3p/3p 運動麻痺なし	ミオグロビン尿 乏尿	
検査	生理機能		12 ECG		
	血液		一般/動脈血ガス分析		血液検査結果
	尿				尿検査
	画像		胸部X線：異常なし	頭部CT：異常なし	
治療	呼吸	リザーバー付マスク	気管挿管（介助）	呼吸器装着 →	
	循環	乳酸リンゲル液 1,000 ml/h	フォーリーカテーテル留置 →		
	その他		気化熱利用法による冷却		
情報	収集		病歴		熱中症の原因
	提供/説明			診断：重症熱中症	合併症

エレメントの修正・追加
　軸項目の追加，共通エレメントと医師対象エレメント各々の修正，追加，モニター数値の挿入などで全体を整理する。青文字は医師対象，赤文字は看護師対象

図 V-5-4　ケースマップの作成

V

指導方法（状況に応じた方法の選択と組み合わせ）

（1）内容の把握

CM は俯瞰性を有し，シナリオの展開（ストーリー）や必要とする学習量の半定量的な把握に用いる。フレームにおける横軸の長さ（Step の数）はシナリオに要する時間を反映し，縦軸の長さはシナリオを実施するスタッフの人数と関連しているため，フレーム（フィールド）の大きさはスタッフ側の人的または時間的労力を反映している。一方でフィールドに挿入されるエレメントの内容（行動表現を含む）と数はシナリオ把握に必要な知識，技能，態度およびその数を示し，学習者の負担を反映している。

（2）内容の評価

CM シナリオはシナリオ自体の評価に用いることができる[9]。シナリオの評価には質的と量的の2つがあると考えられ，量的評価は前項ですでに述べたようにスタッフの人的または時間的労力，および学習者の学習量であり，質的評価は，学習目標がどのように反映されているかの評価である。学習目標から作成された CM シナリオにおいて，各エレメントは知識，技能，態度の要素を取り入れた学習目標のキーワードから直接作成されているため，エレメントを知識，技能，態度で分けることで，シナリオ全体における3つの学習領域のバランスを確認することが可能となる[8]。

（3）内容の変更

シナリオ内容を変更する方法には，エレメントとフレームの変更の2つがある。エレメントの変更については，フレームを変えずに，エレメントの位置，数，内容を変えることでシナリオの難易度や学習量を変えることができる。例えば，輸液のエレメントについて，「輸液」，「乳酸リンゲル液」，「乳酸リンゲル液 200 ml/h」，意識レベルにおいては，「JCS 10」，「ECS 10」，「GCS 合計点 13（E3V4M6）」，「FOUR score E2M4B4R4」となるに従い，より深い理解が必要となる。一方，フレームの変更は，アルゴリズムの変更，他のアルゴリズムへの移行，医療行為が行われる場面の変化，医療スタッフの変化などを意味する。

1つのトレーニングシナリオを作成した後，これらを理解したうえでエレメントやフレームを変更，修正することでシナリオを比較的容易に変更することができる。1つのシナリオから生じる類似のシナリオを派生シナリオと呼ぶ。以下に例を示す。

・エレメントの変更例（図V-5-5）

脳出血により脳ヘルニア徴候を示す患者への救急外来での対応の CM シナリオで，はじめに医学生または新人看護師レベルの CM シナリオを作成する。次にフレームはそのままにして，フィールドに含まれるエレメントの難易度を下げて看護学生レベル，さらに難易度を上げて研修医またはベテラン看護師レベルの CM シナリオを作成する。これら3つは同じテーマで難易度の異なるシナリオとなる[10]。

・フレームの変更例1：横軸（アルゴリズム）項目の入れ替え（図V-5-6）

図V-5-6 は PEMEC で用いている CM のフレーム変更を示している。PEMEC の通常のアルゴリズムでは Step 1 から Step 7 までを順次行っていくが，Step 2「初期評価」で内因性ロード & ゴーを宣言するようなケースでは，搬送を急ぐため，アルゴリズムの順序が変わり Step 2 から Step 6「評価・第1報・特定行為」へと飛び，その後に Step 3 以降を実施することになる[11]。

・フレームの変更例2：縦横軸の拡張（図V-5-7）

図V-5-7 は上段の ISLS 血栓溶解療法適応脳梗塞のシナリオ[12]と下段の ACEC てんかん重積状態のシナリオ[13]の比較を示している。ACEC では，ISLS の横軸のアルゴリズムを拡張し，急性意識障害の鑑別に必要な脳波検査などを同縦軸に加えてフレームを再編したうえで，フィールド内のエレメントも変更し，ACEC てんかん重積状態の CM シナリオが作成されている。

2）進行および操作マニュアル

CM シナリオは，テキストタイプのシナリオと同様に，進行係のマニュアルとして利用できる。俯瞰性とエレメント同士の関係把握の容易性から，シナリオの進行の強力な支援教材となる。また横軸が Step からなっているため，事前情報を提供することで任意の Step で開始および終了するなどにより部分的な利用が可能となる。

また，CM シナリオはオペレーターマニュアルとしても利用できる（図V-5-8）。バイタルサインや

5 ケースマップの作り方と使い方

	Step	Primary survey（来院より10分以内）			
項目		A（気道）	B（呼吸）	C（循環）	D（中枢神経）
モニター	SpO$_2$（%）	92			
	呼吸数（/分）	20			
	血圧（mmHg）	220/120			
	脈拍数（/分）	90 整			
	体温（℃）				37.5℃
	身体所見	いびき	チェーン・ストークス呼吸	強い脈拍	ECS：100 L, GCS：E1V2M5 瞳孔：2 mm 緩慢/5 mm 消失
生理学的検査	12 ECG			ST 低下	
	超音波検査				
	血液検査			一般	ABG：PaO$_2$/PaCO$_2$ 72/50 mmHg
画像検査	X-ray				
	CT				
治療	輸液/注射			乳酸リンゲル液	マンニトール
	その他	酸素マスク 40% 鼻咽頭エアウエイ			気管挿管 抜去

a 医学生・新人看護師対象のシナリオ

	Step	Primary survey（来院より10分以内）			
項目		A（気道）	B（呼吸）	C（循環）	D（中枢神経）
モニター	SpO$_2$（%）	92			
	呼吸数（/分）	20			
	血圧（mmHg）	220/120			
	脈拍数（/分）	90 整			
	体温（℃）				37.5℃
	身体所見	いびき	異常	強い脈拍	JCS：100 瞳孔：2 mm 緩慢/5 mm 消失
生理学的検査	12 ECG			正常	
	超音波検査				
	血液検査			一般	
画像検査	X-ray				
	CT				
治療	輸液/注射			輸液	
	その他	酸素マスク 40% 鼻咽頭エアウエイ			

難易度を下げる

b 看護学生対象のシナリオ

	Step	Primary survey（来院より10分以内）			
項目		A（気道）	B（呼吸）	C（循環）	D（中枢神経）
モニター	SpO$_2$（%）	92			
	呼吸数（/分）	20			
	血圧（mmHg）	220/120			
	脈拍数（/分）	90 整			
	体温（℃）				37.5℃
	身体所見	いびき	チェーン・ストークス呼吸	強い脈拍	FOUR：10（E0M3B3R4） 瞳孔：2 mm 緩慢/5 mm 消失
生理学的検査	12 ECG			ST 低下	
	超音波検査				
	血液検査			一般	ABG：PaO$_2$/PaCO$_2$ 72/50 mmHg, Lac 0.9 mmol/l
画像検査	X-ray				
	CT				
治療	輸液/注射			乳酸リンゲル液 80 ml/h	マンニトール 300 ml/h ミダゾラム 10 mg & ロクロニウム 50 mg
	その他	酸素マスク 40% 鼻咽頭エアウエイ			急速挿管（RSI） 抜去

難易度を上げる

c 研修医・ベテラン看護師対象のシナリオ

図 V-5-5　エレメント変更による CM シナリオの変更
　脳ヘルニア徴候を示し，脳出血が疑われる患者への救急外来初期対応について，まず医学生または新人看護師対象の CM シナリオ（a）を作成する．フレームはそのままにしてエレメントの内容を変えて難易度を下げ看護学生対象の CM シナリオ（b）を作成し，同様に難易度を上げて研修医またはベテラン看護師対象の CM シナリオ（c）を作成する

V　指導方法（状況に応じた方法の選択と組み合わせ）

Case 2 頭痛

Case 2 頭痛		Step 1 状況評価		Step 2 初期評価				Step 3 情報収集とバイタルサインの測定	Step 4 判断	Step 5 重点観察 PSLS	Step 6 評価・第1報・特定行為	Step 7 車内活動
		覚知	現場	意識と気道	呼吸	循環	神経症候					
時刻		17：10	17：20 到着									17：30 出発
活動場所						現場						車内
バイタルサイン/モニター	RR							16		18		22
	SpO₂							98		98		赤1 88→94（酸素 10 L）
	PR/HR							72		66		52
	BP							180/102		198/110		赤1 210/114
	BT							36.5		36.5		36.6
観察			居室内安全 寝室ベッド 上に仰臥位	気道開通 JCS I桁	深い	脈拍触知 良好 徐脈		GCS 15点 瞳孔 R 3P/L 3P 運動麻痺なし	顔面紅潮 表情苦悶 嘔吐		GCS 15点 瞳孔異常なし 運動麻痺なし 視力障害および 眼の疼痛なし		いびき 嘔吐 意識レベル低下 赤1 JCS 100
処置	単回											
	継続			半坐位　→						半坐位　→		用手気道確保　→ 酸素投与　→
情報	収集		通報内容 夫より，「72歳 の妻が，夕方 ベッドで昼寝か ら起きたとき に，後頭部に今 まで経験のない 激痛があり，立 てないため，救 急要請」 携行資器材確認						B：突然の頭痛，既往は高血圧症 A：なし G：17時 M：12時頃（少量） 赤2 A：自立 S：頭痛，嘔吐 K：降圧薬	O：起床時突然 P：不明 Q：今まで経験ない R：後頭部 S：高血圧 T：持続		＜評価＞ くも膜下出血疑い M：突然発症の頭痛 I：強い頭痛，嘔吐 S：高血圧 T：半坐位	意識レベル低下のため内因性L＆Gの適応
	伝達		ハイリスク症候 に該当					内因性L＆G適応外		＜判断＞ くも膜下出血疑い のため PSLS へ Hurry but Gently 脳ヘルニア徴候な し	脳神経外科のある 医療機関を選定 ＜第1報/指示要 請＞ MIST 搬送時間 10分 夫，付き添い		＜第2報＞ M：JCS 100 I：いびき呼吸 S：所見のとおり T：半坐位に用手気 道確保と酸素投与追 加 内因性L＆G適応

横軸（アルゴリズム）変更

Case 8 背部痛

Case 8 背部痛		Step 1 状況評価		Step 2 初期評価				Step 6 評価・第1報・特定行為	Step 3・4・5 情報収集＆バイタルサイン/判断/全身観察	Step 7 車内活動
		覚知	現場	意識と気道	呼吸	循環	神経症候			
時刻		11：20	11：30 到着					11：35		11：45 出発
活動場所						現場			車内	
バイタルサイン/モニター	RR								24	20
	SpO₂								98	98
	PR/HR								98	92
	BP								右 88/60 左 160/95	右 88/60 左 144/82
	BT								35.2	35.8
観察			室内安全 会議室ソファー で仰臥位	気道開通 JCS I桁	呼吸左 右正常	やや頻呼吸 赤2 脈拍触 知不良，冷感 あり， 発汗多量	赤2 JCS 2 GCS 446 瞳孔 R 4P/L 4P	JCS 1 GCS 456	血圧左右差あり 頸静脈の怒張なし 背部痛あり，発汗あり 両側足背動脈の触知 ショックではない 明らかな神経症候なし	JCS 1 血圧左右差あり 背部痛軽減 腰痛出現
処置	単回									
	継続			水平位　→ 高濃度酸素　→						
情報	収集		通報内容 会社同僚から，「58 歳男性，会議中に， 突然，背中を押さえ ながら椅子に座った まま伏せた」 携行資器材確認	同僚から 「急に背中を押 さえて苦悶様表 情をして伏せ た。受け答えは できている」 家族が会社に向 かっている				＜評価＞ 大動脈解離疑い ＜特定行為＞ 該当せず M：会議中 I：突然の背部痛 S：観察結果のとおり T：高濃度酸素投与	B：会議中に突然の背部 痛，既往はなし，血圧は 指摘されていたが放置 A：なし G：11時 15分 M：7時頃 A：制限なし S：異常なし K：なし	O：突発的に P：なし Q：引き裂かれるよ うな R：胸部から背部に 移動 S：あ堪え難い疼痛 T：5分前から
	伝達		ハイリスク傷病者と 判断	内因性L＆G				三次医療機関選定 ＜第1報＞ MIST 搬送時間 15分 家族・同僚，付き添い 内因性L＆G	＜判断＞ 赤1 ショックではないが， 急変の可能性ありと判断 特定行為なし 大動脈解離疑い 他の背部痛鑑別 内因性L＆G	＜第2報＞ バイタル安定 背部痛軽減し腰痛出現 疼痛部位変化 解離進行の可能性あり 内因性L＆G

図V-5-6　フレームの変更例 1

横軸（アルゴリズム）項目の入れ替え。横軸のアルゴリズム変更による CM フレームの変更を示す。PEMEC シナリオ例に おいて，Case 2：頭痛シナリオでは状態が安定しているため通常の活動のアルゴリズムに従っているが，Case 8 背部痛シナリ オでは Step 2 の「初期評価」で内因性ロード＆ゴーが宣言され，Step 2 から Step 6 へと移行している。

5　ケースマップの作り方と使い方

Case 5　ISLS ケースマップ　脳梗塞（血栓溶解療法）

救急隊からの第1報	現病歴：85歳，女性。8:00頃トイレに行こうとして右上下肢のしびれと構音障害を自覚，近医受診後救急搬送。9:46 病着
	既往歴：高血圧で服薬中（シルニジピン他）

病院前	項目	STEP	第1印象	A（気道）・B（呼吸）・C（循環）		D（中枢神経）	E（体温）	Secondary survey 25分以内	45分以内	Tertiary survey 60分以内
			Primary survey（来院より10分以内）							
Right patient Right time Right place	到達目標		あたりをつけ周知させる	呼吸循環の安定化		脳ヘルニア徴候を鑑別	体温の評価	情報収集 神経所見（NIHSS） CT	専門医のCT読影検査データ評価	治療方針決定と準備
			脳神経外科手術，血栓溶解療法，機械的血栓回収療法の準備							
50〜53	モニター	ECG（脈/分）	50〜55 不整							
100		SpO₂（%）	100							
18		呼吸（/分）	18							
155/75		血圧（mmHg）	162/84						138/68	155/76
		体温（℃）					36.3 →			
JCS 0 ECS 1 右片麻痺	身体所見		重症ではない	気道異物なし 気道閉塞なし	視診・聴診正常	ショックではない	GCS 14（E4V4M6） JCS 2，ECS 2 右不全片麻痺 瞳孔正常	体温異常なし	NIHSS 8	NIHSS 変化なし 右上肢 MMT 3/5 右下肢 MMT 4/5
CPSS+ F− A+ S+	検査	血液				血算，生化，凝固他 血糖値 120 mg/dl				異常所見なし
		尿								
KPSS 3 C：0-0 M：2-0 V：1	生理機能	12ECG			正常洞調律					
		超音波			頭部・胸腹部：異常なし					
	画像	X-ray			胸部：異常なし					
		CT							実施	早期虚血性変化なし
		MRI								左中大脳動脈皮質枝に梗塞
なし	点滴/注射			乳酸リンゲル液 100 ml/h →						
										エダラボン
なし	処置			自然気道・酸素なし →						
上記	情報/書類							既往歴：上記 発症 8:00 頃	チェックリスト 慎重投与	rt-PA 同意書

横軸（アルゴリズム）の拡張縦軸（医療項目）の追加

Basic 4　ACEC マップ　てんかん重積状態（status epileptics：SE）

救急隊 第1報	現病歴：33歳，男性。スーパーにて作業中に突然「うー」とうなって倒れ，右上下肢から全身性への痙攣をきたし，職員が救急要請した。
	既往歴：不明

病院前（PCEC）	項目	STEP	第一印象	A（気道）	B（呼吸）	C（循環）	D（中枢神経）	E（痙攣）	F（体温）・G（血糖異常）・H（acidosis）・I（電解質）	Secondary survey
			Primary survey							
right time right place right patient	達成目標		あたりをつけ周知させる	呼吸循環が安定する			脳ヘルニア徴候を評価	痙攣・痙攣後・NCSE の鑑別	その他の生理学的異常への対応	脳ヘルニア評価・系統的全身検索と危険な疾患の鑑別
122	モニター	ECG/HR	120		105				86	
82		SpO₂ %	89	86	95	95			98	
18		呼吸/分	28？ →	22	20				18 →	
164/98		血圧 mmHg	測定困難	210/110					150/85	
37.2		体温 ℃							37.2	
いびき JCS300 ECS 300 GCS E1V1M1 瞳孔 4P/4P 眼球左右共同偏倚 ドロップテスト右（＋） 口腔内出血少量 唾液多量 発汗著明	身体所見		気道と意識に異常あり	気道狭窄 舌根沈下 いびき 唾液・泡 口腔内出血	評価困難 部分痙攣持続 聴診困難	痙攣停止 呼吸安定	発汗あり 蒼白なし	GCS E4V1M4 右顔面痙攣 ECS 2，右片麻痺 瞳孔 4S/4S	右顔面痙攣持続	微熱 その他の生理学的異常を示す身体所見なし	口腔内挫創 他に外傷なし
	検査	血液		簡易血糖 120 mg/dL		一般血液検査 Vit B₁ 測定			ABG：FiO₂ 0.4 pH6.68，PaO₂ 120 mmHg，PaCO₂ 45 mmHg，Lactate 9.8 mmol/L	CK2450，CRP 0.3，Na 138，，CL 108，K 4.8，WBC 12,000
		髄液								
		尿								
	生理機能	12-ECG								正常洞調律
		超音波								
		EEG								棘波：全汎性，連続性に
	画像	X-ray							右下肺野透過性低下，気管チューブ，胃管位置良好	
		CT/MRI							頭部 CT にて左頭頂葉に陳旧性脳挫傷	
	治療	輸液/注射		乳酸リンゲル液 80 mL/時 →					プロポフォール 10 mL/時 → ホスフェニトイン 1460 mg＋生食 100 mL/30 分 →	
				ジアゼパム 5 mg 静注	ビタミン B₁ 静注	ジアゼパム 5 mg 静注	ミダゾラム 10 mg 静注 ベクロニウム 10 mg 静注			
酸素：リザーバーマスク 下顎挙上，口腔吸引		処置		酸素：リザーバーマスク 6 L/分投与 →			呼吸器（VC-SIMVTV500，RR15，PEEP5，PSV5） →			
				気道吸引			気管挿管 RSI	胃管 16Fr 挿入		
内因性 L&G 母親に連絡済み		情報・書類					救急隊から：頭部外傷の既往あり	家族から：頭部外傷後遺症で通院加療中 通院医療機関に抗てんかん薬確認		

図V-5-7　フレームの変更例2

　縦横軸の拡張。ISLS の CM シナリオ Case 5「血栓溶解療法適応の脳梗塞」のフレーム縦軸に急性意識障害に必要な項目を追加し，横軸の ISLS アルゴリズムに急性意識障害アルゴリズムの Step を追加して CM フレームを再構成し，次にてんかん重積状態の診療に必要なエレメントに変更して ACEC Case B4 てんかん重積状態の CM シナリオを作成

V　指導方法（状況に応じた方法の選択と組み合わせ）

病歴：51歳男性，一人暮らし．8月はじめの昼ごろ，友人が訪問したが返事がないため入ると壁にもたれて意識を失っていた。					
項目	Step	Step 1	Step 2	Step 3	Step 4
		ABC の安定化	中枢神経系評価他	診断と治療	合併症対応
モニター	HR（/min）	162	136	112	⎫
	BP（mmHg）	84/58	92/60	118/72	⎬
	RR（/min）	32	24	12	⎭
	SpO₂（%）	89	94	99	
	体温（℃）		39.5（腋窩）	41.2（膀胱）	38.9
症候	呼吸	速く浅い呼吸	→モニターに従う		
	循環	速く弱い脈			
	皮膚	乾燥皮膚			
	GCS	E4V1M1		E1V1M1 →	
	瞳孔	3p/3p			
	その他	運動麻痺なし		ミオグロビン尿，乏尿	
検査	生理機能		12 ECG		
	血液		一般/動脈血ガス分析		血液検査結果
	尿				尿検査
	画像		胸部X線：異常なし		頭部CT：異常なし
治療	呼吸	リザーバー付マスク	気管挿管（介助）	呼吸器装着 →	
	循環	乳酸リンゲル液 1,000 ml/h →	フォーリーカテーテル留置 →		
	その他			気化熱利用法による冷却 →	
情報	収集		病歴		熱中症の原因
	提供/説明			診断：重症熱中症	合併症
コメント	トリガー	急速輸液などで可 ライン確保のみは不可	挿管なし：SpO₂ 95%で次 フォーリーなしは腋窩温のみ 挿管時鎮静・筋弛緩を助言	3項目宣言 or 時間で終了 風のみなら軽度低下 先に冷却でも可	

図V-5-8　オペレーターマニュアル

図V-5-4e の重症熱中症シナリオをヒューマンシミュレーターで操作する場合のオペレーターマニュアル例を示す．シナリオは4つの Step からなり，各 Step に，次の Step に移るためのトリガーとなるエレメントのセルを水色で示している．青文字は医師対象のエレメント

患者の症候が検査所見や治療内容などの他の情報と同時に時系列で記載されているため，シミュレーターに反映させるバイタルサインや症候をリアルタイムに実施する際の助けとなる．また，次のステップに移る際のトリガーとなるキーエレメントをあらかじめ決めておくことで，オペレーターによるシミュレーター設定変更の判断の手助けとなる．

3）学習者の評価

　CM シナリオは学習者の評価に用いることができる．評価の対象とする各々のエレメントについて，点数と順番の2つのチェックボックスを作成し，実施順，実施内容ともうまくできたら2点，できたが不十分1点，できなかった0点，などの点数をつけ，シナリオ全体の合計点を定量的評価する．評価はステップごとに行うことも可能である（図V-5-9）．また，この評価表を用いて以下のような一般的な振り返りを行うこともできる．

〔振り返り〕

このシナリオは4つのステップに分かれています．以下，各ステップについてお伺いします．

1　Step 1 の目標について
　・この患者さんの循環の状態をどのように判断しましたか？（言語情報，知的技能）

2　Step 2 の目標について
　・この患者さんの意識をどのように評価しましたか？（知的技能）
　・気管挿管に際して注意したことを述べてください．（言語情報，態度）

3　Step 3 について
　・この患者さんの病態とその根拠を説明してください．（言語情報）
　・この患者さんの体温管理で，救急外来での有効な治療を述べてください．（言語情報）

4　Step 4 について
　・この患者さんに注意が必要な合併症には何がありますか？（言語情報）
　・この患者さんに対してどのような検査を追加

病歴：51歳男性，一人暮らし。8月はじめの昼ごろ，友人が訪問したが返事がないため入ると壁にもたれて意識を失っていた。

項目		Step 1	Step 2	Step 3	Step 4
モニター	HR（/min）	162	136	112	
	BP(mmHg)	84/58	92/60	118/72	
	RR（/min）	32	24	12	
	SpO$_2$（%）	89	99		
	体温（℃）		39.5（腋窩）	41.2（膀胱）	38.9
症候		速く浅い呼吸 速く弱い脈 乾燥皮膚	GCS E4V1M1 瞳孔 3p/3p 運動麻痺なし	ミオグロビン尿 乏尿	
検査	生理機能		12-ECG		
	血液		一般/動脈血ガス分析		血液検査結果
	尿				尿検査
	画像		胸部X線：異常なし		頭部CT：異常なし
治療	呼吸	リザーバー付マスク	気管挿管（介助）	呼吸器	
	循環	乳酸リンゲル液 1,000 ml/h	フォーリーカテーテル挿入		
	その他			気化熱利用法	
情報	収集		病歴		熱中症の原因
	提供/説明			診断：重症熱中症	合併症

図Ⅴ-5-9　CMシナリオ評価表

水色セルは図8と同じ意味を示す。黒文字は看護師・医師共通のエレメント，青文字は医師対象のエレメント

しますか？（言語情報）

4）教材としてのゲーム化

CMのゲーム化（gamification）[14]にはいくつか方法があるが，ここではそのなかで代表的な2つを紹介する。

（1）パズルゲーム

作成したCMシナリオの特定のエレメントを選択し，作成したCMから選んだエレメントのみを空欄にしてA3大の普通用紙に印刷する。一方，選んだエレメントはほかの用紙に印刷し，学習者は「抜き取ったエレメントをCM上の元の位置に戻す」という作業を行う（図Ⅴ-5-10a）。各エレメントの抜き取り方とフェイクエレメントの作成がポイントとなる。どのエレメントも他と連動しているため，相互の関係を理解したうえで抜き取った位置に置くのが必然となるようなものを選ぶ。また，各エレメントは記載された用語の意味や数字に付随した単位から，その位置が推定されることが多いので，類似の内容のフェイクエレメントを用意しておく必要がある。なお，挿入用の抜き取ったエレメントはマグネットシートに印刷し，印刷したA3用紙を同大のホワイトパネルに固定すると，挿入エレメントの操作が容易となる（図Ⅴ-5-10b）。なお，パズルゲー

ムにおいて，エレメントを用いて手順を決めるタスクを行う場合には，ガニェの「学習課題の分類」〔表Ⅴ-2-1（p. 129）〕における知的技能を評価することになる。

（2）エラー探しゲーム

エラー探しでは，通常に作成したCMシナリオのなかにいくつかエレメントについて，明らかな間違い，用い方の間違い，間違いではないがシナリオのフローに沿わない，などのエラーエレメントを作成する。パズルと同様に，エラーを含むCMシナリオをA3用紙に印刷してパネルに固定し，マグネットシートに印刷したフェイクを含む正解エレメントでエラーを訂正する。図Ⅴ-5-11に例を示す。

5）三次元への展開

CMの立体的な発展型としての利用法として，カラーブロックを用いる方法も考えられる。CMで用いたのと同様の縦横軸平面の上に，変化する救急医療の場面での家族，救急隊，病院医療スタッフの行為をブロックで積み上げていくというものである（図Ⅴ-5-12）[15]。

V 指導方法（状況に応じた方法の選択と組み合わせ）

現病歴：65歳女性。台所で食事の支度中に突然の激しい頭痛を訴えたため，長男が救急要請した。
既往歴：高血圧で未治療

STEP / 項目		第一印象	A（気道）	B（呼吸）	C（循環）	D（中枢神経）	A2 B2 C2	D2	E（痙攣）	F（体温）・G（血糖異常）・H（acidosis）・I（電解質）	Scondary survey
達成目標		あたりをつけ周知させる	呼吸循環が安定する			脳ヘルニア徴候を評価	呼吸循環再評価	脳ヘルニア徴候再確認	痙攣・痙攣後・NCSEの鑑別	その他の生理学的異常への対応	脳ヘルニア評価・系統的全身検索と危険な疾患の鑑別
モニター	ECG（脈）(/分)		95				102		92		
	SpO₂		90				92		98		
	呼吸（/分）		25回/分 浅い				18		14		
	血圧（mmHg）		140/85				a		a		
	体温（℃）									36	
身体所見		呼吸に異常あり	発語あり「頭が痛い」	呼吸が浅く速い喘鳴あり湿性ラ音	ショック症状なし	b / 麻痺なし / d	嘔吐 JCS 3桁	舌根沈下喘鳴変わらず異常高血圧	b / c / ECS 200E / d	鎮静・筋弛緩後のため評価困難	その他の生理学的に異常を示す身体所見なし	瞳孔 4S/4S
検査	血液			一般血液検査 簡易血糖 95 mg/dl						PT-INR1.2, APTT 正常範囲, ALT/AST 21/34, AMY 34, Cr 0.6, BUN1	
	髄液										
	尿										
生理機能	ECG					ST低下 心エコー：たこつぼ心筋症なし					
	超音波										
	EEG・EMG										
画像	X-ray									胸部：気管チューブ位置良好，誤嚥なし 肺水腫	
	CT/MRI									頭部CT：重症SAH 造影CT：前交通動脈瘤	
治療	輸液/注射			乳酸リンゲル液 80 ml/h →			リドカイン 100 mg フェンタニル 100 mcg ミダゾラム 10 mg ベクロニウム 10 mg		プロポフォール 8 ml/h	マンニトール 300 ml/h →	
	処置		酸素：リザーバーマスク 10 L/分 →				用手下顎挙上	気管挿管 RSI		呼吸器（VC-SIMVTV450, RR15, PEEP5, PSV10）→ 頭部挙上15° フォーリーカテーテル	
情報・書類			救急隊から：突然の激しい頭痛				脳外科医連絡 CT室連絡			家族に説明 造影CT同意書	

専門治療

a	210/98	a	162/88	c	JCS 10	c	JCS 200
b	GCS 346	b	GCS112	d	瞳孔 3P/3P	d	瞳孔 4S/4S

CMパズルの作成例

Excel® で作成したCMシナリオで，エレメントの入った8カ所のセルを任意に選び灰色にする。それら灰色の箇所に入るエレメントを着色して別な箇所に作成する

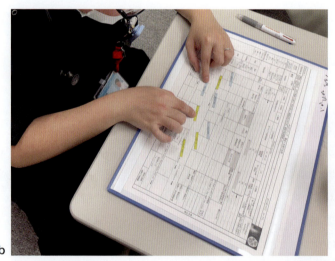
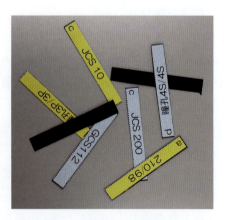

CMパズルの実施例

a で作成したCMシナリオをA3用紙に印刷し，マグネットでホワイトボードに固定する。着色エレメントをマグネットシートに印刷し，適切な灰色のセル上にのせる。着色エレメントはマグネットによりCMシナリオ用紙を介してホワイトボードに固定されるので操作が容易となる

図V-5-10 **CMパズル**

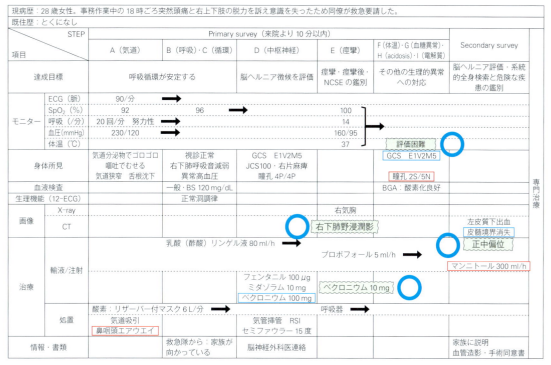

図Ⅴ-5-11　間違い探しゲーム作成例

ACEC 2014のシナリオ（B2：重症脳出血患者）のフィールド内の4つのエレメントを誤った表現に書き換えてエラーエレメントとし，それを7つの緑の修正候補エレメントで修正する．修正候補エレメントの中にはフェイクエレメントが3つ含まれている．青枠はエラーエレメントで青○の正しい修正エレメントで修正されている．赤枠は正しいエレメントで，上段の緑の修正フェイクエレメントにより間違って修正される可能性がある

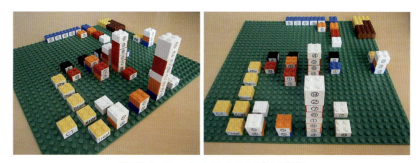

図Ⅴ-5-12　シナリオの三次元表現

レゴブロック®を用いて，突然の心室細動による心肺停止患者に対する「救命の連鎖」をテーマとして表現したもの．青，オレンジ，赤，白のブロックは，各々一般市民，救急隊員，看護師，医師を表している．横軸は黒ブロックで左からA（気道），B（呼吸），C（循環），D（中枢神経）を，縦軸は黄色ブロックで上から，身体所見，生理学的検査，血液検査，X線・CT，治療，を表現している．上方が時間経過を示す．Cの治療，Cの生理学的検査の箇所にブロックが高く積み上げられ，このシナリオのテーマを反映している

6　CMの課題

1）線型性

CMは線形アルゴリズムを横軸としているため，枝分かれするフローチャートの表記には適さない．複数のアルゴリズムが組み込まれていてもAHA-ACLSで用いられているメガコード[16]などは時系列に一列でつながっていて，いわゆる線形であるため，CMでの表記は可能である．しかし，1つのス

テップから「はい」,「いいえ」または「あり」,「なし」などで同時に複数のステップに分かれる鑑別診断などによる診療手順で,他の骨格のアルゴリズムへ移行する場合には別な CM が必要となり,これらを合わせて1つの"CM群"を形成することになる。

2）フレームの変更

Excel® や Numbers® など通常の表計算ソフトや印刷物においては,フレームが固定されるため,縦横軸内の項目やフィールドのエレメントの種類や位置を変更することは可能であるが,フレーム自体を容易に変えることができず,相応の工夫を必要とし,結果として教材が煩雑となる。これを解決するには,専用のアプリケーションを開発するなどのパソコンを用いたテクノロジーの助けが必要になる。

文　献

1）安心院康彦：クリニカルマップとは. 救急医学 35：1683-1687, 2011.
2）地図ブリタニカ国際大百科事典 2018. ブリタニカ・ジャパン, 東京, 2018.
3）IT 用語辞典 e-Words.
http://e-words.jp/w/マップ.html
4）コトバンク.
https://kotobank.jp/word/写像-4363
5）Miller GE：The assessment of clinical skills/competence/performance. Acad Med 65：S63-67, 1990.
6）Guillaume A：Developing High-Fidelity Health Care Simulation Scenarios：A Guide for Educators and Professionals. Simulation and Gaming 42：9-26, 2011.
7）安心院康彦：簡単レシピで楽しくマップシナリオクッキング. セッション 18, National SUN in Tokyo 分科会 Sep. 7, 2014.
8）Ajimi Y, Ishikawa H, Takeuchi Y, et al：Use of a clinical map for quantitative evaluation of the structure of medical knowledge applied in an emergency room. JCSR 2＋3：10-15, 2013.
9）Ajimi Y, Berg BW, Kaneko I, et al：Case map method to develop a training scenario directly from learning objectives. Jan 16-20, IMSH2016, San Diego, 2016.
10）Ajimi Y, Takahashi T, Okudera H, et al：Novel Application of a Clinical Map for Creating Simulation Scenarios for Training Sub Content：Curriculum Assessment. Session 2：1, TPI Abstract # 1468, IMSH2012, San Diego, 2012.
11）日本臨床救急医学会監, 日本臨床救急医学会 PMEC 検討小委員会編：PEMEC ガイドブック 2017；救急隊員による疾病の観察・処置の標準化. へるす出版, 東京, 2017.
12）日本救急医学会, 日本神経救急学会, 日本臨床救急医学会, 日本救急看護学会監,「ISLS ガイドブック 2018」編集委員会編：ISLS ガイドブック 2018；脳卒中初期診療の標準化. へるす出版, 東京, 2018.
13）日本救急医学会, 日本神経救急学会, 日本臨床救急医学会監,「ACEC ガイドブック 2014」編集委員会編：ACEC ガイドブック 2014；意識障害の初期診療の標準化. へるす出版, 東京, 2014.
14）Ajimi Y, Sakamoto T, Tanizaki Y, et al：Utility of clinical map puzzles as group training materials for the initial treatment of stroke. JCSR 2＋3：3-9, 2013.
15）Ajimi Y, Okudera H, Berg BW, et al：A New Training Method using Color Blocks for Building Emergency Medical Situations：A 3-dimensional Mental Construct Material for Education. TPI Abstract # 1217. Sub Content：Game-based Learning. Session 1：4. Poster #172, IMSH2012, San Diego, 2012.
16）American Heart Association：ACLS プロバイダーマニュアル；AHA ガイドライン 2015 準拠. シナジー, 東京, 2015.

column 3

インストラクターコンピテンシー

Instructor competency

1 コンピテンシーとは

「コンピテンシー（competency）」とは，「成果につながる行動特性」のことで，高い成果を出す人材に共通して存在する。ただし，一般化されたコンピテンシーの定義はない。高い成果を出す行動特性は，成果を期待する過程において，そこにかかわる人にとって目標となる指標を提供するものと考えられる。

コンピテンシーは一般社会において，「採用面接」「人材育成」「人事評価」などに活用さることが多い。しかし，コンピテンシー活用の目的は，「評価のため」ではなく，「場や組織におけるパフォーマンスを向上させること」にあることに注意が必要である。

2 インストラクターコンピテンシー

期待するパフォーマンス獲得に向けてかかわるなかで，高い成果を上げるインストラクターがもっている行動特性をインストラクターコンピテンシーという。

1. インストラクターコンピテンシーの活用

種々のインストラクターコンピテンシーは行動特性であり，その活用については触れておらず，それぞれの目的に応じて活用する。

インストラクションを受ける学習者の立場からみるインストラクターコンピテンシーは，個々のインストラクターにそのすべてを期待するというよりも，受講中に受講者自身に向けられるインストラクターからのコンピテンシーが十分にそろっていればよいことになる。すなわち，複数のインストラクターが共同し，不足を補いインストラクションが提供されることも想定できる。その際には，個々のインストラクターのコンピテンシーが可視化されている必要がある。

インストラクターのコンピテンシーによって，インストラクション可能な学習課題，学習方法，学習対象者，学習環境が想定できる。インストラクションのなかでレベル設定を用いることで，学習成果の確実性につながる可能性がある。わが国には多種のトレーニングコースがあり，個々にインストラクターの養成が行われている。この非効率性を改善するためにインストラクターコンピテンシーをもとにした共通（標準）インストラクターの育成が望まれる。

2. ibstpi® インストラクターのコンピテンシー

いくつかの研究によりインストラクターコンピテンシーが提示されているが，そのなかでibstpi® * によるインストラクターコンピテンシーの内容を解説する。

column 3

> *International Board of Standards for Training Performance and Instruction
> パフォーマンスの基準を研究し設定することにより，専門家のコミュニティにリーダーシップを提供する非営利団体[1]

Klein らによる文献[2]にコンピテンシー 5 つの領域と 18 のコンピテンシーおよび各コンピテンシーによる行動が記されている。

以下にその概要を訳し記述する。1～18 はコンピテンシー，（a）～（e）または（f）に具体的な行動を示す。

領域 I「専門家としての基礎」

1. 効果的にコミュニケーションする。
   （a）受講者，文脈，文化に適した言語を使用する。
   （b）適した言語的，非言語的コミュニケーションを用いる。
   （c）多様な視点を見出し，認め合う。
   （d）状況に応じて傾聴する。
   （e）コミュニケーションに適当なテクノロジーを用いる。

2. 専門的な知識とスキルを更新し，改善する。
   （a）学習原理と指導戦略に関する知識を広げる。
   （b）テクノロジースキルと知識を継続的に更新する。
   （c）専門家との接点を設け維持する。
   （d）専門的な開発活動に参加する。
   （e）自分の行動を今後の活動の基礎とするために記述する。

3. 確立された倫理的および法的基準を遵守する。
   （a）教育実践の倫理的および法的影響を認識する。
   （b）職業倫理と専門職者倫理を遵守する。
   （c）学習者が公平に扱われるようにする。
   （d）機密性と匿名性の必須要件を尊重する。
   （e）利害の衝突を回避する。
   （f）著作権を含む知的財産を尊重する。

4. 専門的な信頼性を確立し，維持する。
   （a）代表的な専門家の行動をモデル化する。
   （b）その他の価値観や意見を尊重する。
   （c）課題に対する専門的知識を示す。
   （d）変更や改善を快く受け入れる。
   （e）組織の状況や目標に沿った指導をする。

領域 II「計画と準備」

5. 教授法および教材を計画する。
   （a）指導場面や他の参加者，学習者特性の関連性を見極める。
   （b）学習者，指導場面，およびプレゼンテーション形式に適応する指導を計画または変更する。
   （c）目的と課題を確認し示す。
   （d）適切な指導方法，戦略，プレゼンテーション技法を選択する。
   （e）レッスン，指導者ノート，評価ツール，補助教材を計画または変更する。

（f）必要に応じてテクノロジーによる資料を作成または変更をする。

6．指導の準備をする。

（a）学習者が感じる困難や疑問を予測して準備する。

（b）指導に向けて学習者を準備させる。

（c）要点，関連事例，興味をひく話，および追加資料を決定する。

（d）指導をサポートする身体の準備や物品の流れを決定する。

（e）すべての学習者が教材にアクセスできるようにする。

（f）設備，テクノロジー，器具が使えるか確認をする。

領域Ⅲ「インストラクションの方法と戦略」

7．学習者のモチベーションを喚起し，維持する。

（a）学習者の興味・関心を集め，維持する。

（b）目標と目的が明確であることを確認する。

（c）学習に有利な態度を育む。

（d）学習動機の喚起を導く。

（e）現実活用性が想定できるように支援する。

（f）学習者が参加し，成功する機会を提供する。

8．効果的なプレゼンテーションを行う。

（a）指導状況に合うプレゼンテーションを行う。

（b）さまざまな方法で重要な考えを表現する。

（c）わかりやすい例示を提供する。

（d）学習者をプレゼンテーションに参加させる。

（e）事前学習を学習者のニーズに適応させる。

9．効果的なファシリテーションを行う。

（a）すべての参加者の知識と経験を引き出す。

（b）すべての学習者が明確に理解できる方向を示す。

（c）学習が集中しつづけられるようにする。

（d）協働を勧め，支援する。

（e）学習が完了するように学ばせる。

（f）状況の動きを把握，評価し，それに適応させる。

10．効果的な質問を行う。

（a）明確かつ適切な質問をする。

（b）学習者からの質問に補足をする。

（c）さまざまなタイプやレベルの質問をする。

（d）学習を促進する質問を直接的および間接的に行う。

（e）質問を使用してディスカッションを導き出す。

（f）その後の学習活動を以前の質問に対する回答をもとに進める。

11．説明とフィードバックを提供する。

（a）明確化とフィードバック戦略の有効性を利用する。

（b）明確であり適時かつ適切そして具体的なフィードバックを提供する。

（c）学習者が理解を深める機会を提供する。

（d）フィードバックを与えたり受け取ったりするときは，偏見なく公正に行う。

column 3

(e) 学習者にフィードバックの機会を提供する。

(f) 学習者がフィードバックを受けることを支援する。

12. 知識とスキルの保持を促進する。

(a) 事前知識に学習活動をリンクさせる。

(b) 学習者に概念やアイデアを具体化させる。

(c) 新しい知識を統合する機会を提供する。

(d) 新たに獲得したスキルを練習する機会を提供する。

(e) 振り返りと再考の機会を提供する。

13. 知識とスキルの伝達を促進する。

(a) 応募者の状況に関連する事例や活動を用いる。

(b) 現実的な設定で知識と技能の実践を実演する。

(c) 現実的な状況で練習する機会を提供する。

(d) 応用の計画を立てる機会を提供する。

(e) 学習者と一緒に，実践への応用を助けるまたは妨げる条件を探る。

(f) 自主的な学習機会を提供する。

14. メディアとテクノロジーを活用して学習とパフォーマンスを強化する。

(a) メディアとテクノロジーを使用する際にベストプラクティスを適用する。

(b) 指導のためのメディアと技術の能力と限界を認識する。

(c) さまざまな方法でコンテンツを作成する。

(d) 学習者がメディアと技術が使えるよう準備をする。

(e) 軽度な技術的問題を修正する。

領域IV「査定と評価」

15. 学習とパフォーマンスを査定する。

(a) 評価基準を伝達する。

(b) 個人およびグループのパフォーマンスを把握する。

(c) 学習者の態度と反応を評価する。

(d) 学習成果を評価する。

(e) 学習者に自己評価の機会を提供する。

16. 教育効果を評価する。

(a) 教材を評価する。

(b) 指導方法や学習活動を評価する。

(c) インストラクターの全体的な評価。

(d) インストラクションの状況と設備の影響を評価する。

(e) 評価データを文書化し報告する。

領域V「管理」

17. 学習とパフォーマンスを促進する環境を管理する。

(a) 学習やパフォーマンスに影響を及ぼす可能性のあるシミュレーションを想定し，あらかじめ準備をする。

(b) 学習者が教材にアクセスできるようにする。

(c) 学習者との基本ルールと期待を共有する。

(d) 指導中の時間管理を行う。

（e）望ましくない行動は適時かつ適切に制止する。

（f）衝突や問題を迅速かつ公平に解決する。

18. 適切な技術の使用を通じて指導のプロセスを管理する。

（a）テクノロジーを活用し，管理機能をサポートする。

（b）テクノロジーを活用し，情報を検索・共有する。

（c）テクノロジーを活用し，指導教材を保管し再利用する。

（d）テクノロジーを活用し，学習者の個人情報を保護する。

文　献

1) ibstpi.
http://ibstpi.org/about-us/
2) Klein JD, Spector IM, Grabowski B, et al：Instructor Competencies Standards for Face-to-face, Online, and Blended Settings. Information Age Publishing, Carolina, 2004.

VI

運　営
Operation

本章の目的

・神経蘇生研修の運営にかかわる諸問題について解説する。

運　営　VI
Operation

1 シミュレーションセンター
Simulation center

1 シミュレーション教育

　医療者教育には，医療者資格取得前の学生に対する教育と有資格医療従事者の生涯教育がある。医療従事者，とくに直接人に対してさまざまな行為を行う医師，看護師，救急救命士などは，安全・安心な技能を有することと，その技能を維持・向上させることが求められる。もちろん実際の医療現場において，実際の患者・傷病者を前に，先輩方の診療をみながら，実施し，考え，学ぶこと，すなわち on the job training（OJT）がもっとも有効であるが，安全や倫理面を考慮すると，OJT ですべての臨床技能教育を賄えるわけではない。基本的なことからより高度な事柄まで，根拠に基づいたプログラムのなかで学ぶためにシミュレーション教育は有効である。ここでは，シミュレーションを「現実に類似した状況と設備環境を設定して，目的とする学習を促し，訓練する技法」と定義する[1]。

　現代のようにリアリティに富んだシミュレーターが開発される前は，学習者同士で自身の身体を投げうって患者役になる，あるいは血管や皮膚に見立てたもの，例えば食品や医療材料を用いるなどの方法で技術を磨いたこともあるだろう。そのため，大先輩方には，時々「そんな複雑なシミュレーターは不要，結局は人形だろう」「シミュレーションセンターに出向くより，現場で，お互いまたは患者さんにやったほうが臨場感がある」という意見をいただくことも少なからずあるのが現状である。しかし，1990 年代後半から，わが国でも医療安全に対する環境整備が進み，侵襲の大きい手技については，必ず教育を受けていなくはならないとされるものも増えた。例えば，中心静脈カテーテル挿入は，体表から静脈の位置を予測して穿刺するランドマーク法が行

われてきたが，肺や動脈など重要臓器を損傷する合併症の発生が一定の割合で起こるため[2]，近年，超音波ガイド下で行われることが推奨されている。しかも，ただ超音波検査で確認さえ取れれば安全なわけではなく，トレーニングが不可欠で，シミュレーターを用いて手技を習得，熟達することで臨床でのリスクの軽減につながるといわれている[3]~[5]。

　わが国でも，静脈注射や心肺蘇生法，中心静脈カテーテル挿入をはじめとするタスクトレーニングからシミュレーション教育は広まっていった。とくに医学・看護学教育においては，2000 年に入ってコアカリキュラムでシミュレーション教育の必要性が示された。そのため，多くの大学で「スキルスラボ」や「シミュレーションセンター」が設置されるようになった。2009 年の医学教育学会における全国調査によると，当時 80 校の医学部を有する大学において調査に回答した 73 校中，シミュレーションセンター・スキルスラボは 59 校で設置され，49 校がシミュレーション教育を実施していた。プログラムは，共用 OSCE（objective structured clinical examination）を意識したものが多く，この段階では，まだ指導者やプログラムの不足がいわれていた[6]。2012 年の同様の調査では，スキルスラボの施設面積は，中央値 214 m²，最大 2,250 m²，最小 24 m²，室数も 1 室から 27 室，総利用者数の中央値は 3,886 人，医学生の活用が少なく，病院スタッフの使用が多かった。また，スキルスラボの常駐管理者不在が 40%，10%（7 校）では，担当教員不在であった。

　このように，わが国ではこの 20 年弱の間に急速にシミュレーション教育が発展し，さまざまなシミュレーターの開発が進んでおり，シミュレーションセンターも次々と整備されているところである。わが国の特徴としては，有資格者すなわち卒後教育，生涯教育としてのシミュレーション教育が先行し，医

158

学部，看護学部をはじめとする，卒前教育のカリキュラムの中へのシミュレーション教育の導入がまだ少ないことがあげられる。また，シミュレーションセンターやスキルスラボの規模や管理体制は大学間の格差が大きい。これらの原因としては，諸外国に比べ常駐管理者やプログラム作成者が少ないことが推察される。とはいえ，医学部の参加型臨床実習終了後，卒業前の臨床技能試験の充実が求められる近年，シミュレーション教育の充実は必須である。そのため，本項ではシミュレーションセンター運営に必要な要素について述べる。

2 施設環境

まず，使用対象者や教育目的に応じた設備を整える必要がある。例えば，筆者の施設では設置主体が医学部であり，第1の目的は卒前教育にシミュレーションを取り入れることであった。そのため中心は医学部学生であるが，看護学部・病院職員にも広く開放している。新たに建物を建てるのではなく，既存の建物の中を改修することが前提であったため，部屋の広さ・数には限りがあり，100名以上が一度に入れる大きな部屋（331 m²）と，4床部屋を想定できる部屋（99 m²）の2つである。広い部屋は授業で使用しやすい。しかし，時間外の演習は少人数で使用することが多く，同時に数件，異なる演習を行う場合もあり，可動式の間仕切りを設置した。これは使用率の向上に役立っている。また，本来病室を想定する部屋には，酸素や吸引などの配管設備があればよりリアルな再現が行えるのであるが，残念ながら当学にはない。そこで，模擬のシステムを備えている。多くの大学で，新たに建てるのではなく，既存の施設を改修している。これは，経済的課題によるところであろう。

当学では，医学生・看護学生の授業用の教室は階段教室がほとんどであり，フレキシブルに使える部屋が少ない。そのため，近年，アクティブラーニングの一つとして行われる small group discussion を行う部屋が少ないのが現状である。また，チューター式を取り入れた problem based learning などに利用できる少人数向けのセミナー室はあるものの，数に限りがある。これらの課題は，学生の学習スペースとシミュレーションセンターに求められる学習環境によって異なる。琉球大学や藤田医科大学など，近年新たに設計から行われた施設では，このような少人数用の部屋が豊富である。

次に，シミュレーションを行う際に，評価者やシミュレーター操作者が学習者のそばにいることを避け，よりリアリティのある環境で行うために，模擬病室内にカメラを設置し，コントロール室で操作や学習者の動きの観察を行う方法をとれる施設も多い。これは，例えば病室をいくつか改修する際でも，このコントロール室を設置することが可能である。国立国際医療研究センター病院や，東京慈恵会医科大学附属病院などで設置されており，少人数のシミュレーションには適している。しかし，当学にこの設備はないため，ビデオでの撮影画像を別室でみる方法を試みている。新規に建設されたところでは，全室にカメラを備え付けるところも少なくない。

また，臨床医向けの手術手技（内視鏡手術など）のシミュレーターや，模擬臓器などを使用する場合の，Wet Labo としての部屋を備え付けている施設も多い。この場合，換気や電気メスなどから発生する煙への対応，洗浄，廃棄物への対応が求められる。当学では，建設時に床素材をリノリウムなど液体に強いものを希望したが，床面に電源設備，LANを備え，必要なところからケーブルを取り出せるようにするために，リノリウムを敷き詰めることは困難とわかった。そのため，大きな Wet 演習の場合は，シートを敷くようにしている。

以上のように，使用用途・対象者などに対して，必要な部屋の広さ・室数などを検討する必要がある。

3 物　品

シミュレーション教育には，デブリーフィングと呼ばれる，「省察」がもっとも重要な要素である。省察によって，経験が学習に変化する。シミュレーション教育がただの現場再現に終わらないために，このデブリーフィングは重要な要素である。また，

VI 運 営

表Ⅵ-1-1　シミュレーターの種類

シミュレーター	特　徴	トレーニング例
スキルトレーニング	「手技」のトレーニングに適している	静脈穿刺，血圧測定，心音聴診，腰椎穿刺，縫合，内視鏡手術など
シナリオ	「診療の流れ」のトレーニングに適している	心肺蘇生，二次救命処置，分娩など
バーチャルリアリティ，コンピューターソフト		解剖学3Dイメージシミュレーター，医療面接トレーナーなど

シミュレーションが知識の定着を助けることは，周知のとおりである。また，シミュレーションで実施する内容の，事前学習や事後学習を目的に集合で講義することもあるだろう。そのため，プロジェクターやスクリーンは必要である。また，ディスカッション時に使うホワイトボードやライティングシートも必要である。個人のメモだけではなく，シミュレーションを実施していないメンバーと情報を共有し，一緒に振り返ることがデブリーフィングの効果を上げる。ビデオで撮影したものをその場で鑑賞し，事実を振り返る方法も多く取り入れられており，シミュレーターにその機能が備わっているものもある。しかし，大人数でいくつかのグループが同時にシミュレーションを行う際は，ホワイトボードなど，多くの人たちが目にすることができるもので，経時的に記録が書いてあると共有しやすい。これも，用途・対象者数・指導者によって検討するとよい。当学では，看護学部でのシミュレーションの際，ホワイトボードにシミュレーションの学習者の行動を記録者に記録してもらっている。この際，「看護記録を書くつもりで，経時記録を書いてください」と促している。これは起こった事実を正確に書き取る訓練になっていると考える。このように指導者は，目的に応じて，何を使ってどのようにシミュレーション教育を行うかも考えなくてはならない。

道具の一つとして，最近，ミーティングツールとして販売されている大型の付箋を利用している。これは，いくつかのグループでそれぞれシミュレーションを行って，最後に合同で全体のまとめをする際に，1枚ずつずらっと壁に貼ることができる。ホワイトボードをすべて並べるよりも手間が省け，みやすい利点がある。

4　シミュレーター

シミュレーターには表Ⅵ-1-1のような種類がある。

それぞれの施設で，誰を対象にどのような訓練を行うかで，シミュレーターを選択するとよい。参考として筆者の施設で使用している機器を示す（表Ⅵ-1-2）。看護学教育に適したもの，医学教育に適したもの，その両者に適したものなど，用途に応じてさまざまである。では，どの程度リアリティが必要なのであろうか。よりリアリティの高いものをhigh fidelityというが，例えば小児蘇生について，心拍モニターや泣き声が出るhigh fidelityのシミュレーターと，とくに反応は出ないケア演習用のシミュレーターとで研修医のパフォーマンスを比べても差がなかったこと，またさまざまな心音が聴診でき，脈拍触知や血圧測定が可能な半身体のシミュレーターと，CDの音源で心音を聞く練習をした学生では，多少の聞き分けに違いがあったものの，技術に差はないことが明らかとなっている[7)8)]。やはりここでもシミュレーション教育の目的が重要であって，どんなに高機能なシミュレーターであっても，用途に合わない場合は効果がないことを考えなくてはならない。当学では，医学部初年次の解剖学や細胞生物学で，解剖器具の使い方の演習をシミュレーション形式で行っている。これは，以前に比べて学生が，解剖実習時に怪我をするあるいは怪我をさせる事例が増えたことをきっかけにプログラムされた。この場合，解剖器具を安全に使うことが目的であり，シミュレーションセンターという解剖実習室とは異なる環境・物品で行うことがプログラムの意義である。そのため，使用する材料はさまざまで，

1　シミュレーションセンター

表Ⅵ-1-2　医療機器等一覧

Sim Man® 3G コンプリートセット（成人患者シミュレータ）	直像検眼鏡・眼底診察用トレーナー
Sim Man® エッセンシャル（全身型成人ワイヤレス患者シミュレータ）	検耳鏡・耳診察用トレーナー
ALS シミュレーター	鼻出血トレーナー
Sim Junior（小児患者シミュレータ）	男性導尿・浣腸シミュレーター
Sim Baby™ コンプリートセット	女性導尿・浣腸シミュレーター
Sim Baby™（高性能乳児医療トレーニングシミュレータ）	装着型摘便シミュレーター
Sim NewB®（新生児蘇生トレーニングシミュレータ）	直腸診モデル
除細動器	装着式採血静注練習キット "かんたんくん"
気管挿管練習人形 坂本モデル	大型静脈穿刺パッド
レサシアン（CPR トレーニング用マネキン）	点滴・採血トレーナー
レサシアン（フィードバック装置付 CPR トレーニング用マネキン）	静脈注射トレーニングアーム
リトルジュニア®（CPR トレーニング用マネキン）	点滴静注シミュレータ "V ライン"
Baby Anne®（CPR トレーニング用マネキン）	採血・静注シミュレータ "シンジョー Ⅱ"
自動体外式除細動器トレーニングユニット（AED）	筋肉注射トレーナー
イチロー Ⅱ（心臓病診察シミュレータ）	縫合練習キット
イチロー（心臓病診察シミュレータ）	吸引シミュレータ "Q ちゃん"
Mr. Lung Ⅱ（呼吸音聴診シミュレータ）	フィジカルアセスメントモデル "Physiko"
Mr. Lung（呼吸音聴診シミュレータ）	ECS 高機能患者シミュレータ METI 成人モデル
LOGIQ e Expert（超音波診断装置）	応急処置用真空式固定具
外傷・救急超音波教育ユニット	

Ⅵ

運営

いかに模擬的に皮膚や血管と見立てるかで，ストローや食品などを用いている。これは明らかに low fidelity であるが，効果は十分に出ている。

5　管理・指導体制

シミュレーションセンターの運営上，もっとも困難な部分である。まず，最近は期限切れの医療材料は，病院の経済的な面から発生しにくくなっているため，シミュレーションセンターであっても，正規の医療材料が置いてある場合も多い。そのため，持ち出しが起こる危険性がある。また，さまざまな医療機器があるため，セキュリティの管理は重要である。とはいえ，時間制限が厳しいと，なかなか多くの人たちに利用してもらうことが困難になる。当学では申し込み制で，時間外使用の場合はオートロックの暗証番号をそのつど変えることで対応している。また，報告書を提出してもらうことで，物品の破損，紛失には対応している。

最近の中〜高機能シミュレーターは，WiFi でメイン PC と連動しているものが多く，いくつかのシミュレーターを同時に立ち上げると，WiFi が干渉してしまうトラブルが発生している。これは，当センターの特徴でもあるが，多くの WiFi が飛んでいる

がゆえのトラブルのようである。しかし，例えば時間外に使用する人たちにはなかなかこのトラブルシューティングは伝わりにくい。そのため，なるべくわかりやすい使用説明書を，機器の取り扱い説明書に加えて自作している。

また，多くの職種にシミュレーションセンターを使ってもらえるようになると，それぞれのリアリティを求めるがゆえに，日常使用している物品とまったく同じものが必要といわれることがある。しかし，シミュレーションセンターはあくまで模擬環境であるため，すべての要求を満たすことは難しく，写真に撮ったものを提示するなど工夫をしている。これは，使用者にも理解を求めなくてはならない部分であり，調整が必要である。

当学では，シミュレーションセンターに専任教員がおり，物品の管理や実際のシミュレーション指導，プログラム作成支援を行っている。また，医学部，看護学部，卒後研修センター，病院（臨床工学部門，薬剤部，看護部）から委員が選出されている。まだなかなか組織全体での運営とはいい切れないが，開設から 3 年が経過し，徐々に整備が進んでいる。この組織化は，わが国の大学・病院ではとくに，予算や安全管理面で重要なのではないだろうか。予算など経済面については，他項(p.168)に記述する。

以上のように，シミュレーションセンター，スキ

161

VI 運　営

ルスラボは，使用する対象者，内容によって備える内容，規模は異なるが，シミュレーション教育には，「実践」「省察」が重要で，そのために，シミュレーターや，設備を整えていく必要がある。

文　献

1) Forrest K, McKimm J, Edgar S 編，奈良信雄，石川和信 監訳：エッセンシャル臨床シミュレーション医療教育．篠原出版新社，東京，2015，p16.
2) 三木保：CV ライン事故から学んだ医療安全；東京医科大学病院 CV ラインセンターの取り組み．臨床麻酔 33：1775-1784，2009.
3) 徳嶺譲芳：中心静脈穿刺の安全管理体制．日集中医誌 17：476-478，2010.
4) 徳嶺譲芳：超音波ガイド下中心静脈穿刺；教育システムの構築．日臨麻会誌 30：785-791，2010.
5) National Institute for Clinical Excellence：NICE Technology Appraisal Guidance. Guidance on the use of ultrasound locating devices for placing central venous catheters. http://www.nice.org.uk/nicemedia/pdf/Ultrasound_49_guidance.pdf（accessed 2018-3-31）
6) 鈴木利哉，別府正志，奈良信雄：わが国の医学部におけるスキルスラボの整備状況 及びスキルスラボにおけるシミュレーション講習会の現状調査．医学教育 40：361-365，2009.
7) Finan E, Bismila Z, Whyte HE, et al：High-fidelity simulator technology may not be superior to traditional low-fidelity equipment for neonatal resuscitation training. J Perinatol 32：287-292, 2012.
8) de Giovanni D, Roberts T, Norman G：Relative effectiveness of high- versus low-fidelity simulation in learning heart sounds. Med Educ 43：661-668, 2009.

2 シミュレーションセンターの課題
Issue of the simulation center

運営 VI / Operation

　国立大学病院長会議2015では，ますます安全，安心な医療の提供，技能の向上のためにはシミュレーション教育は欠かせないと述べており，シミュレーションセンターは，卒前卒後，生涯教育にわたって必要とされる教育の場としている（図VI-2-1）[1]。しかし，規模，機材，専任教員数などの施設差が大きいといわれている。

　ISLSをはじめ，救急患者の初期診療の基本を学ぶための標準化教育は多く開催されている。近年，多くの大学でスキルスラボ，シミュレーションセンターの整備が進められているため，学習のための機材，環境は年々整えられてきている。しかし，医学・看護学教育における「シミュレーション教育」は，まだタスクトレーニングを中心としている傾向にあり，思考と技能を磨くトレーニングは少ない。反面，学生のうちから，さまざまな「コース教育」を受ける者が増えているように思われる。おそらく，学びやすい内容なのではないだろうか。系統立てて学べる，症例を提示されて考えて対応するので，勉強になるなどの声をよく聞く。ただ，いつも学生には，コースの学習内容はあくまで「immediate」である，ということを意識してほしいと助言している。

1 シミュレーターの課題

　初期臨床研修制度が始まる際に，多くの大学では，シミュレーションセンターまたはスキルスラボが整備され，一様に高機能のシミュレーターを購入した。しかし，後に述べるシミュレーションセンターを管理する人材，教育をするシミュレーションプログラム企画者の不足により，一次・二次救命処置の練習には使用されるものの，それ以外のシチュエーションベースの教育はなかなか行われていないのが現状である。シミュレーターといえば，高額で使いにくいという印象があるのではないだろうか。しかし，本来シミュレーションという教育方法は，何を身につけたいのか，学習したいのかが重要であって，機材の善し悪しはあまり問われない。とはいえ，近年，医療安全や倫理的視点から，直接患者に医療行為（医行為，看護ケアすべて）を実施する

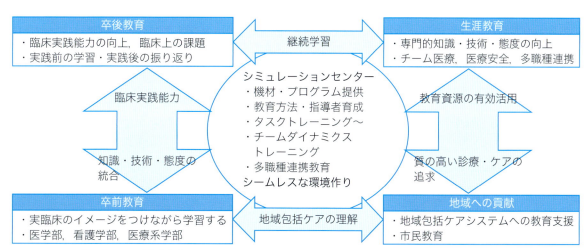

図VI-2-1　医療シミュレーションセンターを中心とした医療生涯教育の支援構想

ことは少なくなっており，実施する前にも十分な練
習を行うことが前提となっている。そのため，静脈
採血や各診察手技も，シミュレーターを用いた学習
が必要となる。しかし，100人以上の学生に対しど
のように工夫すれば有効な学習ができるか，誰がシ
ミュレーターを管理するのか，多くの大学の課題で
あろう。

2 模擬患者の課題

　シミュレーションセンターは学習の場であり，多
くの学生・医療従事者が，目的に応じた訓練を行う
場所である。しかし，その効果を示す指標が少ない
ため，米国に比べるとその重要性がかなり異なって
いるように思う。それは模擬患者に対しても同様
で，米国では模擬患者を雇っているところが多く，
雇われている以上プロ意識の高い人々が集まる。そ
のため，医療面接のみならず，身体診察などへの協
力も可能である。わが国では，多くの大学でボラン
ティアを募り，一般市民による模擬患者を各大学ま
たは地域で養成している。主に医療面接が対象で，
患者の立場から，医療系学生の面接技法についてコ
メントを求められることが多い。しかし，共用試験
のための模擬患者となると，患者ごとの差異があっ
てはならないため，標準化が求められる。この模擬
患者教育にもなかなか時間と労力を要するのが現状
である。模擬患者教育もシミュレーションセンター
が主となっている施設が少なくないが，指導できる
教員が不足している。また，授業時間に限りがあ
り，1クラスの人数も100人以上いる場合も多く，
なかなか通常の授業や演習で有効な模擬患者の導入
はできていない。この点は，諸外国を参考に，より
リアルな臨床実践能力を身につけるために検討して
いかなくてはならない課題である。

3 経済的・人材的課題

　以上のように，シミュレーションセンターは，今
後さらに拡充し，医療従事者教育では重要な環境の

一つになることが求められるが，その適切な管理
（物品管理だけではなく，経済的な課題など）ので
きる人材，指導プログラムを提供できる人材など，
臨床実践能力を高める指導者育成が大きな課題であ
る。また，組織としてどのように位置づけるかに
よって規模や指導者の範囲も変わる可能性がある。
米国オレゴン州のオレゴン保健医療大学付属のシ
ミュレーションセンターは，コンソーシアム的な立
ち位置であった。いくつかの大学や病院が資金を出
し合うことで資金面の充実度は上がり，テクニカル
メンバーとエデュケーショナルメンバーがそれぞれ
いることで，指導の質も向上することが考えられ
る。また，エデュケーショナルメンバーを中心とし
て研究活動も行っていくことで，シミュレーション
教育のアウトカムを検討できる。そのような経済
的・人材的課題をいくつかの施設が協働して考える
など，新しい考え方が今後求められるのではないだ
ろうか。
　とくに資金の問題は，単に場所・機材だけではな
く，模擬患者やその他教育を担当する教員への評価
の一つとして，今後見直されていくことを願ってい
る。そうすれば，学外でのコース教育の実践も，教
育活動として有効に活用される可能性が高い。
　現在，愛知県には，国立大学1校，公立大学1
校，私立大学2校が医学部を有しており，シミュ
レーションセンターのスタッフで，「地域シミュ
レーションセンター連携協議会」を開催している。
それぞれの大学の強みが異なり，その強みを活かし
た教育の連携ができることを目指して話し合いを続
けている（図Ⅵ-2-2）。まだ，機材の貸し借りなど
には送料，メンテナンスの問題が大きいので実現し
ていないが，今後検討すべき点ではないかと考え
る。さらに，模擬患者についても同様である。Post
Clinical Clarkship OSCE（参加型臨床研修後OSCE）
が全国で必修化されようとしているが，これが本格
的に運用になると，おそらく模擬患者の需要と供給
のバランスが難しくなる。そこで，各学校で育成し
ている模擬患者に，お互いで協力を求めるようにな
るのではないかと考えている。
　以上のように，より実践的なリアリティを加え
て，より安全・安心な医療のための教育を行うため

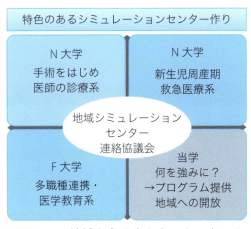

図Ⅵ-2-2 地域からみたシミュレーションセンターの役割

には，シミュレーションセンターと，指導者のみならずプログラム作成者を充実させることが重要である．

4 組織的課題

次に組織的課題であるが，上記のように，場所・機材・人材を確保・育成するためには，大学や病院という1単位でシミュレーションセンターを管理・運営する組織づくりが必要である．現在，医療安全が組織的なものになり，院内急変も「医療安全」という枠組みで検討されるようになっているが，その昔，院内急変は，救急領域か集中治療領域のスタッフだけに委ねられていたように思う．院内で何か医療事故的な要素で急変しても，発生部署だけの問題として対応してきた時代がある．しかし，現在は，医療安全は病院，組織全体で考え対応するものとなっている．同じように，教育・シミュレーションセンターも，「好きな人だけが指導している」「気が向いた暇な人だけがシミュレーションセンターを使っている」ではなく，「安全，安心な医療のために」教育し，シミュレーションを実施することが望まれている．愛知医科大学は，2015年にシミュレーションセンターが開設された．その2年前，当学では，シミュレーションセンター利用の目的は，救急医療教育を中心とした計画が立てられていたために，購入されている高次機能シミュレーターは，すべて救急医療対応向けのものであった．しかし，現在4年目となり，利用者は1万人を超えているが，必ずしも救急医療対応訓練のためのみに使用していない．医学教育全体の見直しから，シミュレーションセンターに求められるイメージも変わり，組織内での役割も広く教育プログラムの提供に広がっているため，さまざまな変化が生じている．このようにシミュレーションセンターをはじめとする教育環境は，その組織構成，目指すところで少しずつ変化を求められるが，普遍的役割は，「安全，安心な医療の提供のために，臨床実践能力の向上を図る」ためであると考える．

文　献

1) 国立大学病院長会議将来像実現化 2015. p17.
http://www.univ-hosp.net/annualreport2015.pdf（accessed 2018-4-3）

column 4

ワークショップ

Workshop as training the trainer

　ワークショップ（Workshop）とは，工房，作業所が本来の意味であるが，研究集会，講習会も示し，主に芸術分野から，専門家が，多くの組織の枠を越えた参加者とともに，舞台芸術を作り上げる手法[1]として広まった講習会の方法である．現在では，教育分野で参加や体験をもとに，相互作用を期待する方法として用いられている．ワークショップでは，ファシリテーターが，話題提供などきっかけを作り，参加者とともに，または参加者同士が学び合うスタイルの学習手法である．集いお互いの意見をしっかり聴き，自身の考えを深めることといえる．興味深いワークショップの要点として，①ワークショップに先生はいない，②「お客さん」でいることはできない，③はじめから決まった答えなどない，④頭が動き，身体も動く，⑤交流と笑いがある[2]とまとめてある．現在，多く開催されている医療従事者向けの教育コースのなかでは，ICLS（Immediate Cardiac Life support）指導者養成コースを「指導者養成ワークショップ」と呼んでいる．テキストには，「教わるのではなく，気づくための仕掛けが散りばめられている」[3]とあり，まさに，先生がいるのではなく，ファシリテーター（先にインストラクターとなった者）と，今からインストラクターになろうとする者が共に学び合うという意味が込められていると考えられる．

　では，ワークショップはどのように組み立てられるとよいのだろうか．ワークショップには3つの側面がある[4]（図1）．ここで重要なのは参加者の主体性である．

　今回の目的となっているISLS（Immediate Stroke Life Support）指導者養成では，ISLSを受講し，その学びを人に伝える手法を学ぶ，自身の技能の維持向上に努めるなどの動機が存在する受講者が対象となるであろう．しかし，どんなに学ぶ動機があるとはいえ，ISLSは多職種が集まる場でもあるので，お互い緊張し，立場や職種によるヒエラルキーが生じてしまう危険性が

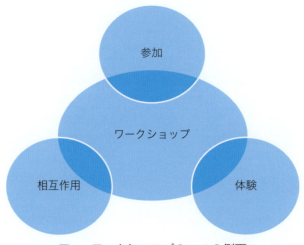

図1　ワークショップの3つの側面
〔文献4）より引用・改変〕

否定できない。そのため，ワークショップを開催する主催者，指導者は，受講者が場に自然と入り，職種や立場にとらわれすぎず，主体的に学ぶ環境を作る工夫が必要である。もちろん，職種による臨床における役割の違いはあるので，その役割に必要な技能を修得できることが達成目標である。

文 献

1) 松村明編：大辞林．第3版，三省堂，東京，2006．
2) 中野民夫：ワークショップ：新しい学びと創造の場．岩波書店，東京，2013，pp12-13．
3) 平出敦監，日本救急医学会 ICLS コース企画運営委員編：日本救急医学会 ICLS 指導者ガイドブック．羊土社，東京，2011，p19．
4) 中野民夫：ワークショップ：新しい学びと創造の場．岩波書店，東京，2013，p133．

column 5

コース運営にかかわる諸経費

Course management

　　参加型学習コースを開催するには，場所，教材，指導者などさまざまな準備が必要である。ISLSコースのみならず，多くの臨床実践能力向上を目的にしたシミュレーション教育を例にあげ，コース運営について述べる。

1 コース開催に伴う事務作業

　　まず，コースを開催するためには，開催申請，受講者・指導者の募集・決定，その後の連絡方法確定など，事務的な作業が多い。受講者，指導者募集はフリーアプリで申し込みフォーマットを作るなど，インターネット環境を駆使する必要がある。また，運営母体である事務局とのやり取りも迅速に行う必要がある。書類はさまざま決められたフォーマットがあるが，当日をどのように運営するか具体的に示した役割の説明など，コース開催者の配慮が必要なこともある。受講者が決まれば，受講者には，事前に参加決定，会場案内，プレテスト配布などを行う。指導者には，指導を担当するパートや一緒に指導するメンバーなどがわかるように連絡し，受講者指導者ともに，事前の準備ができるように配慮する。あくまでも個人情報を扱うので，インストラクター間で共有する際などは，最低限の情報にとどめ，パスワードをかけるなど，十分配慮することが望ましい。

2 コース開催のルール

　　コースを開催するときは，そのコースの目的・目標・受講対象者の要件などを必ず確認する。これは，受講証を発行する責任として，公のルールを確認しなくてはならない。救急医療領域以外にもコースがたくさんあるなか，該当コースの受講条件は何かを確認する。例えば，「学修内容は学生にも理解できるものであり，ぜひ国家試験前に受講させたほうがよい」と受講させたところ，コースの条件から逸脱しており受講証の発行ができない，などの問題が後から発生するなどの事案が時々起こっている。また，コース資料については，コース内使用が原則である。もちろん出版物として公表されているものを応用することは可能であるが，コース用に作成されている指導マニュアルなどを勝手に流用してはならない。近年，知的財産や著作権に対する認識が薄い受講者・指導者もいるので，十分留意する。

3 コース開催時の学習に必要な機材

　　ISLSをはじめ，救急場面の初期診療を学ぶ際には，比較的軽症～生命危機の高い重症の状態まで，臨機応変に対応するシナリオが準備されていることが多い。そのため，気道管理や輸液，酸素投与など初期治療に必要な物品の準備が求められる。例えば東京JPTEC™の場合は，

コース用の機材が一元管理されていて，物品を運営事務局から借りて運用することができるシステムが組まれていた。1施設で多数の機材を所有するのが難しい場合，ありがたいシステムである。もちろん，自施設の道具だけで展開することも可能であるが，「標準化」のためには，一元化もよい方法である。とはいえ，地域や施設の特徴によってはなかなか一元管理が困難な場合もあるので，それぞれの施設に合ったコース受講者数を決定し，機材をそろえるとよい。そのほか，タペストリー（アルゴリズムを示したポスター）や，ケースマップを参照する資料，ポスターなど，知識を助ける資料の準備が必要である。またISLSでは，脳卒中に関する病態であるため頭部CT画像が多用される。診療での本格的診断ではないので，印刷やPCでの提示の都合で解像度をはじめ，みえ方が多少粗いのは仕方がないが，受講者が判断を誤らない範囲での教材が必要である。すなわち，資料の準備不足で受講者の評価を下げてはならない。

　次に機材とは異なるが，模擬患者（standardized patientまたはsimulated patient）やシミュレーターを使用する。模擬患者は，2つの意味をもつ。いろいろなタイプの患者を演じることで，受講者の判断を広げるsimulated patientと，試験を行うにあたり，グループによって評価が異ならないようにするために，誤差のない演技，発言をするstandardized patientである。ISLSの場合，麻痺の程度や，話し方を演じることが多いため，その程度の表現によっては，受講者の判断にばらつきが出る可能性は否定できない。そこで，指導者は，コース開催時には，必ずブリーフィングを行う。また，お互いの演技を評価する機会があってもよい。指導者ワークショップでは，このような指導者の質を向上させるとともに，均一化を図ることも目的である。しゃべりすぎる模擬患者としゃべらない模擬患者では，受講者の判断は大きく異なることは理解できるであろう。

4 コース開催時の環境

　ISLSコースでは，意識障害，脳卒中スケール，呼吸・循環管理のスキルブースがある。会場によって，すべての時間で同じスキルを実施する場合と，3種類のブースを順番に回る場合がある。例えば，大教室しか確保できない場合は，同時に同じスキルを部屋のいくつかの場所で実施する。お互いの声が聞こえたり，多少の時間の進み方の差はあるかもしれないが，まったく異なるものが同時に行われるよりはよい。この場合は，グループ間の声が干渉しすぎないようにする，お互いの動きがぶつからない広さをとる，お互いの受講者が他グループの動きに気をとられないような位置取り（指導者がどこに立つかなど）に留意するなどの注意点がある。次に，いくつか分散した部屋が確保できる場合は，同時にそれぞれのスキルブースが指導をしていて，受講者は各部屋を回って学修する。このような場合は，各部屋を回る時間の余裕を考えておく。また，受講者が移動に迷わないように，グループ付きのチューターを配置する工夫もある。場所の広さや，空調などさまざまな調整困難なことも多いと思われるが，開催する指導者が，いかに受講者が受講しやすく知識と技能を身につける環境を提供しようとするかが重要である。

5 コース開催の諸経費

　コース開催でもっとも話題になるのは，「オアシス」と呼ばれる，休憩用の茶菓子やお弁当など，長時間拘束されることへのせめてもの配慮についてではないだろうか。先日，一般向け

column 5

のとある学習会で，茶菓子，資料にかかるお金として 300 円としたところ，終了後のアンケートにお茶やお菓子はいらないから無料にしてほしい，という要望が記載されていたらしい。これは個々人の感想なので一概にはいえないが，会費を徴収するコースの場合は，その使用目的を明確にしておくことが望ましい。例えば，全国展開されているコースでは，遠方から指導者を招聘する場合もあるため，旅費に経費がかかる場合がある，反面，経費が出ないので，指導者も手弁当でという場合もある。これはどちらが健全とはなかなかいえないが，利益相反を含め，「お金を徴収する」のであれば，もっとも公明正大な方法をとることをお勧めしたい。もちろん，会費の有無にかかわらず，全国で標準化されたコースとして，指導の質は担保しなければならない。

ここで，標準化についての補足であるが，医学部の共用 OSCE は，医学生にとって，臨床実習前の大きな試験である。ここで求められる基本手技を指導する医師たちが，最近よく「これは現場では使わない」や，「こんなことやらなくてもいい」といってしまう光景を目にすることがある。これが「標準化」に反することはおわかりであろう。指導者として任命された以上は，その指導内容を十分理解し，指導にあたることが常識である。ましてやそれで評価を受けるのであればなおさらである。指導者はコース内容を否定してはならない。否定する点があるとしたら，それはコースの事務局や，当日のコース開催責任者と十分話し合っていただきたい。

以上のように，コースを開催するには，人，物（場所），お金と準備に費やす時間が求められる。脳卒中初期診療の質の向上を目指し，受講者，指導者がともに切磋琢磨できる教育コースを運営するためには，多くの指導者の協力と標準化を意識した運営が重要である。すなわち，開催のためのさまざまな事柄も大切であるが，指導する内容がもっとも重要である。

文　献
1）ISLS ホームページ．
http://www.isls.jp/top.html（accessed 2018-4-2）

Appendix

Appendix1　神経研修に必要な分類・評価法
Classification and scale for neuroresuscitation training

1　意識障害

表 A1-1　Japan Coma Scale

```
  0     意識清明
 Ⅰ桁   刺激しなくても覚醒している状態
  1       大体意識清明だが，いまひとつはっきりしない
  2       見当識障害がある
  3       自分の名前・生年月日が言えない
 Ⅱ桁   刺激すると覚醒する状態―刺激をやめると眠り込
        む―
 10       普通の呼びかけで容易に開眼する
 20       大きな声または体を揺さぶると開眼する
 30       痛み刺激にてかろうじて開眼する
 Ⅲ桁   刺激しても覚醒しない状態
 100      痛み刺激にて払いのけるような動作をする
 200      痛み刺激で手足を動かしたり，顔をしかめたりす
          る
 300      痛み刺激にまったく反応しない
```

注　R：Restlessness，I：Incontinence，A：Apallic state ま
たは Akinetic mutism

表 A1-2　Glasgow Coma Scale

観察項目	反　応	スコア
開眼（E）	自発的に開眼する	4
	呼びかけにて開眼する	3
	痛み刺激にて開眼する	2
	まったく開眼しない	1
言語による反応（V）	見当識あり	5
	混乱した会話	4
	混乱した言葉	3
	理解不能な音声	2
	まったくなし	1
最良運動反応（M）	命令に従う	6
	疼痛部へ	5
	逃避する	4
	異常屈曲	3
	異常伸展	2
	まったくなし	1

＊挿管時は VT と記載し，1 点とする

表 A1-3　Emergency Coma Scale

```
 Ⅰ桁   覚醒している（自発的な開眼，発語，または合目的な動作を認める）
  1       見当識あり
  2       見当識なしまたは発語なし
 Ⅱ桁   覚醒できる（刺激による開眼，発語または従命をみる）
 10       呼びかけにより
 20       痛み刺激により
 Ⅲ桁   覚醒しない（痛み刺激でも開眼・発語および従命なく運動反応のみをみる）
 100L     痛みの部位に四肢をもっていく，払いのける
 100W     引っ込める（脇を開けて）または顔をしかめる
 200F     屈曲する（脇を閉めて）
 200E     伸展する
 300      動きがまったくない
```

L：localize，W：withdraw，F：flexion，E：extension

表 A1-5　AVPU mental status exam

A：意識清明
V：呼びかけに反応あり
P：痛み刺激に反応あり
U：刺激に対して反応なし

表 A1-6 Full Outline of Unresponsiveness (FOUR) score

観察項目	反応	スコア
目の反応 (E)	開眼し，命令で追視または瞬きあり	4
	開眼するが追視しない	3
	大声で開眼する	2
	痛みで開眼する	1
	痛みでも開眼しない	0
運動反応 (M)	命令で親指立て，グー，チョキのどれかができる	4
	疼痛部位を同定する	3
	痛み刺激で屈曲反応	2
	伸展反応	1
	痛み刺激に反応なしまたは全般性のミオクローヌス	0
脳幹反射 (B)	対光，角膜反射両方あり	4
	一側の瞳孔が散大し固定	3
	対光または角膜反射なし	2
	対光，角膜反射両方なし	1
	対光，角膜反射，咳反射すべてなし	0
呼吸 (R)	挿管なし，正常な呼吸	4
	挿管なし，チェーン・ストークス呼吸	3
	挿管なし，不規則な呼吸	2
	人工呼吸器下で自発呼吸あり	1
	人工呼吸器下で自発呼吸なし	0

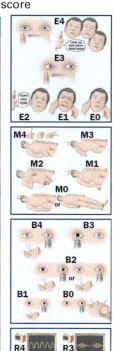
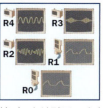

〔文献 1）より引用・改変〕

2 脳卒中

顔のゆがみ（歯を見せるように，あるいは笑ってもらう）
正常― 顔面が左右対称 異常― 片側が他側のように動かない。図では右顔面が麻痺している
上肢挙上（閉眼させ，10秒間上肢を挙上させる）
正常― 両側とも同様に挙上，あるいはまったくあがらない 異常― 一側があがらない，または他側に比較してあがらない
構音障害（患者に話をさせる）
正常― 滞りなく正確に話せる 異常― 不明瞭な言葉，間違った言葉，あるいはまったく話せない
解釈：3つの徴候のうち1つでもあれば，脳卒中の可能性は72％である

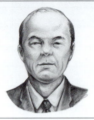 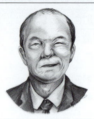

図 A1-1　シンシナティ病院前脳卒中スケール（CPSS）　　〔文献2）より〕

表 A1-7　倉敷病院前脳卒中スケール（KPSS）

(Kurashiki Prehospital Stroke Scale：KPSS)			全障害は13点満点	
意識水準	覚醒状況			
	完全覚醒		正常0点	
	刺激すると覚醒する		1点	
	完全に無反応		2点	
意識障害（質問）	患者に名前を聞く			
	正解		正常0点	
	不正解		1点	
運動麻痺	上肢麻痺	患者に目を閉じて，両手掌を下にして両腕を伸ばすように口頭，身ぶり手ぶり，パントマイムで指示	運動右手	運動左手
		左右の両腕は並列に伸ばし，動かずに保持できる	正常0点	正常0点
		手を挙上できるが，保持できず下垂する	1点	1点
		手を挙上することができない	2点	2点
	下肢麻痺	患者に目を閉じて，両下肢をベッドから挙上するように口頭，身ぶり手ぶり，パントマイムで指示	運動右足	運動左足
		左右の両下肢は動揺せず保持できる	正常0点	正常0点
		下肢を挙上できるが，保持できず下垂する	1点	1点
		下肢を挙上することができない	2点	2点
言語	患者に「今日はいい天気です」を繰り返して言うように指示			
	はっきりと正確に繰り返して言える		正常0点	
	言語は不明瞭（呂律が回っていない），もしくは，異常である		1点	
	無言。黙っている。言葉による理解がまったくできない		2点	
合計			点	

Appendix1　神経研修に必要な分類・評価法

表 A1-8　National Institute of Health Stroke Scale（NIHSS）

	項　目	スコア	
1a	意識レベル	0＝覚醒 1＝軽い刺激で覚醒	2＝繰り返しの刺激，強い刺激で覚醒 3＝反射による動き以外は無反応
1b	意識レベル 　　質問（今の月，年齢）	0＝両方に正答 1＝1つに正答	2＝両方とも正答できない
1c	意識レベル 　　命令（目：開閉，手： 　　握る・開く）	0＝両方とも正確に行う 1＝片方のみ正確に行う	2＝両方とも正確に行えない
2	最良の注視	0＝正常 1＝部分的注視麻痺	2＝完全注視麻痺
3	視野	0＝視野欠損なし 1＝部分的半盲	2＝完全半盲 3＝両側性半盲（皮質盲含む全盲）
4	顔面麻痺	0＝正常 1＝軽度の麻痺	2＝部分的麻痺 3＝完全麻痺
5a	運動 　　左上肢	0＝10秒間保持可能 1＝10秒以内に下垂 2＝10秒以内に落下	3＝重力に抗する動きがない 4＝まったく動かない UN＝検査不能 （理由：　　　　　　　　　　　）
5b	運動 　　右上肢	0＝10秒間保持可能 1＝10秒以内に下垂 2＝10秒以内に落下	3＝重力に抗する動きがない 4＝まったく動かない UN＝検査不能 （理由：　　　　　　　　　　　）
6a	運動 　　左下肢	0＝5秒間保持可能 1＝5秒以内に下垂 2＝5秒以内に落下	3＝重力に抗する動きがない 4＝まったく動かない UN＝検査不能 （理由：　　　　　　　　　　　）
6b	運動 　　右下肢	0＝5秒間保持可能 1＝5秒以内に下垂 2＝5秒以内に落下	3＝重力に抗する動きがない 4＝まったく動かない UN＝検査不能 （理由：　　　　　　　　　　　）
7	四肢失調	0＝なし 1＝1肢のみ存在	2＝2肢に存在 UN＝検査不能 （理由：　　　　　　　　　　　）
8	感覚	0＝正常 1＝軽度から中等度の障害	2＝重度の障害，完全脱失
9	最良の言語	0＝正常 1＝軽度から中等度の失語	2＝重度の失語 3＝無言，全失語
10	構音障害	0＝正常 1＝軽度から中等度	2＝重度 UN＝検査不能 （理由：　　　　　　　　　　　）
11	消去現象と注意障害	0＝異常なし 1＝軽度から中等度，あるいは 　1つの感覚に関する消去現 　象	2＝著しい半側注意障害，あるいは2 　つ以上の感覚に関する消去現象

合計：　　　　点

3 筋 力

表 A1-9　徒手筋力検査法（MMT）

5（Normal）	運動範囲全体にわたって動かすことができ，最大の徒手抵抗に抗して最終運動域を保持できる
4（Good）	運動範囲全体にわたって動かすことができ，中等度〜強度の徒手抵抗に抗して最終運動域を保持できる
3（Fair）	運動範囲全体にわたって動かすことができるが，徒手抵抗には抗することができない
2（Poor）	重力の影響を除いた肢位でなら，運動範囲全体，または一部にわたって動かすことができる
1（Trace）	筋収縮が目に見える，または触知できるが，関節運動は起こらない
0（Zero）	筋収縮・関節運動はまったく起こらない

4 脳梗塞

表 A1-10　$ABCD^2$スコア（2日以内の脳梗塞リスク）

A	年齢	60歳以上	1点
B	血圧	SBP＞140 かつ/または DBP≧90 mmHg	1点
C	臨床的特徴	一側の脱力	2点
		脱力を伴わない言語障害	1点
		その他	0点
D	症状持続時間	60分以上	2点
		10〜59分	1点
		10分未満	0点
D	糖尿病	糖尿病	1点

SBP：収縮期血圧，DBP：拡張期血圧

TIA後2日以内の脳梗塞発症率		
低リスク	0〜3点	1.0%
中リスク	4〜5点	4.1%
高リスク	6〜7点	8.1%

〔文献3）より引用・改変〕

表 A1-11　CHADS₂スコア

	危険因子		スコア
C	Congestive heart failure/LV dysfunction	心不全，左室機能不全	1
H	Hypertension	高血圧	1
A	Age≧75y	75歳以上	1
D	Diabetes mellitus	糖尿病	1
S2	Stroke/TIA	脳梗塞，TIA の既往	2
	合計		0〜6

TIA：一過性脳虚血発作

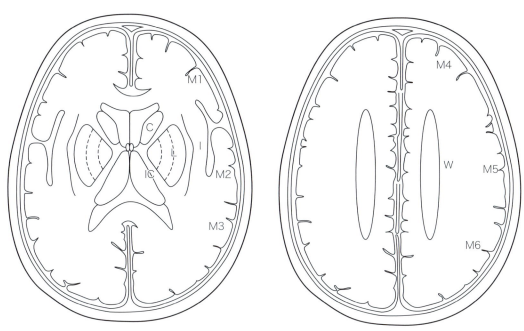

C：尾状核（頭部），L：レンズ核，I：島皮質，IC：内包後脚，M1〜M3：中大脳動脈領域（基底核部スライス），M4〜M6：中大脳動脈領域（放線冠部スライス），W：深部白質（放線冠）

図 A1-2　ASPECTS

CT-ASPECTS スコアは，CT の基線を OrbitoMeatal line または SupraorbitoMeatal line にして撮影された 2 枚の基本スライスをもとに早期虚血性変化を客観的評価する方法である。この基本スライスは，中大動脈領域で基底核が含まれるスライスと，このスライスから頭側 2 cm 以内のスライス（側脳室体部付近）である

CT では 10 カ所の領域を判読し，10 点から虚血と判読した領域の総数を引き算した数字がスコアになる。したがって，全虚血は 0 点で，虚血なしが 10 点になる

DWI-ASPECTS スコアは，CT-ASPECTS スコアの基本スライスの 10 領域に放線冠を加えて，11 カ所の領域を判読し，11 点から虚血と判読した領域の総数を引き算した数字がスコアになる

いずれのスコアも，rt-PA 静注療法の適応や合併症，予後の参考になる

〔文献 4）より引用〕

5 血管再開通

表 A1-12 TICI（thrombolysis in cerebral infarction）分類[7]

Grade 0	灌流なし
Grade 1	再開通は認めるが末梢灌流がほとんどないかゆっくり灌流
Grade 2	部分灌流
Grade 2A	血管支配領域の半分以下の灌流
Grade 2B	血管の半分以上の領域の灌流
Grade 3	末梢までの完全な灌流

Appendix1　神経研修に必要な分類・評価法

6 くも膜下出血

表 A1-13　Fisher 分類

Group 1	出血なし
Group 2	びまん性に 1 mm 以内の薄い出血あり
Group 3	びまん性に 1 mm 以上の厚い出血あり
Group 4	びまん性 SAH，軽度で脳内あるいは脳室内の血腫を伴うもの

〔文献 8）より引用・改変〕

表 A1-14　Hunt and Hess 分類

Grade Ⅰ	無症状か，最小限の頭痛および軽度の項部硬直をみる
Grade Ⅱ	中等度から強度の頭痛，項部硬直をみるが，脳神経麻痺以外の神経学的失調はみられない
Grade Ⅲ	傾眠状態，錯乱状態，または軽度の巣症状を示すもの
Grade Ⅳ	昏迷状態で，中等度から重篤な片麻痺があり，早期除脳硬直および自律神経障害を伴うこともある
Grade Ⅴ	深昏睡状態で除脳硬直を示し，瀕死の様相を示すもの

〔文献 9）より引用・改変〕

表 A1-15　Hunt and Kosnik 分類

Grade 0	未破裂の動脈瘤
Grade Ⅰ	無症状か，最小限の頭痛および軽度の項部硬直をみる
Grade Ⅰa	急性の髄膜あるいは脳症状をみないが，固定した神経学的失調のあるもの
Grade Ⅱ	中等度から強度の頭痛，項部硬直をみるが，脳神経麻痺以外の神経学的失調はみられない
Grade Ⅲ	傾眠状態，錯乱状態，または軽度の巣症状を示すもの
Grade Ⅳ	昏迷状態で，中等度から重篤な片麻痺があり，早期除脳硬直および自律神経障害を伴うこともある
Grade Ⅴ	深昏睡状態で除脳硬直を示し，瀕死の様相を示すもの

〔文献 10）より引用・改変〕

表 A1-16　WFNS 分類

Grade	GCS score	主要な局所神経症状（失語あるいは片麻痺）
Ⅰ	15	なし
Ⅱ	14～13	なし
Ⅲ	14～13	あり
Ⅳ	12～7	有無は不問
Ⅴ	6～3	有無は不問

〔文献 11）より引用・改変〕

文 献

1) WijDicks EF, Bamlet WR, Maramattom BV, et al：Validation of a new coma scale：The FOUR score. Ann Neurol 58：585-593, 2005.

2) 脳卒中病院前救護ガイドライン検討委員会：脳卒中病院前救護（PSLS：Prehospital Stroke Life Support）の骨子. http://jsem.me/training/images/PSLS_kossi070706.pdf（accessed 2018-7-18）

3) Johnston SC, Rothwell PM, Nguyen-Huynh MN, et al：Validation and refinement of scores to predict very early stroke risk after transient ischaemic attack. Lancet 369：283-292, 2007.

4) 平野照之：早期虚血性変化の ASPECTS 評価と rt-PA 静注療法. 脳卒中 37：347-351, 2015.

5) Pexman JH, Barber PA, Hill MD, et al：Use of the Alberta Stroke Program Early CT Score（ASPECTS）for assessing CT scans in patients with acute stroke. AJNR Am J Neuroradiol 22：1534-1542, 2001.

6) Sasaki M, Ida M, Yamada K, et al：Standardizing display conditions of diffusion-weighted images using concurrent b0 images：A multi-vendor multi-institutional study. Magn Reson Med Sci 6：133-137, 2007.

7) Higashida RT, Furlan AJ, Roberts H, et al：Technology Assessment Committee of the American Society of Interventional and Therapeutic Neuroradiology, Technology Assessment Committee of the Society of Interventional Radiology：Trial design and reporting standards for intra-arterial cerebral thrombolysis for acute ischemic stroke. Stroke 34：e109-e137, 2003.

8) Fisher CM, Kistler JP, Davis JM：Relation of cerebral vasospasm to subarachnoid hemorrhage visualized by computerized tomographic scanning. Neurosurgery 6：1-9, 1980.

9) Hunt WE, Hess RM：Surgical risk as related to time of intervention in the repair of intracranial aneurysms. J Neurosurg 28：14-20, 1968.

10) Hunt WE, Kosnik EJ：Timing and perioperative care in intracranial aneurysm surgery. Clin Neurosurg 21：79-89, 1974.

11) Report of World Federation of Neurological Surgeons Committee on a Universal Subarachnoid Hemorrhage Grading Scale. J Neurosurg 68：985-986, 1988.

Appendix 2　代表的なシナリオ例
Scenario examples

1　はじめに

トレーニングシナリオとは，学習者に対して特定の学習成果を引き出すストーリーの道筋と定義される[1]。神経蘇生に関する病院前医療，病院での初期診療・看護のトレーニングにおいては，①主として行為の手順やアルゴリズム実施に関する言語情報，知的技能，運動技能の修得，治療方針などについての言語情報，態度の修得を目的とした症例検討，②部分的には知的技能，運動技能の修得において利用される。

以下，ISLSコースの難易度の異なる7つのシナリオ例（表A2-1）について，各々に学習課題の項目，学習対象者の例を記載した。学習課題の項目についてはスタッフや資材が十分であることを前提とし，学習者の職種や経験年数に応じて学習課題の種類と評価指標〔表I-2-B-3（p.17）〕を決定することを意図している。学習者については各々のCaseごとに妥当と考えられる職種をあげているが，その他の学習者についても事前学習が十分なうえで学習課題を選択すれば，適用可能と考えられる。

なお，ケースマップの利用法についてはV章「ケースマップの作り方と使い方」（p.137）も参照していただきたい。『ISLSガイドブック2018』のほか，本書に対応したその他の神経蘇生トレーニングのためのテキストについても同様の利用が可能である。

また，新たなシナリオ（頭部外傷など）を作成する場合も，本項で示すシナリオ例を参考に作成されたい。

2　シナリオ各論

1）Case A
（1）ストーリー

NIHSS 4点の軽症脳梗塞のためrt-PA投与見合わせとなった。

（2）学習課題の項目

・共　通
　①ISLSアルゴリズムの理解
　②身体所見，神経学的所見，輸液の選択などの初期診療の基本
　③rt-PA投与の適応・禁忌

表 A2-1　シナリオ例一覧

Case	年齢	性別	病　型	部位・原因	合併症	治　療	追加情報
A	76	女性	脳梗塞	左中大脳動脈穿通枝（BAD）		保存的	24時間以内の追加治療の可能性考慮
B	65	男性	脳梗塞	右中大脳動脈本幹（M1）		rt-PA	
C	80	男性	脳梗塞	左中大脳動脈本幹（M1）心臓血栓塞栓		rt-PA 非適応	広範梗塞
D	65	男性	脳出血	左被殻		保存的	小出血
E	58	男性	脳出血	右視床	脳室穿破，水頭症	脳室ドレナージ	
F	77	男性	くも膜下出血	右前大脳動脈瘤	脳出血	開頭クリッピング術	WFNS Grade Ⅳ
G	28	男性	脳出血	左頭頂葉動静脈奇形		開頭血腫および奇形血管摘出術	

(3) 学習者

　脳卒中初期診療の初学者

2 ）Case B

(1) ストーリー

　呼吸循環の安定した NIHSS 21 点の脳梗塞に対し通常の rt-PA 静注療法適応となった。

(2) 学習課題の項目

・共　通

　①身体所見，神経学的所見，輸液の選択などの初期診療の基本

　②CT と MRI の読影

　③rt-PA 静注療法の適応，rt-PA を投与する際の血圧管理，合併症の確認

・医　師：rt-PA の具体的投与方法・合併症とその対応，エダラボン投与の意義など

・看護師：rt-PA の準備・投与の介助・合併症とその対応，家族対応など

(3) 学習者

　事前学習が十分な初学者，臨床現場の医師，看護師

3 ）Case C

(1) ストーリー

　NIHSS 24 点で広範な大脳梗塞のため，出血性梗塞の予防と全身管理を目的に ICU 入院となった。

(2) 学習課題の項目

・共　通

　①身体所見，神経学的所見，輸液の選択などの初期診療の基本

　②CT と MRI の読影

　③発症時刻の確認・rt-PA 投与の適応

　④入院後の全身管理，頭蓋内に生じ得る合併症とその対応

・医　師：気管挿管の適応と実施など

・看護師：気管挿管の適応と準備，家族対応など

(3) 学習者

　事前学習，蘇生トレーニングが十分な医療者，臨床現場の医師，看護師

4 ）Case D

(1) ストーリー

　NIHSS 21 点の左被殻出血で，脳ヘルニア徴候なく入院後保存的治療となった。

(2) 学習課題の項目

・共　通

　①身体所見，神経学的所見を取り輸液を選択するなどの基本的な内容

　②CT の読影

　③血圧管理

　④症状進行時の対応

・医　師：脳出血の手術適応など

・看護師：家族対応など

(3) 学習者

　事前学習が十分な医療者，臨床現場の医師，看護師

5 ）Case E

(1) ストーリー

　右視床出血に合併した急性水頭症による意識レベル低下で緊急脳室ドレナージ術となった。

(2) 学習課題の項目

・共　通

　①迅速な身体所見，神経学的所見の確認

　②CT の読影

　③呼吸・循環管理

・医　師：気管挿管の判断，緊急手術の判断と具体的方法，家族への説明など

・看護師：気管挿管の準備，緊急手術の準備，家族対応など

(3) 学習者

　臨床現場の医師，看護師

6 ）Case F

(1) ストーリー

　破裂前交通動脈瘤による脳出血で脳ヘルニア徴候を認め，緊急開頭術となった。

(2) 学習課題の項目

・共　通

　①迅速な身体所見，神経学的所見の確認

　②CT の読影

③呼吸・循環管理

・医　師：気管挿管の判断と実施，CTアンギオグ
　　　　　ラフィの読影，緊急手術の判断，家族
　　　　　への説明，脳神経外科医であれば具体
　　　　　的手術法など

・看護師：気管挿管の準備，緊急手術の準備，家
　　　　　族対応など

（3）学習者

臨床現場の医師，看護師

7）Case G

（1）ストーリー

左頭頂葉動静脈奇形による脳出血で緊急開頭術
となった。

（2）学習課題の項目

・共　通

①ISLS アルゴリズム

②身体所見，神経学的所見を取り輸液を選択す
　るなどの基本的な内容

③CT 読影

・医　師：緊急手術適応の判断，脳外科医であれ
　　　　　ば脳血管造影の読影，緊急手術の適応
　　　　　と具体的方法など

・看護師：緊急手術準備，家族対応など

（3）学習者

脳卒中初期診療の初学者，臨床現場の医師，看
護師

3 Case A：76歳，女性

> 導入：あなたが救急担当をしている10時55分，
> 　　　76歳，女性の搬入。
>
> 　10時頃，自宅内を清掃中に右上下肢に違和感を
> 自覚，10時36分に家人が救急要請。10時40分，
> 救急隊到着時の意識は，JCS 0（清明），ECS 1，右
> 半身しびれで，血圧138/− mmHg，脈拍90/分で
> 整，呼吸18回/分，SpO₂ 100%，体温不明で搬送。
> 搬送中の変化はなかった。CPSS：F；陰性，A；
> 陰性，S；陰性で陰性であったが，感覚障害があ
> るため，KPSSを施行。KPSS：C；0-0，M；0-0，
> V；0，合計0点。
>
> 設定：救急室搬入時，血圧：176/77 mmHg，脈拍
> 　　　80/分で整，呼吸18回/分，SpO₂ 96%，体
> 　　　温35.7℃。JCS 0（清明），ECS 1，GCS合
> 　　　計点15（E4, V5, M6）。瞳孔不同なし（右
> 　　　3 mm, 左3 mm），両側対光反射迅速，右不
> 　　　全片麻痺（MMT 4/V）。NIHSS 4（表A2-
> 　　　2）。
>
> 　高血圧，脂質異常症で服薬中（ジルチアゼム，
> イミダプリル，プラバスタチン）。飲酒，喫煙な
> し。

質問1：救急隊到着までに準備することは何か？

誘　導：1) CPSS，KPSSの把握；脳卒中の疑いは低
　　　　　いうえ，脳卒中の神経重症度も低い？

　　　　2) とりあえず，救急室内の準備；情報共
　　　　　有，モニター類，輸液など

　　　　3) 脳卒中の鑑別診断と治療をスムーズに
　　　　　行うため；採血や心電図，CT，MRIな
　　　　　ど

質問2：搬入までの経過を整理しよう！

誘　導：1) 発症；10:00　右上下肢の違和感

　　　　2) 家人が救急要請；10:36

　　　　3) 救急隊到着；10:40　意識はJCS 0（清
　　　　　明），ECS 1，右半身しびれ

　　　　4) 病院到着；10:55

質問3：病名は何を考えるか？

誘　導：1) 右半身の違和感を自覚；中枢性，脊髄

表A2-2　NIHSS
（搬入時）

意識レベル		0
意識レベル―質問		0
意識レベル―命令		0
最良の注視		0
視野		0
顔面麻痺		0
上肢の運動	左	0
	右	2
下肢の運動	左	0
	右	1
四肢失調		0
感覚		1
最良の言語		0
構音障害		0
消去/注意障害		0
合計		4

　　　　　性，その他

　　　　2) 発症様式は；突然，発症時刻の同定も

　　　　3) 救急隊接触時の状態は；右半身しびれ

　　　　4) 危険因子の把握；高血圧，脂質異常症な
　　　　　ど

　　　　5) 神経症状の整理；意識清明，右半身感覚
　　　　　障害，右不全片麻痺

質問4：救急室で初めに行うことは何か？

誘　導：1) 呼吸循環のアルゴリズムに従う；バイタ
　　　　　ル安定を確認

　　　　2) 神経症状の把握；意識，脳ヘルニア徴候
　　　　　の有無，神経重症度（NIHSS）など

　　　　3) 神経症状の変化は；右上下肢脱力出現

質問5：診断のための検査は？

誘　導：1) 脳卒中を診断する機器として；CTや
　　　　　MRI

　　　　2) 優先される機器は；（施設の体制や方針
　　　　　によるが）まずはCT。MRIを優先して
　　　　　も問題ない

　　　　3) 次に行う検査は；MRI

　　　　4) CTとMRIの画像での相違点は；CTは
　　　　　早期の出血性脳卒中の診断に，MRIは
　　　　　早期の虚血性脳卒中の診断に有効

質問6：どのような治療が行われるか？

誘　導：脳梗塞急性期と診断されたが，

1) 急性期治療としては：4.5時間以内なら，rt-PA静注療法の適応で，引き続き，機械的血栓回収療法の適応
2) 適応は：あるかもしれない
3) 発症時間の確認；10時頃
4) 発症から病院到着までの時間は；55分
5) rt-PA静注療法の適応；あるとすれば，注意することは「禁忌項目」の確認。「rt-PA（アルテプラーゼ）静注療法適正治療指針第二版」[2]を参照のこと
6) 既往歴から検査で注意する項目は；とくにない

●振り返り：
脳梗塞超急性期の症例。rt-PA静注療法の適応を検討する必要がある。

専門医の治療：
発症1時間25分で施行されたMRI/MRA（図A2-1）。

rt-PA静注療法の適応で，NIHSSで軽症であるが，穿通枝梗塞（BAD型）で症状の進行が予測されたため，後療法に制限（24時間以内の治療が不可）があるrt-PA静注療法を選択せず，抗血小板療法を開始。一過性に麻痺が進行したが，徐々に改善し，リハビリテーションを行い，自宅退院。

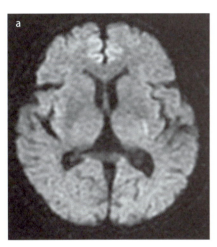
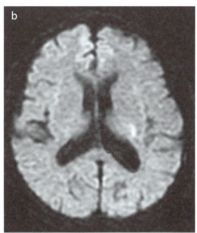
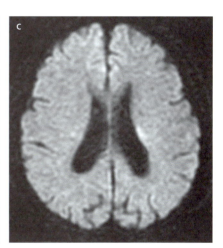
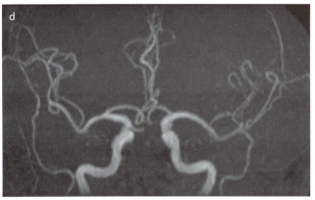

a～c：MRI（拡散強調画像）で左被殻から放線冠に新鮮病巣があり，d：MRAで主要血管の狭窄はない
図A2-1　MRI/MRA（発症1時間25分）

Case A

救急隊からの第1報／第1報

現病歴：76歳、女性。10:00頃、自宅清掃中に右上下肢の違和感を自覚。10:55病着。
既往歴他：高血圧、脂質異常症。脂質異常症で服薬中（ジルチアゼム、イミダプリル、プラバスタチン）。

ISLS ケースマップ　脳梗塞（血栓溶解療法を検討したが従来療法を実施）

項目		病院前	第1印象	Primary survey（来院より10分以内） A（気道）・B（呼吸）・C（循環）	D（中枢神経）	E（体温）	Secondary survey 25分以内	45分以内	Tertiary survey 60分以内
到達目標			あたりをつけ周知させる	呼吸循環の安定化	脳ヘルニア徴候を鑑別	体温の評価	情報収集　神経所見（NIHSS）CT	専門医のCT読影検査データ評価	治療方針決定と準備
				脳神経外科手術、血栓溶解療法、機械的血栓回収療法の準備			専門チームによる治療（従来の治療）		
モニター	ECG（脈/分）	90		80					
	SpO₂（%）	100		96					
	呼吸（/分）	18		18					
	血圧（mmHg）	138/-		176/77					165/69
	体温（℃）	不明				35.7 →			
身体所見		JCS 0 ECS 1 右半身しびれ	重症ではない	気道異物なし　気道閉塞なし　視診・聴診正常　ショック状態なし　正常洞調律	GCS 15 JCS 0、ECS 1 右不全片麻痺 瞳孔正常	平熱	・神経所見　NIHSS 4　右 MMT 4/V ・身体所見　とくになし	NIHSS 変化なし	
検査	血液	CPSS − F − A − S −		血算、生化、凝固他 血糖値 124 mg/dl				異常所見なし	
	尿								
生理機能	12ECG	KPSS 0 C：0-0 M：0-0 V：0		正常洞調律					
	超音波								
画像	X-ray			胸部　異常なし	頸部・胸部：異常なし				
	CT						実施	早期虚血性変化なし	BAD 型穿通枝梗塞
	MRI								
点滴/薬剤	輸液			乳酸リンゲル液 100 ml/h →					
	注射								エダラボン
処置		なし	自然気道・酸素なし →						
情報/書類							発症 10:00 頃 高血圧、脂質異常症	チェックリスト適応	治療の説明

Appendix 2　代表的なシナリオ例

4　Case B：65 歳，男性

導入：あなたが救急担当をしている 8 時 16 分，
　　　65 歳，男性の搬入。

　6 時 40 分に起床し，7 時 45 分に仕事に向かう
途中で急に左上下肢に脱力を感じ，転倒したとこ
ろを職場上司が発見。7 時 54 分，救急要請。8 時
8 分，救急隊到着時，意識は JCS 2，ECS 2，左片
麻痺で，血圧 130/70 mmHg，脈拍 50/分で整，呼
吸 18 回/分，SpO$_2$ 96％，体温不明で搬送。搬送中
の変化なし。CPSS：F：陰性，A：陽性，S：陽性
で陽性。KPSS：C：0-1，M：2-0，V：2，合計 5
点。

設定：救急室搬入時，血圧 132/87 mmHg，脈拍
　　　50/分で整，呼吸 18 回/分，SpO$_2$ 99％，体
　　　温 36.5℃。JCS10，ECS 10，GCS 合計点 13
　　　（E3，V4，M6）。瞳孔不同なし（右 3 mm，
　　　左 3 mm），両側対光反射迅速，左片麻痺
　　　（MMT 1/V）。NIHSS 21（表 A2-3）。糖尿病
　　　で食事療法。飲酒 1 合/日，喫煙 40 本/日。

質問 1：救急隊到着まで準備することは何か？
誘　導：1）CPSS，KPSS の把握；脳卒中の疑い，脳
　　　　　　卒中の神経重症度も 4 点以上
　　　　2）救急室内の準備；情報共有，モニター
　　　　　　類，輸液など
　　　　3）脳卒中の鑑別診断と治療をスムーズに
　　　　　　行うため；採血や心電図，CT，MRI な
　　　　　　ど
質問 2：搬入までの経過を整理しよう！
誘　導：1）発症；7:45　左上下肢の違和感
　　　　2）職場上司が救急要請；7:54
　　　　3）救急隊到着；8:08　意識は JCS 2，ECS
　　　　　　2，左片麻痺
　　　　4）病院到着；8:16
質問 3：病名は何を考えるか？
誘　導：1）左半身麻痺で発症；中枢性（右大脳半
　　　　　　球）
　　　　2）発症様式は：突然，発症時刻の同定も
　　　　3）危険因子の把握；糖尿病

表 A2-3　NIHSS
（搬入時）

意識レベル		1
意識レベル—質問		2
意識レベル—命令		0
最良の注視		2
視野		2
顔面麻痺		2
上肢の運動	左	4
	右	0
下肢の運動	左	4
	右	0
四肢失調		0
感覚		0
最良の言語		1
構音障害		1
消去/注意障害		2
合計		21

　　　　4）神経症状の整理；軽度意識障害，左不全
　　　　　　麻痺，構音障害
質問 4：救急室で初めに行うことは何か？
誘　導：1）呼吸循環のアルゴリズムに従う；バイタ
　　　　　　ル安定を確認
　　　　2）神経症状の把握；意識，脳ヘルニア徴候
　　　　　　の有無，神経重症度（NIHSS）など
質問 5：診断のための検査は？
誘　導：1）脳卒中を診断する機器として；CT や
　　　　　　MRI
　　　　2）優先される機器は；（施設の体制や方針
　　　　　　によるが）まずは CT。MRI を優先して
　　　　　　も問題ない
　　　　3）次に行う検査は；MRI
　　　　4）CT と MRI の画像での相違点は；CT は
　　　　　　早期の出血性脳卒中の診断に，MRI は
　　　　　　早期の虚血性脳卒中の診断に有効
質問 6：どのような治療が行われるか？
誘　導：脳梗塞急性期と診断されたが，
　　　　1）急性期治療としては；4.5 時間以内な
　　　　　　ら，rt-PA 静注療法の適応で，引き続き，
　　　　　　機械的血栓回収療法の適応
　　　　2）発症時間の確認；7 時 45 分
　　　　3）発症から病院到着までの時間は；31 分
　　　　4）rt-PA 静注療法の適応；あるとすれば，
　　　　　　注意することは「禁忌項目」の確認。

「rt-PA（アルテプラーゼ）静注療法適正治療指針第二版」[2]を参照のこと
5）既往歴から検査で注意する項目は；陳旧性心筋梗塞；ワルファリンの服用の可能性，PT-INR＞1.7

●振り返り：
脳梗塞超急性期の症例。rt-PA 静注療法の適応あり，rt-PA 投与までに病院搬入から 2 時間 1 分を要した。従来は，検査結果が出るまでに時間がかかるが，この症例は同意をとるまでに時間を要した。

なお現時点での説明や同意に関する指針は「rt-PA（アルテプラーゼ）静注療法適正治療指針第二版」[2]を参照のこと。

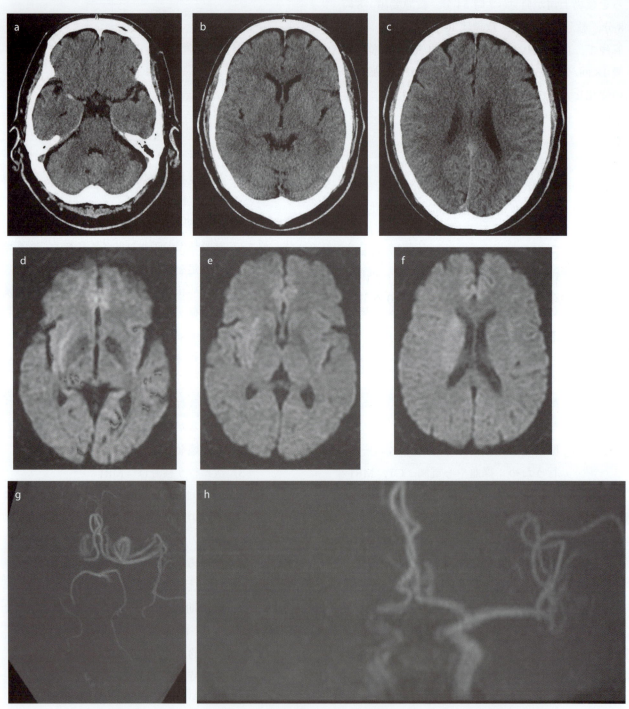

a～c：CT では early CT sign はなく，hyperdense MCA sign を右 MCA に認め，d～f：MRI（拡散強調画像）で右基底核と右 MCA 領域の一部に新鮮病巣があり，g, h：MRA では右内頸動脈の描出不良と内頸動脈終末部の閉塞がみられた

図 A2-2　CT/MRI/MRA（発症 50 分）

専門医の治療:

発症 50 分で施行された CT, MRI/MRA（図 A2-2）。

発症 2 時間 35 分で，NIHSS 21 点で，rt-PA 静注療法開始。投与後も神経所見の改善なし。

rt-PA 投与 24 時間後（発症 26 時間 25 分）で施行された CT, MRI/MRA（図 A2-3）。抗血小板療法を開始したが，上部消化管出血で，一時休薬。

この間の精査（心臓超音波検査，ホルター心電図）で，心原性の可能性が示唆。

回復期リハビリテーション病院に，NIHSS 16 点で転院。

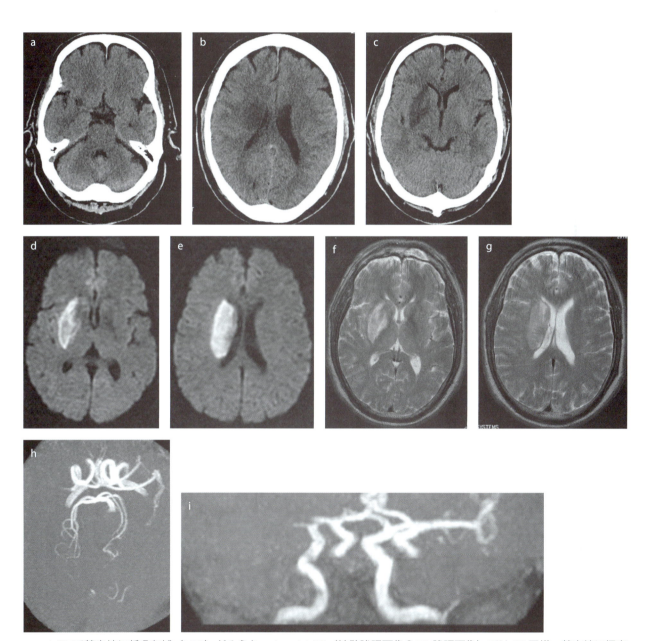

a～c：CT で基底核に低吸収域（LDA）がみられ，d～g：MRI（拡散強調画像＆ T2 強調画像）では CT 同様，基底核に梗塞巣がみられ，h, i：MRA では右 M1 起始部が描出されていた

図 A2-3　CT/MRI/MRA（rt-PA 投与 24 時間後；発症 26 時間 25 分）

Case B

ISLS ケースマップ　脳梗塞（血栓溶解療法）

救急隊からの第1報

現病歴：65歳、男性。7:45仕事に向かう途中で左上下肢の違和感を自覚。8:16病着。
既往歴：糖尿病で食事療法。

項目	病院前	Primary survey（来院より10分以内）第1印象	A（気道）・B（呼吸）・C（循環）	D（中枢神経）	E（体温）	Secondary survey 25分以内	45分以内	Tertiary survey 60分以内
到達目標		あたりをつけ周知させる	呼吸循環の安定化	脳ヘルニア徴候を鑑別	体温の評価	情報収集 神経所見（NIHSS） CT	専門医のCT読影検査 データ準備	治療方針決定と準備
			脳神経外科手術、血栓溶解療法、機械的血栓回収療法の準備					専門チームによる治療
モニター ECG（脈/分）	50	50						
SpO₂（%）	96	99						
呼吸（/分）	18	18						
血圧（mmHg）	130/70	132/87					140/80	138/89
体温（℃）	不明				36.5 →			
身体所見	JCS 2 ECS 2 左片麻痺	重症ではない	気道異物なし 気道閉塞なし 視診・聴診正常 ショック状態なし 正常洞調律	GCS 13（E3V4M6） JCS 10、ECS10 左不全片麻痺 瞳孔正常	平熱	・神経所見 NIHSS 21 右 MMT 1/V ・身体所見 とくになし	NIHSS 変化なし	
検査 血液	CPSS＋ F− A＋ S＋		血算、生化、凝固他 血糖値 172 mg/dl				異常所見なし	
尿								
生理機能 12ECG			正常洞調律					
超音波	KPSS 5		頸部・胸腹部：異常なし 胸部 異常なし					
画像 X-ray	C：0-1			頸部・胸腹部：異常なし				
CT	M：2-0					実施	早期虚血性変化なし hyperdense MCA 右内頸動脈描出不良、右基底核梗塞	
MRI	V：2							
点滴/薬剤 輸液			乳酸リンゲル液 100 ml/h →					
注射								エダラボン
処置	O₂マスク4L	自然気道・酸素なし →						
情報/書類						発症7:45 DMで食事療法 飲酒・喫煙あり	チェックリスト不適応	rt-PA同意書

5 Case C：80 歳，男性

導入：あなたが救急担当をしている 10 時 35 分，80 歳，男性の搬入。

　9 時 30 分，事務所内で仕事をしているのを社員が確認している。10 時 10 分，事務所内で倒れているところを発見し，救急要請。10 時 27 分，救急隊到着時の意識は，JCS 100，ECS 100 L，右片麻痺で，血圧 208/115 mmHg，脈拍 74/分で整，呼吸 18 回/分，SpO$_2$ 93％，体温不明で搬送。搬送中の変化はなかった。CPSS：F；陽性，A；陽性，S；陽性で陽性。KPSS：C；2-1，M；0-4，V；1，合計 8 点。

設定：救急室搬入時，血圧 219/130 mmHg，脈拍 80〜90/分で不整，呼吸 18 回/分，SpO$_2$ 95％，体温 36.4℃。JCS 30，ECS 20，GCS 合計点 8（E2，V1，M5）。瞳孔不同なし（右 3 mm，左 3 mm），両側対光反射迅速，右不全麻痺（MMT 2/V）。NIHSS 24（表 A2-4）。高血圧，連合弁膜症で通院自己中断。飲酒多量，喫煙なし。

質問 1：救急隊到着まで準備することは何か？

誘　導：1）CPSS，KPSS の把握；脳卒中が疑われ，脳卒中の神経重症度も 8 点と高い

　　　　2）救急室内の準備；情報共有，モニター類，輸液，気道管理の器具など

　　　　3）脳卒中の鑑別診断と治療をスムーズに行うため；採血や心電図，CT，MRI など

質問 2：搬入までの経過を整理しよう！

誘　導：1）最終健全確認時刻；9:30

　　　　2）同僚が救急要請；10:10

　　　　3）救急隊到着；10:27　意識は JCS 100，ECS 100 L，右片麻痺

　　　　4）病院到着；10:35

質問 3：病名は何を考えるか？

誘　導：1）右半身麻痺で発症；中枢性（左大脳半球）

　　　　2）発症時刻は；10:10 に発見！　発症時刻

表 A2-4　NIHSS
（搬入時）

意識レベル		2
意識レベル—質問		2
意識レベル—命令		2
最良の注視		2
視野		0
顔面麻痺		1
上肢の運動	左	0
	右	3
下肢の運動	左	0
	右	3
四肢失調		0
感覚		2
最良の言語		3
構音障害		2
消去/注意障害		2
合計		24

　　　　は不明→9:30 発症とする

　　　　3）危険因子の把握；高血圧，弁膜症

　　　　4）神経症状の整理；中等度意識障害，右不全麻痺，失語，感覚消失

質問 4：救急室で初めに行うことは何か？

誘　導：1）呼吸循環のアルゴリズムに従う；バイタル安定を確認（必要に応じて気管挿管）

　　　　2）神経症状の把握；意識，脳ヘルニア徴候が疑われ，神経重症度（NIHSS）も高い

質問 5：診断のための検査は？

誘　導：1）脳卒中を診断する機器として；CT や MRI

　　　　2）優先される機器は；（施設の体制や方針によるが）まずは CT により脳ヘルニアを否定する

　　　　3）次に行う検査は；MRI

　　　　4）CT と MRI の画像での相違点は；CT は早期の出血性脳卒中の診断に，MRI は早期の虚血性脳卒中の診断に有効

質問 6：どのような治療が行われるか？

誘　導：脳梗塞急性期と診断されたが，

　　　　1）急性期治療としては；4.5 時間以内なら rt-PA 静注療法の適応で，引き続き，機械的血栓回収療法の適応

　　　　2）適応で慎重投与は；高齢者（81 歳以上），NIHSS 26 点以上など

3) 発症時間の確認；9 時 30 分
4) 発症から病院到着までの時間は；65 分
5) rt-PA 静注療法の適応；あるとすれば，注意することは「禁忌項目」の確認．「rt-PA（アルテプラーゼ）静注療法適正治療指針第二版」[2)]を参照のこと
6) この場合は；降圧は，収縮期血圧 185 mmHg/拡張期血圧 110 mmHg 未満

●振り返り：
　脳梗塞超急性期の症例．画像診断までは，rt-PA 静注療法の準備を進めたが，画像で不適と診断に至った．仮に，適応があったとしても，慎重投与に準じる条件であった．

専門医の治療：
　発症 1 時間 30 分で施行された CT，MRI/MRA（図 A2-4）．MRI（拡散強調画像）で広範な虚血巣がみられたため，rt-PA 静注療法は行わず，従来の抗凝固療法を行った．

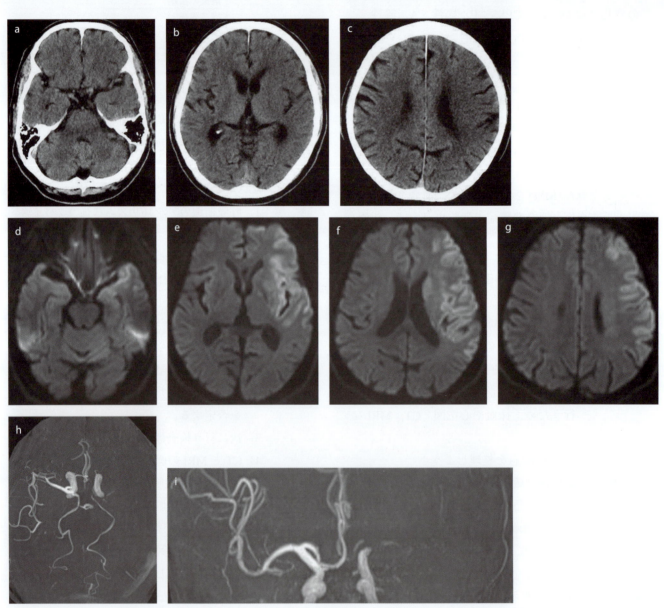

a〜c：CT で左側の広範な皮髄境界の不明瞭化，レンズ核の輪郭不明瞭化がみられ，d〜g：MRI（拡散強調画像）で左基底核を含む広範な MCA 皮質領域の新鮮病巣があり，h，i：MRA では左内頸動脈終末部の描出なく，左 A1 & M1 が若干描出され，同部位の高度狭窄が疑われた

図 A2-4　CT/MRI/MRA（発症 1 時間 30 分）

発症48時間後で施行されたMRI/MRA（図A2-5）。

入院7日目に施行されたCT（図A2-6）。
回復期リハビリテーション病棟に転科。

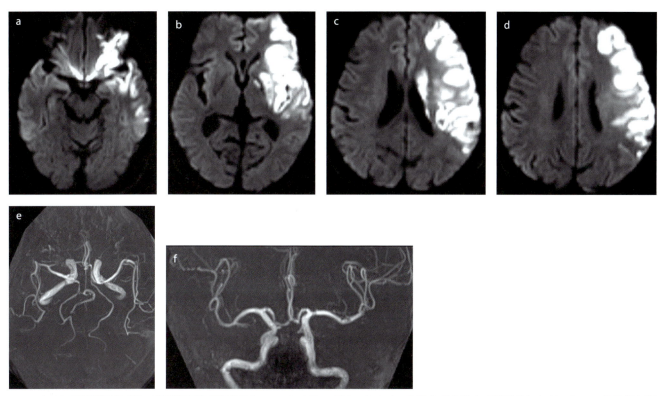

a～d：MRI（拡散強調画像）で新鮮病巣が明瞭化し，e，f：MRAでは，左MCA皮質枝が末梢まで描出されたが，左M1起始部と遠位部に狭窄がみられた

図A2-5　MRI/MRA（発症48時間）

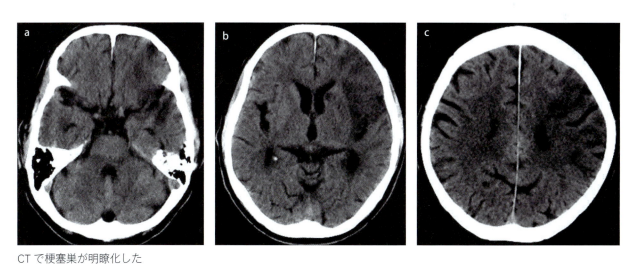

CTで梗塞巣が明瞭化した

図A2-6　CT（入院7日目）

ISLS ケースマップ　脳梗塞（血栓溶解療法非適応）

Case C

現病歴：80歳、男性。最終確認は9:30に事務作業、10:10に倒れているのを同僚が発見。10:35 病着。
既往歴：高血圧、連合弁膜症で通院自己中断。

救急隊からの第1報

STEP / 項目	病院前	Primary survey（来院より10分以内）A（気道）・B（呼吸）・C（循環）	D（中枢神経）	E（体温）	Secondary survey 25分以内	45分以内	Tertiary survey 60分以内
到達目標	あたりをつけ周知させる（第1印象）	呼吸循環の安定化	脳ヘルニア徴候を鑑別	体温の評価	情報収集 神経所見（NIHSS）CT	専門医のCT読影検査データ評価	治療方針決定と準備
		脳神経外科手術、血栓溶解療法、機械的血栓回収療法の準備					専門チームによる治療
ECG（脈/分）	74整	80〜90不整					
SpO_2（%）	93	95					
呼吸（/分）	18	18					
血圧（mmHg）	208/115	219/130					225/143
体温（℃）	不明			36.4			
身体所見	JCS 100 ECS 100L 右片麻痺／重症 意識障害	気道異物なし・聴診正常 気道閉塞なし／視診・聴診正常 ショック状態なし	GCS 8（E2V1M5）JCS 30、ECS 20 右不全片麻痺 瞳孔 3P/3P	平熱	・神経所見 NIHSS 24 右 MMT 2/V ・身体所見 とくになし	NIHSS 変化なし 意識レベル変化なし	
血液（血算/尿）	CPSS+ F+ A+ S+ KPSS 8	血算、生化、凝固他 血糖値 145 mg/dl				異常所見なし PT-INR<1.7	
生理機能（12ECG/超音波）	C：2-1 M：0-4 V：1	期外収縮を伴ううっ心房細動					
画像（X-ray/CT/MRI）		胸部 異常なし 頸部・胸腹部：異常なし			実施（CTの後）	左大脳半球早期虚血性変化 左中大脳動脈描出不良	
点滴/薬剤（輸液/注射）		乳酸リンゲル液 60 ml/h →					エダラボン ニカルジピン
処置	O_2マスクリザーバー／O_2マスクリザーバーマスク →	O_2リザーバーマスク →					O_2マスク4L/分（気管挿管を考慮）
情報/書類	下顎挙上					発症 9:30 高血圧、多飲酒 連合弁膜症	チェックリスト非適応／従来の治療

6 Case D：65歳，男性

導入：あなたが救急担当をしている8時59分，
　　　65歳，男性の搬入。
　　8時頃，家人が居間に行ったところ，出勤する
格好で，ものも言えず，動けないでいるところを
発見し，8時40分，救急要請。8時43分，救急
隊到着時の意識は，JCS3，ECS 2，右片麻痺で，
血圧182/103 mmHg，脈拍63/分で整，呼吸18回/
分，SpO₂ 99%，体温37.3℃で搬送。搬送中の変化
なし。CPSS：F；陽性，A；陽性，S；陽性で陽
性。KPSS：C；0-1，M；3-0，V；2，合計6点。
設定：救急室搬入時，血圧166/108 mmHg，脈拍
　　　65/分で整，呼吸18回/分，SpO₂ 97%，体
　　　温36.5℃。JCS 3，ECS 2，GCS合計点11
　　　（E4，V2，M5）。瞳孔不同なし（右4 mm，
　　　左4 mm），両側対光反射迅速，右不全麻痺
　　　（MMT上肢0/V，下肢2/V）。NIHSS 21（表
　　　A2-5）。高血圧を指摘されたが，放置。飲
　　　酒2合/日以上，喫煙40本/日以上。

質問1：救急隊到着まで準備することは何か？
誘　導：1）CPSS，KPSSの把握：脳卒中の疑い，脳
　　　　　卒中の神経重症度も4点以上
　　　　2）救急室内の準備；情報共有，モニター
　　　　　類，輸液など
　　　　3）脳卒中の鑑別診断と治療をスムーズに
　　　　　行うため；採血や心電図，CT，MRIな
　　　　　ど

質問2：搬入までの経過を整理しよう！
誘　導：1）発症；8:00以前　ものが言えず，動けな
　　　　　い（普段の生活は5時起床，6時半出勤）
　　　　2）家人が救急要請；8:40
　　　　3）救急隊到着；8:43　意識はJCS 3，右片
　　　　　麻痺
　　　　4）病院到着；8:59

質問3：救急室で初めに行うことは何か？
誘　導：1）呼吸・循環のアルゴリズムに従う；バイ
　　　　　タル安定を確認
　　　　2）神経症状の把握；意識，脳ヘルニア徴候

表 A2-5　NIHSS
（搬入時）

意識レベル		0
意識レベル─質問		2
意識レベル─命令		2
最良の注視		2
視野		0
顔面麻痺		2
上肢の運動	左	0
	右	4
下肢の運動	左	0
	右	2
四肢失調		0
感覚		0
最良の言語		3
構音障害		2
消去/注意障害		2
合計		21

の有無，神経重症度（NIHSS）など
3）血圧管理については；急性期の血圧管
理には明らかなRCTによるエビデンス
はないため，施設の方針に委ねること
が大きい。『脳卒中治療ガイドライン
2015』[3]では，「できるだけ早期に収縮期
血圧140 mmHg未満に降下させ，7日間
維持することを考慮してもよい（グレー
ドC1）」としている。
4）治療薬の選択は；『脳卒中治療ガイドラ
イン2015』[3]では，Ca拮抗薬，硝酸薬の
微量点滴静注が勧められる（グレード
B）。Ca拮抗薬のうち，ニカルジピンを
適切に用いた降圧療法を考慮してもよ
い（グレードC1）。可能であれば，早期
にCa拮抗薬，アンギオテンシン交換酵
素（ACE）阻害薬，アンギオテンシン受
容体拮抗薬（ARB），利尿薬を用いた経
口治療へ切り替えることを考慮しても
よい（グレードC1）とされている。今
回のガイドラインから具体的な降圧目
標と具体的な薬剤としてニカルジピン
があげられた。

質問4：病名は何を考えるか？
誘　導：1）右半身麻痺で発症；中枢性（左大脳半
　　　　　球）

2) 発症様式は；突然，発症時刻は同定されている
3) 危険因子の把握；高血圧未治療，飲酒・喫煙も多い
4) 神経症状の整理；意識障害，右不全麻痺

質問 5：診断のための検査は？
誘　導：1) 最初に脳卒中を診断する機器として；CT，（施設によっては）MRI/MRA
2) CT 施行時の着目点は；血腫の部位と大きさ（血腫量）
3) MRI を施行する必要性は；バイタルが安定しているなら，T2*で多部位の出血病変存在の有無や MRA で異常血管などの有無を確認

質問 6：どのような初期治療が行われるか？
誘　導：脳出血急性期と診断されたが，
1) 急性期治療としては；保存的療法，外科的適応
2) 手術の適応は；意識障害の進行，血腫量
3) 今回の治療方針は；血圧管理を中心とした保存的療法

●振り返り：
　脳出血急性期の症例．手術適応なく，血圧管理を中心とした保存的治療が行われ，神経症状の進行や CT での血腫の増大なく，経過した．

専門医の治療：
　発症 1 時間 24 分で施行した CT（図 A2-7）．
　保存的加療：血圧管理（収縮期血圧 160 mmHg 以下）を行い，神経症状の悪化なく，経過し，発症 6 時間で施行した CT（図 A2-8）．
　血腫の増大がないことを確認し，治療を継続，その後も神経症状の悪化はなく，発症 25 時間 51 分で施行した CT，MRI/MRA（図 A2-9）．
　血腫の増大がないことを確認し，内服薬開始，経管栄養にて栄養管理を行い，NIHSS 12 点で回復期リハビリテーション病棟に転科した．

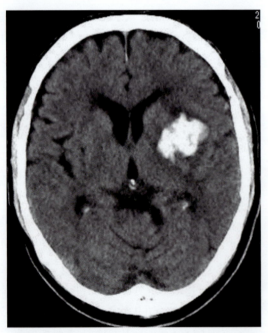

CT で，左被殻に高吸収域（HDA）がみられ，一部，内包後脚に進展している（脳出血：血腫量 12 ml）

図 A2-7　CT（発症 1 時間 24 分）

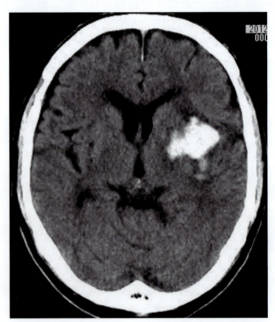

CT で，血腫の増大なく，止血が完成したと推測される

図 A2-8　CT（発症 6 時間）

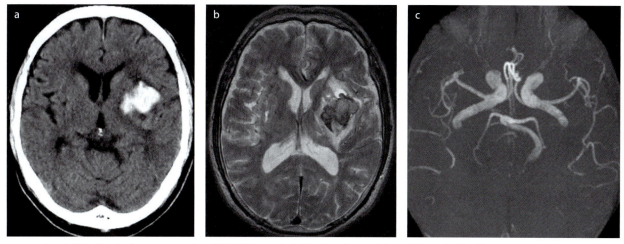

a：CT で，血腫の増大なく，b：MRI（T2 強調画像）でも血腫は存在し，対側の右被殻にも陳旧性変化（出血）がみられ，c：MRA では異常血管などはみられなかった

図 A2-9　CT/MRI/MRA（発症 25 時間 51 分）

ISLS ケースマップ　高血圧性脳出血（非手術）

Case D

救急隊からの第1報

現病歴：65歳、男性。8:00に自宅居間で出勤の身なりで、ものも言えず動けないでいるところを発見された。8:59病着。

既往歴他：高血圧を放置。

		項目	病院前	第1印象	Primary survey（来院より10分以内）			Secondary survey		Tertiary survey
					A（気道）・B（呼吸）・C（循環）	D（中枢神経）	E（体温）	25分以内	45分以内	60分以内
		STEP								
		到達目標		あたりをつけ周知させる	呼吸循環の安定化	脳ヘルニア徴候を鑑別	体温の評価	情報収集 神経所見（NIHSS） CT	専門医の CT読影検査 データ評価	治療方針 決定と準備
					脳神経外科手術、血栓溶解療法、機械的血栓回収療法の準備					
モニター	ECG（脈/分）		63		65					
	SpO₂（%）		99		97					
	呼吸（/分）		18		18					
	血圧（mmHg）		182/103		166/108				143/82	145/98
	体温（℃）		37.3				36.5			
身体所見			JCS 3 ECS 2 右片麻痺		気道異物なし 気道閉塞なし 視診・聴診正常 ショック状態なし 正常洞調律	GCS11（E4V2M5） JCS 3、ECS 2 右不全片麻痺 瞳孔正常	平熱	・神経所見 NIHSS 21 MMT（上肢 0/ V、下肢 2/V） ・身体所見 とくになし	意識レベル変化なし	
検査	血液		CPSS + F+ A+ S+		血算、生化、凝固他					
	尿									
生理機能	12ECG		KPSS 6		正常洞調律					
	超音波				頸部・胸腹部：異常なし					
画像	X-ray		C：0-1		胸部 異常なし				異常所見なし	
	CT		M：3-0						左被殻出血 正中偏位なし	
	MRI		V：2					実施		
点滴/ 薬剤	輸液				乳酸リンゲル液 60 ml/h →					
	注射					ニカルジピン →				
処置			なし		自然気道・酸素なし →					
情報/書類								発症 8:00前 飲酒・喫煙歴あり 高血圧放置		保存的治療

専門チームによる治療

Appendix 2　代表的なシナリオ例

7　Case E：58 歳，男性

導入：あなたが救急担当をしている 17 時 17 分，58 歳，男性の搬入。

　10 時頃，仕事中に左手のしびれを自覚，様子をみていたところ，16 時 50 分呂律が回らず，立つことができなくなり，救急要請。17 時 1 分，救急隊到着時の意識は，JCS 3，ECS 2，左片麻痺で，血圧 166/- mmHg，脈拍 82/分で整，呼吸 24 回/分，SpO$_2$ 96％，体温記載なし。瞳孔不同なし（右 3 mm，左 3 mm），両側対光反射迅速で搬送。搬送中の変化はなし。CPSS：F；陽性，A；陽性，S；陽性で陽性。KPSS：C；0-0，M；0-4，V；2，合計 6 点。

設定：救急室搬入時，血圧 189/91 mmHg，脈拍 80/分で整，呼吸 24 回/分，SpO$_2$ 99％，体温 37.2℃。JCS 30，ECS 20，GCS 合計点 8（E2，V2，M4）。瞳孔不同なし（右 3 mm，左 3 mm），両側対光反射迅速，左完全片麻痺（MMT 0/V）。NIHSS 25（**表 A2-6**）。高血圧未治療。飲酒 1 合/日，喫煙なし。

質問 1：救急隊到着まで準備することは何か？

誘　導：1）CPSS，KPSS の把握；脳卒中の疑い，脳卒中の神経重症度も 4 点以上，気道管理の器具など

　　　　　2）救急室内の準備；情報共有，モニター類，輸液など

　　　　　3）脳卒中の鑑別診断と治療をスムーズに行うため；採血や心電図，CT，MRI など

質問 2：搬入までの経過を整理しよう！

誘　導：1）発症；10:00　左手のしびれ→呂律が回らない，起立困難

　　　　　2）救急要請；16:50

　　　　　3）救急隊到着；17:01　意識は JCS 3，左片麻痺

　　　　　4）病院到着；17:17

質問 3：救急室で初めに行うことは何か？

誘　導：1）呼吸循環のアルゴリズムに従う；バイタ

表 A2-6　NIHSS（搬入時）

意識レベル	1
意識レベル―質問	2
意識レベル―命令	2
最良の注視	1
視野	0
顔面麻痺	2
上肢の運動　　左	4
右	0
下肢の運動　　左	4
右	0
四肢失調	0
感覚	2
最良の言語	3
構音障害	2
消去/注意障害	2
合計	25

ル安定を確認

　　　　　2）気道，呼吸はどうか；SpO$_2$ など間接的なデータでも確認する

　　　　　3）神経症状の把握；意識，脳ヘルニア徴候が疑われる，NIHSS は高い

　　　　　4）意識障害の進行は；血腫の増大，急性水頭症を示唆

　　　　　5）血圧管理については；p.195，Case D 質問 3 の誘導 3）参照

　　　　　6）治療薬の選択は；p.195，Case D 質問 3 の誘導 4）参照

質問 4：病名は何を考えるか？

誘　導：1）左手の感覚障害で発症；中枢性（右大脳半球）

　　　　　2）発症様式は；突然，段階的に悪化，発症時刻の同定も（※発見時刻と発症時刻の違い）

　　　　　3）悪化の過程は；構音障害，起立障害

　　　　　4）危険因子の把握；高血圧未治療

　　　　　5）神経症状の整理；中等度以上の意識障害，左片麻痺，失語，感覚消失

質問 5：診断のための検査は？

誘　導：1）出血性脳卒中を診断する機器として；CT，（施設によっては）MRI/MRA

　　　　　2）CT 施行時の着目点は；脳底槽の有無，正中偏位，血腫の部位や大きさ，急性水

199

頭症の有無

3) MRI を施行する必要性は；バイタルが安定しているなら，T2*強調画像で多部位の出血病変存在の有無や MRA で異常血管などの有無を確認

質問 6：どのような初期治療が行われるか？

誘　導：脳出血急性期と診断されたが，

1) 急性期治療としては；保存的療法，外科的適応
2) 手術の適応は；意識障害の進行，血腫量。『脳卒中治療ガイドライン 2015』[3)]では「視床出血：急性期の治療として本症に血腫除去を勧めるだけの根拠はない（グレード C2）で，血腫の脳室内穿破を伴う場合，脳室拡大の強いものには脳室ドレナージ術を考慮してもよい（グレード C1）」とされるが，生命予後の改善のみで機能予後の改善はなかった
3) 方法は；両側脳室ドレナージ術

●振り返り：

脳出血急性期の症例。発症から徐々に進行し，救急室搬入後から徐々に意識障害が進行した。急性水頭症によるものと判断し，脳室ドレナージ術を施行し，意識障害が徐々に改善した。

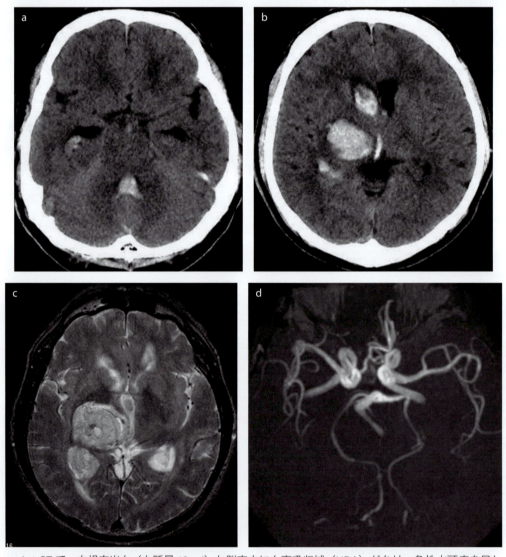

a, b：CT で，右視床出血（血腫量 13 ml）と脳室内にも高吸収域（HDA）があり，急性水頭症を呈して，c：MRI（T2 強調画像）でも同部位に血腫がみられ，d：MRA では異常血管などはみられなかった

図 A2-10　CT/MRI/MRA（発症 7 時間 36 分）

専門医の治療：

発症7時間36分で施行したCT，MRI/MRA（図A2-10）。

血圧管理（収縮期血圧160 mmHg以下）をペルジピン静注の保存的治療により行っていたが，SCU入室3時間後から血圧管理が不良になった．意識障害（ECS 20→100 W）の進行あり，瞳孔所見（右3 mm，左2.5 mm），対抗反射迅速で，入院後3時間19分（発症10時間55分）で施行したCT（図A2-11）．

血腫の増大と急性水頭症の進行があり，両側側脳室ドレナージ施行，術直後に施行したCT（図A2-12）．

術直後から，意識障害が改善（ECS 100 W→10）し，ドレナージ抜去後NIHSS16点で，回復期リハビリテーション病棟に転科．

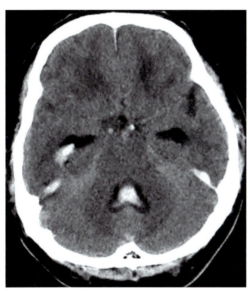
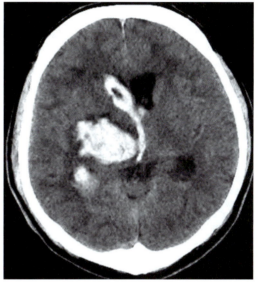

CTで，血腫の増大（血腫量20 ml）と急性水頭症の進行がみられる

図A2-11　CT（入院後3時間19分；発症10時間55分）

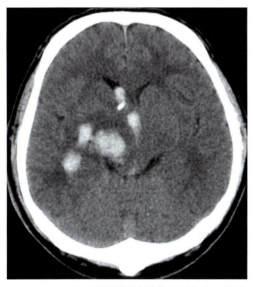
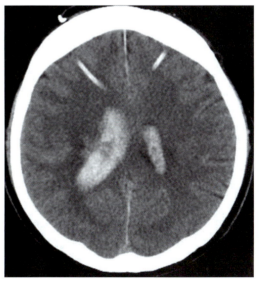

CTで，両側側脳室前角にドレナージチューブが挿入され，脳室拡大が改善している

図A2-12　CT（両側側脳室ドレナージ術直後）

Case E

ISLS ケースマップ　高血圧性脳出血（開頭手術）

救急隊からの第1報：**現病歴**：58歳、男性。10:00 に作業中左手しびれを自覚。16:50 呂律が回らず立てなくなったため救急要請。17:17 病着。
既往歴他：高血圧未治療。

STEP	項目	病院前	第1印象	Primary survey（来院より10分以内）A（気道）・B（呼吸）・C（循環）	D（中枢神経）	E（体温）	Secondary survey 25分以内	Secondary survey 45分以内	Tertiary survey 60分以内
到達目標			あたりをつけ 周知させる Right patient Right time Right place	呼吸循環の安定化	脳ヘルニア徴候を鑑別	体温の評価	情報収集 神経所見（NIHSS） CT	専門医の CT読影検査 データ評価	治療方針 決定と準備
				脳神経外科手術、血栓溶解療法、機械的血栓回収療法の準備　→　専門チームによる治療					
モニター	ECG（脈/分）	82		80					
	SpO₂（%）	96		99					
	呼吸（/分）	24		24					
	血圧（mmHg）	166/—		189/91				192/89	160/90
	体温（℃）					37.2			
	身体所見	JCS 3 ECS 2 左片麻痺	重症 意識障害	気道異物なし 気道閉塞なし ／ 視診・聴診・打診・触診正常 ／ ショック状態なし 正常洞調律	GCS8（E2V2M4） JCS 30、ECS 20 左片麻痺 瞳孔正常	微熱	・神経所見 NIHSS 25 左MMT 0/5 ・身体所見 とくになし	意識レベル低下傾向	
検査	血液			血算、生化、凝固他					
	尿								
生理機能	12ECG	CPSS+ F+ A+ S+		正常洞調律					
	超音波								
画像	X-ray	KPSS 6 C：0-0 M：0-4 V：2		胸部 異常なし				異常所見なし	
	CT						実施		
	MRI								
点滴/薬剤	輸液			乳酸リンゲル液 60 ml/h　→					
	注射							ニカルジピン　→	
処置		なし		自然気道・酸素なし					
情報/書類				10:00 発症 高血圧未治療				右視床出血脳室穿通、水頭症	手術同意書 脳室ドレナージ

8　Case F：77歳，男性

導入：あなたが救急担当をしている9時26分，
77歳，男性の搬入。

　7時に朝食をとり，8時に家人が用事で外に出
て，9時に帰宅したところ，洗面所で意識がなく，
嘔吐して，倒れているところを発見，9時4分に，
救急要請。9時13分，救急隊到着時の意識は，
JCS 200，ECS 100 W，左上肢を動かす程度で，血
圧220/100 mmHg，脈拍82/分で整，呼吸16回/
分，SpO₂ 94%，体温36.1℃で搬送。搬送中の変化
はなし。CPSS：F；陽性，A；陰性，S；陽性で陽
性。KPSS：C；2-1，M；4-4，V；2，合計13点。

設定：救急室搬入時，血圧229/117 mmHg，脈拍
80/分で整，呼吸16回/分，SpO₂ 88%，体
温36.2℃。JCS 200，ECS 100 W，GCS合計
点6（E1，V1，M4）。瞳孔不同あり（右3
mm，左4.5 mm），対光反射左緩慢，不全四
肢麻痺（MMT 1/V）。既往歴は不明→なし。
飲酒1合/日，喫煙20〜40本/日。

質問1：救急隊到着まで準備することは何か？

誘　導：1）CPSS，KPSSの把握：脳卒中の疑い，脳
卒中の神経重症度も4点以上

　　　　2）救急室内の準備；情報共有，モニター
類，挿管，輸液など

　　　　3）脳卒中の鑑別診断と治療をスムーズに
行うため；採血や心電図，CT（造影），
MRIなど

質問2：搬入までの経過を整理しよう！

誘　導：1）最終健全確認時刻：8:00

　　　　2）家人が救急要請：9:04

　　　　3）救急隊到着：9:13　意識はJCS 200，右
片麻痺？

　　　　4）病院到着：9:26

質問3：救急室で初めに行うことは何か？

誘　導：1）呼吸循環のアルゴリズムに従う；バイタ
ル安定を確認

　　　　2）神経症状の把握：意識，脳ヘルニア徴候
の有無，神経重症度（NIHSS）など

参考：NIHSS

（搬入時）

意識レベル		2
意識レベル―質問		2
意識レベル―命令		2
最良の注視		2
視野		3
顔面麻痺		1
上肢の運動	左	3
	右	4
下肢の運動	左	4
	右	4
四肢失調		0
感覚		2
最良の言語		3
構音障害		2
消去/注意障害		2
合計		36

3）意識障害の原因は：脳出血＞脳梗塞

4）神経症状の把握は：重度意識障害，瞳孔
所見（左＞右），右麻痺→左大脳半球の
症状，右に強い四肢麻痺

5）血圧管理については：急性期の管理に
は明らかなRCTによるエビデンスはな
いので施設によるものがある。『脳卒中
治療ガイドライン2015』[3]では「再発予
防のためには，十分な鎮痛，鎮静，降圧
が望ましい（グレードC1）」を推奨し
て，積極的に降圧薬を投与するとして
いるが，再出血例の多くは収縮期血圧
が120〜140 mmHgであったとの報告は
あるものの，具体的な血圧管理目標や
治療薬は明記していない。さらに，『科
学的根拠に基づくくも膜下出血診療ガ
イドライン第2版』[4]では，「再出血予防
のためには，十分な鎮痛，鎮静が必要で
あり，積極的な降圧剤投与が必要であ
る（グレードA）」とされているが，上
記ガイドラインと同様，具体的な血圧
管理目標や治療薬は明記していない。
血圧管理は収縮期血圧120〜140 mmHg
未満になるように，Ca拮抗薬を用いて
行っている施設もある

6）くも膜下出血で急性期治療を困難にす

る病態は；たこつぼ心筋症，中枢性肺水腫

質問 4：診断のための検査は？

誘　導：1）最初に脳卒中を診断する機器として；CT（施設によっては）MRI/MRA

2）ＣＴ施行時の着目点は；出血性脳卒中の有無

3）MRI を施行する必要性は；バイタルが安定しているなら，T2*強調画像で多部位の出血病変存在の有無や MRA で異常血管などの有無を確認

4）出血源検索のために行われる検査は；3 D-CTA，脳血管撮影など

質問 5：どのような初期治療が行われるか？

誘　導：くも膜下出血と診断されたが，

1）急性期治療としては；外科的適応。『脳卒中治療ガイドライン 2015』[3]では，脳動脈瘤破裂によるくも膜下出血に対し，迅速で的確な診断と専門医による治療をグレード A で推奨している。

2）その種類は；開頭ネッククリッピング術，コイルによる瘤内塞栓術。『脳卒中治療ガイドライン 2015』[3]では，「破裂脳動脈瘤では再出血の予防がきわめて重要であり，予防処置として，開頭による外科的治療あるいは開頭を要しない血管内治療を行う（グレード A)」と推奨されている。さらに「比較的重症例

（重症度分類の Grade Ⅳ）では，患者の年齢，動脈瘤の部位などを考え，再出血予防処置の適応の有無を判断する（グレード C1)」と推奨されている。合併する頭蓋内病態（急性水頭症，脳内血腫など）を同時に治療することにより状態の改善が見込める場合には，積極的に外科的治療を選択することが多い。

3）今回の手術の方法は；右前大脳動脈瘤が破裂したことによる左前頭葉に血腫を伴うくも膜下出血のため，開頭動脈瘤ネッククリッピング術，血腫除去術。

●**振り返り**：

くも膜下出血の症例。重症の意識障害を伴い，神経症状から左大脳半球の病変を疑い，CT 施行し，血腫を伴ったくも膜下出血と診断し，緊急手術を行った。

専門医の治療：

発症 40 分で施行した CT，3 D-CTA（図 A2-13a～d）。

破裂右前大脳動脈瘤と診断し，WFNS Grade Ⅳ（p.179，表 A1-16）で，開頭動脈瘤ネッククリッピング術，血腫除去術施行。

意識障害，右麻痺の状態で，術後 21 日目の 3 D-CTA（図 A2-13e）。

正常圧水頭症あり，V-P shunt 施行するが，ECS 2，寝たきり状態で療養型病院に転院。

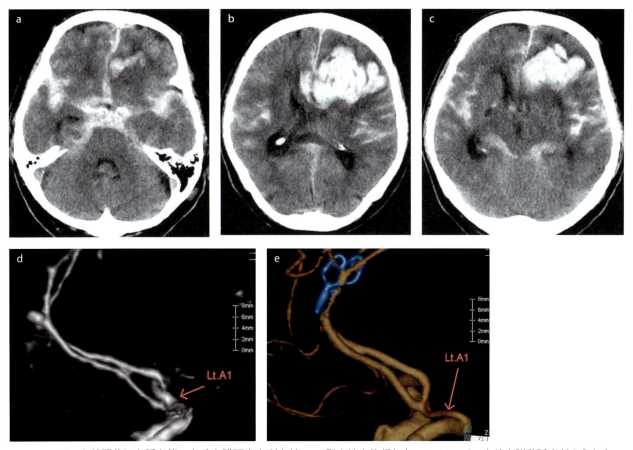

a〜c：CT で，左前頭葉に血腫を伴ったくも膜下出血があり，d：引き続き施行した 3 D-CTA で，右前大脳動脈瘤がみられた。
e：術後 21 日目の 3 D-CTA では，完全なクリッピングがなされていた

図 A2-13　CT/3 D-CTA（発症 40 分および術後 21 日目）

Case F

ISLS ケースマップ　破裂脳動脈瘤による脳内血腫（開頭手術）

現病歴：77歳，男性。9:00に家族が帰宅した際、洗面所で嘔吐して倒れているのを発見し救急要請した。最終確認は8:00。9:26 病着。
既往歴他：なし。

救急隊からの第1報
第1報

項目	病院前	第1印象	Primary survey（来院より10分以内）A（気道）・B（呼吸）・C（循環）	D（中枢神経）	E（体温）	Secondary survey 25分以内	Secondary survey 45分以内	Tertiary survey 60分以内
達成目標		あたりをつけ 周知させる	呼吸循環の安定化	脳ヘルニア 徴候を鑑別	体温の 評価	情報収集 神経所見（NIHSS） CT	専門医の CT 読影検査 データ評価	治療方針 決定と準備
			脳神経外科手術、血栓溶解療法、機械的血栓回収療法の準備					
モニター ECG（脈/分）	82		80			80		
モニター SpO₂（%）	94		88　94			100		
モニター 呼吸（/分）	16		16			12		
モニター 血圧（mmHg）	220/100		229/117			160/85		145/64
モニター 体温（℃）	36.1				36.2			
身体所見	JCS 200 ECS 100 W 右片麻痺		気道異物なし 気道閉塞なし／視診・聴診正常／ショック状態なし	GCS 6（E1V1M4） JCS 200, ECS 100 W 右に強い四肢麻痺 瞳孔 3p/4.5 s	平熱		WFNS Gr 4 瞳孔 3p/4.5 s	
検査 血液	CPSS+ F+ A- S+ KPSS 13			血算、生化、凝固他				
検査 尿								
生理機能 12ECG			正常洞調律					
生理機能 超音波			心室壁運動正常					
画像 X-ray	C：2-1 M：4-4 V：2		胸部 異常なし					
画像 CT/MRI						実施	SAH＋左前頭葉出血、3DCT angio 右前大脳動脈瘤	
点滴/薬剤 輸液			乳酸リンゲル液 60 ml/h	乳酸リンゲル液 60 ml/h →				
点滴/薬剤 注射				リドカイン 100 mg・フェンタニル 100 μg ドルミカム 10 mg　プロポフォール 8 ml/h → ベクロニウム 10 mg				
処置	O₂リザーバーマスク		O₂マスク 6 L/分 →	RSIによる気管挿管 人工呼吸器 →				
情報/書類						既往歴不明 喫煙歴あり	造影CT同意書	脳血管造影同意書 手術同意書

専門チームによる治療

Appendix 2　代表的なシナリオ例

9　Case G：28 歳，男性

導入：あなたが救急担当をしている 16 時 29 分，
　　　28 歳，男性の搬入。
　16 時頃，仕事中に右手の脱力感と呂律障害が出
現し，16 時 12 分に，救急要請。16 時 18 分，救
急隊到着時の意識は，JCS 0（清明），ECS 1，右片
麻痺で，血圧 135/75 mmHg，脈拍 116/分で整，呼
吸 18 回/分，SpO$_2$ 100％，体温 36.6℃ で搬送。搬
送中に意識，麻痺ともに徐々に悪化した。CPSS：
F；陽性，A；陰性，S；陽性で陽性。KPSS：C：
0-0，M：0-0，V：1，合計 1 点。
設定：救急室搬入時，血圧 144/71 mmHg，脈拍
　　　95/分で整，呼吸 16 回/分，SpO$_2$ 100％，体
　　　温 37.3℃。JCS 3，ECS 2，GCS 合計点 12
　　　（E4，V2，M6）。瞳孔不同なし（右 3 mm，
　　　左 3 mm），両側対光反射迅速，右不全麻痺
　　　（MMT 上肢；2/V，下肢：3/V）。NIHSS 14
　　　（表 A2-7）。既往歴なし。飲酒なし，喫煙
　　　20 本/日。

表 A2-7　NIHSS
（搬入時）

意識レベル		0
意識レベル―質問		2
意識レベル―命令		2
最良の注視		0
視野		0
顔面麻痺		2
上肢の運動	左	0
	右	3
下肢の運動	左	0
	右	2
四肢失調		0
感覚		0
最良の言語		2
構音障害		1
消去/注意障害		0
合計		14

質問 1：救急隊到着まで準備することは何か？
誘　導：1）CPSS，KPSS の把握；脳卒中を疑い，神
　　　　　経重症度は 4 点以下
　　　　2）搬送途中の症状の進行で緊急コールが
　　　　　あった場合の対応；バイタルの再確認，
　　　　　医療行為の指示
　　　　3）救急室内の準備；情報共有，モニター
　　　　　類，輸液など
　　　　4）脳卒中の鑑別診断と治療をスムーズに
　　　　　行うため；採血や心電図，CT，MRI な
　　　　　ど

質問 2：搬入までの経過を整理しよう！
誘　導：1）発症；16:00　右手の脱力感，呂律障害
　　　　2）救急要請；16:12
　　　　3）救急隊到着；16:18　意識は JCS 0，右片
　　　　　麻痺
　　　　4）病院到着；16:29

質問 3：救急室で初めに行うことは何か？
誘　導：1）呼吸循環のアルゴリズムに従う；バイタ

ル安定を確認
　　　　2）神経症状の把握；意識，脳ヘルニア徴候
　　　　　の有無など
　　　　3）血圧管理については；p.195，Case D 質
　　　　　問 3 の誘導 3）参照
　　　　4）治療薬の選択は；p.195，Case D 質問 3
　　　　　の誘導 4）参照

質問 4：病名は何を考えるか？
誘　導：1）右麻痺を自覚；中枢性（左大脳半球）
　　　　2）発症様式は；突然，進行性，発症時刻の
　　　　　同定も
　　　　3）危険因子の把握；喫煙
　　　　4）神経症状の整理；右麻痺の進行
　　　　5）脳卒中の種類；脳出血＞脳梗塞
　　　　6）若年者の出血性脳卒中の原因；脳動静
　　　　　脈奇形破裂＞脳動脈瘤破裂＞？？？

質問 5：診断のための検査は？
誘　導：脳出血急性期と診断されたが，
　　　　1）最初に脳卒中を診断する機器として；
　　　　　CT，（施設によっては）MRI/MRA
　　　　2）CT 施行時の着目点は；血腫の部位と大
　　　　　きさ（血腫量）
　　　　3）MRI を施行する必要性は；バイタルが
　　　　　安定しているなら，T2*強調画像で多
　　　　　部位の出血病変存在の有無や MRA で
　　　　　異常血管などの有無を確認

質問6：どのような初期治療が行われるか？
誘　導：1）急性期治療としては；保存的療法，外科的適応
　　　　2）手術の適応は；血腫の部位と大きさ（血腫量）
　　　　3）方法は；開頭血腫除去術

●振り返り：
　脳出血急性期の症例．右麻痺など神経症状を自覚してから救急要請し，搬送中に症状が進行した．CTでは脳出血の診断で，年齢や既往症から，血管奇形が強く疑われたため，脳血管撮影を行い，出血源を同定し，緊急手術を行った．

専門医の治療：
　発症49分後に施行したCT（図A2-14）．
　出血源検索のため，脳血管撮影を施行（図A2-15）．
　開頭血腫除去術，奇形血管摘出術施行．
　右麻痺，感覚障害が残存するため，回復期リハビリテーション病棟に転科．

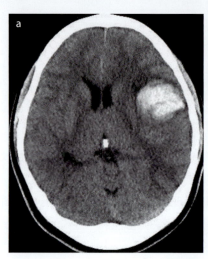 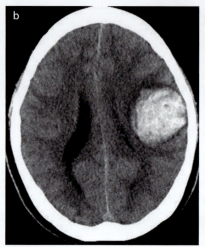 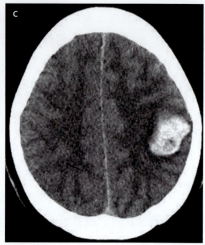

CTで，左前頭頭頂部にかけて血腫がみられ，若干，正中偏位している
図 A2-14　CT（発症49分）

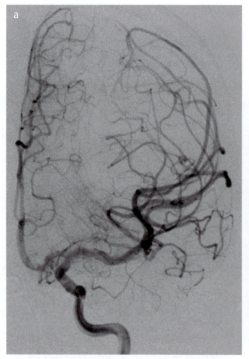 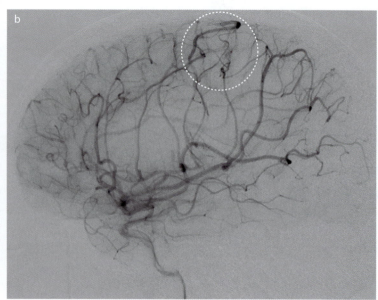

脳血管造影では，左中大脳動脈の枝をfeederとして，上矢状洞に注ぐ異常血管がみられ，出血源と診断した
図 A2-15　脳血管造影

Appendix 2　代表的なシナリオ例

Case G　ISLS ケースマップ　血管奇形による脳出血（開頭手術）

現病歴：28歳、男性。16：00頃仕事中に右手の脱力感と呂律障害を自覚し救急要請。16：29病着。
既往歴他：とくになし。

STEP／項目		病院前	第1印象	Primary survey（来院より10分以内）A（気道）・B（呼吸）・C（循環）	D（中枢神経）	E（体温）	Secondary survey 25分以内	Secondary survey 45分以内	Tertiary survey 60分以内
到達目標		救急隊からの第1報	あたりをつけ 周知させる	呼吸循環の安定化	脳ヘルニア徴候を鑑別	体温の評価	情報収集 神経所見（NIHSS） CT	専門医のCT読影検査 データ評価	治療方針決定と準備
				脳神経外科手術、血栓溶解療法、機械的血栓回収療法の準備					専門チームによる治療
モニター	ECG（脈/分）	116		95 整					
	SpO₂（%）	100		100					
	呼吸（/分）	18		16					
	血圧（mmHg）	135/75		144/71				144/65	
	体温（℃）	36.6				37.3 →			
身体所見		JCS 3 ECS 2 右片麻痺	重症ではない	気道異物なし 気道閉塞なし／視診・聴診正常／ショック状態なし	GCS12（E4V2M6） JCS 3、ECS 2 右片麻痺 瞳孔正常	微熱	・神経所見 NIHSS 14 MMT 上肢2/5、下肢3/5	異常所見なし 意識レベル変化なし	
検査	血液	CPSS+		血算、生化、凝固他					
	尿	F+							
生理機能	12ECG	A−		正常洞調律					
	超音波	S+							
画像	X-ray	KPSS 1		胸部 異常なし					
	CT	C：0-0					実施	左前頭葉出血・正中偏位	正中偏位
	MRI	M：0-0							
処置	点滴/薬剤	V：1		乳酸リンゲル液 100 ml/h →					
	注射	なし	O₂マスク4L/分 →	O₂マスク4L/分					
情報/書類		O₂マスク4L/分					既往歴なし 喫煙歴あり		脳血管造影同意書 開頭血腫除去術同意書

文 献

1) Alinier G：Developing High-Fidelity Health Care Simulation Scenarios：A Guide for Educators and Professionals. Simulation and Gaming 42：9-26, 2011.

2) 日本脳卒中学会脳卒中医療向上・社会保険委員会　rt-PA（アルテプラーゼ）静注療法指針改訂部会：rt-PA（アルテプラーゼ）静注療法適正治療指針第二版. 脳卒中 34：443-480, 2012.

http://www.jsts.gr.jp/img/rt-PA02.pdf（accessed 2018-7-23）

3) 日本脳卒中学会脳卒中ガイドライン委員会編：脳卒中治療ガイドライン 2015；追補 2017 対応. 協和企画, 東京, 2017.

4) 吉峰俊樹編：科学的根拠に基づくくも膜下出血診療ガイドライン, 第 2 版. 脳卒中の外科第 36 巻増刊号, 2008.

索 引

A

ABCD^{2}スコア　176
ACEC　42
　——アルゴリズム　44
　——ケースマップ　47
　——ワークショップ　99
ADDIE モデル　10
Advanced Coma Evaluation and Care
　42
AHA　2
American Heart Association　2
American Stroke Association　2
andragogy　12
ARCS モデル　14, 85
ASA　2
ASPECTS　177
AVPU mental status exam　172

B

B. S. Bloom　8

C

CBT　105
CHADS$_2$スコア　176
Chris Argyris　21
Competency　89
computer based testing　105
Consensus on Resuscitation Science
　and Treatment Recommendations　2
CoSTR　2
CPSS　174
CT-ASPECTS スコア　177

D

D. A Kolb　18
DASH$^©$　87
Debriefing Assessment for Simulation

in Healthcare　87
Donald A. Schön　21
DWI-ASPECTS スコア　177

E

e-learning　94
Emergency Coma Scale　172
Emergency Neurological Life Support
　56
ENLS　56
ERC　2
European Resuscitation Council　2

F

F. Herzberg　14
Fisher 分類　179
FOUR score　173
Full Outline of Unresponsiveness score
　173

G

GAS メソッド　126
Glasgow Coma Scale　172
GROW モデル　135

H

H. Mintzberg　22
Hunt and Hess 分類　179
Hunt and Kosnik 分類　179

I

ibstpi$^®$　151
ID　5, 6
　——技法　6
　——の活用　9
　——の第一原理　7

　——プロセス　6
ILCOR　2
Immediate Stroke Life Support　32
instructional design　5
International Liaison Committee on
　Resuscitation　2
ISLS　32
　——アルゴリズム　33
　群馬——　69
　東京——　65
　——浜松ワークショップ　96
　——三重（ISLS 中部）ワーク
　　ショップ　92
　和歌山——　75

J

J. B. Carroll　8
J. Piaget　18
Japan Coma Scale　172
John M. Keller　14
JRC 蘇生ガイドライン　2

K

K. Lewin　18
KPSS　174

M

M. D. Merrill　7
Malcolm S. Knowles　13, 26
Miller's pyramid　137
MMT　176
motivation　14

N

National Institute of Health Stroke
　Scale　175
Neuroresuscitation Simulation Train-

211

索 引

ings 3, 81
Neurocritical Care Hands on seminar
60
neuroresuscitation 2
NIHSS 175
NRST 3, 81

O

OARR 132
objective structured clinical
examination 105
Off-JT 9
OJT 9
OSCE 105

P

PCC-OSCE 106
PCEC 39
——アルゴリズム 39
pedagogy 12
PEMEC 48
——アルゴリズム 49
PNLS 52
post clinical clerkship-objective struc-
tured clinical examination 106
Prehospital Coma Evaluation and Care
39
Prehospital Emergency Medical Evalua-
tion and Care 48
Prehospital Stroke Life Support 35
Primary Neurosurgical Life Support
52
PSLS 35
秋田—— 79
——アルゴリズム 35

R

Robert F. Mager 7

S

Society 5.0 28

T

The First Principle of Instruction 7
thrombolysis in cerebral infarction 分類
178
TICI 分類 178
TOTE モデル 16

W

WFNS 分類 179
Workshop 166

あ

アージリス 21
秋田 ISLS ワークショップ 94
秋田 NRLS ワークショップ 101
秋田 PSLS 79
アクティブラーニング 84
アメリカ心臓協会 2
アメリカ脳卒中協会 2

い

医学教育モデル・コア・カリキュラ
ム 104
医学部学生 104
医学部高学年 105
医学部中学年 105
医学部低学年 104
意識障害 172
入口・出口評価 16
——の活用 16
入口テスト 17
入口評価 16
インストラクショナルデザイン 5,
6
インストラクターコンピテンシー
151
イントロダクション 85

う

運動技能 17

お

オアシス 170
オール 132

か

拡散のステージ 132
学習課題項目 17
学習環境 8
ガニェ9教授事象 10
看護学生 107
——高学年 107
——中学年 107
——低学年 107
看護師 113

き

キャロル 8
——時間モデル 8
救急医学専攻医 111
救急救命士 121
救急隊員 121
教授事象 9
教授設計 8
共有のステージ 132
筋力 176

く

具体的経験 18
くも膜下出血 179
倉敷病院前脳卒中スケール 174
クリニカルマップ 137
グループディスカッション 84
グループワーク 84
群馬 ISLS 69
——ワークショップ 90

け

経験学習 18
形成的評価 16
傾聴スキル 135

索 引

ケースマップ 137
　ACEC── 47
　──エレメント 138
　──構造 137
　──作成方法 138
　──シナリオ 138
　──のゲーム化 147
　──パズル 147
　──フィールド 138
　──フレーム 137
血管再開通 178
言語情報 17
研修構造 7
研修におけるブリーフィング 125

こ

効果性 5
後期研修医 111
行動レベルのデブリーフィング 127
効率性 5
コース運営 168
コース開催 168
コーチング 134
　──スキル 135
　──モデル 135
国際蘇生連絡委員会 2
コミュニケーション 85
コルブ 18
　──の学習スパイラスサイクル 19
　──の経験学習モデル 18
　──の経験学習理論 18
コンピテンシー 89, 151
　──の領域 152

し

質問スキル 135
指導技法 84
指導者の役割 26
指導者ワークショップ 84, 88
シミュレーション教育 158
シミュレーションセンター 158

──管理・指導体制 161
──施設環境 159
──の課題 163
──物品 159
シミュレーター 160, 163
集合研修 124
収束のステージ 132
集中治療専攻医 112
省察的観察 20
承認スキル 135
情報処理モデル 9
ショーン 21
初期臨床研修医 109
ジョハリの窓 22
ジョン・ケラー 14
シングルループ 22
神経集中治療ハンズオン 60
神経蘇生 2
　──研修群 2, 81
神経内科専攻医 111
シンシナティ病院前脳卒中スケール 174

す

スキルステーション 86
スキルスラボ 158

せ

成人学習の5つの原則 13
成人の学習特性 13
専攻医 111
前提レベルのデブリーフィング 127

そ

ソサエティ5.0 28

た

態度 17
多職種 115
　──連携コンピテンシー 89

ダブルループ 21

ち

地域包括ケアシステム 117
地域包括ケアスタッフ 117
知的技能 17
抽象的概念化 22

て

ティーチング 134
ディベート 84
出口テスト 17
出口評価 16
デブリーフィング 124, 126
　行動レベルの── 127
　前提レベルの── 127
デモンストレーション 84, 86

と

動機づけ 14
東京ISLS 65
徒手筋力検査法 176
トレーニングシナリオ 181

に

日本の医学教育 105

ね

ネガティブフィードバック 130

の

脳梗塞 176
脳神経外科医 111
脳卒中 174
能動的実験 22
ノールズ 13, 26

213

索 引

は

ハーズバーグ 14

ひ

ピアジェ 18
評価法 172
氷山モデル 126

ふ

ファシリテーション 85, 131
　——ステップ 132
フィードバック 128
　——システム 128
　ネガティブ—— 130
　ポジティブ—— 130
ブリーフィング 124, 125
　研修における—— 125
ブルーム 8
プレゼンテーション 85
分類 172

へ

ベテラン医師 112

ほ

ポジティブフィードバック 130

み

魅力性 5
ミンツバーグ 22

め

メーガー 7
　——3つの質問 7
メタ認知 25
メリル 7
　——ID 第一原理 7

も

模擬患者 164, 169
モチベーション 14

ゆ

ユニバーサルアルゴリズム 43

よ

ヨーロッパ蘇生協議会 2

り

臨床研修医 109
臨地実習 108

れ

レヴィン 18
レディネス 113, 118

わ

ワークショップ 166
　ACEC—— 99
　ISLS 浜松—— 96
　ISLS 三重—— 92
　秋田 ISLS—— 94
　秋田 NRLS—— 101
　群馬 ISLS—— 90
　指導者—— 84, 88
和歌山 ISLS 75

JCOPY 〈(社)出版者著作権管理機構 委託出版物〉

　本書の無断複製は著作権法上での例外を除き禁じられています。
複写される場合は，そのつど事前に，下記の許諾を得てください。
(社)出版者著作権管理機構
TEL. 03-5244-5088　FAX. 03-5244-5089　e-mail：info@jcopy.or.jp

神経蘇生研修指導者ガイドブック

定価（本体価格 5,000 円＋税）

2018 年 12 月 17 日　　第 1 版第 1 刷発行

監　修／一般社団法人　日本救急医学会，

　　　　一般社団法人　日本神経救急学会，

　　　　一般社団法人　日本臨床救急医学会，

　　　　特定非営利活動法人　日本脳神経外科救急学会，

　　　　一般社団法人　日本救急看護学会

編　集／『神経蘇生研修指導者ガイドブック』編集委員会

発行者／佐藤　枢

発行所／株式会社　へるす出版

　　　　〒164-0001　東京都中野区中野 2-2-3
　　　　TEL 03-3384-8035（販売）　03-3384-8155（編集）
　　　　振替 00180-7-175971
　　　　http://www.herusu-shuppan.co.jp

印刷所／三報社印刷株式会社

© 2018 Printed in Japan　　　　　　　　　　　　　〈検印省略〉
落丁本，乱丁本はお取り替えいたします
ISBN 978-4-89269-967-2